Acute Ischemic Stroke
Medical, Endovascular, and Surgical Techniques

急性缺血性脑卒中
药物、介入与手术技术

原　著　［韩］Jaechan Park

主　审　贺世明

主　译　陆　丹　张大伟

副主译　蔡　青　崔静怡　胡　军

　　　　李　飞　马戈甲　张和倩

世界图书出版公司

西安　北京　广州　上海

图书在版编目（CIP）数据

急性缺血性脑卒中：药物、介入与手术技术/（韩）朴宰基（Jaechan Park）主编；陆丹，张大伟主译 . —西安：世界图书出版西安有限公司，2020.4

书名原文：Acute Ischemic Stroke：Medical，Endovascular，and Surgical Techniques

ISBN 978 - 7 - 5192 - 7020 - 9

Ⅰ.①急…　Ⅱ.①朴…②陆…③张…　Ⅲ.①急性病 - 脑缺血 - 中风 - 治疗　Ⅳ.①R743.310.5

中国版本图书馆 CIP 数据核字（2020）第 034614 号

书　　名	急性缺血性脑卒中：药物、介入与手术技术
	JIXING QUEXUEXING NAOCUZHONG：YAOWU、JIERU YU SHOUSHUJISHU
原　　著	［韩］Jaechan Park
主　　译	陆　丹　张大伟
策划编辑	马可为
责任编辑	杨　莉
装帧设计	绝色设计
出版发行	世界图书出版西安有限公司
地　　址	西安市高新区锦业路 1 号都市之门 C 座
邮　　编	710065
电　　话	029 - 87214941　029 - 87233647（市场营销部）
	029 - 87234767（总编室）
网　　址	http://www.wpcxa.com
邮　　箱	xast@ wpcxa.com
经　　销	新华书店
印　　刷	西安雁展印务有限公司
开　　本	787mm×1092mm　1/16
印　　张	17.25
字　　数	280 千字
版次印次	2020 年 4 月第 1 版　2020 年 4 月第 1 次印刷
版权登记	25 - 2019 - 287
国际书号	ISBN 978 - 7 - 5192 - 7020 - 9
定　　价	178.00 元

医学投稿　xastyx@163.com ‖ 029 - 87279745　029 - 87284035

（如有印装错误，请寄回本公司更换）

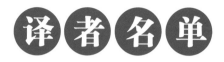

译者名单
Translators

陆　丹(西安国际医学中心)

张大伟(中国人民解放军总医院第五医学中心)

蔡　青(空军军医大学唐都医院)

崔静怡(复旦大学附属儿科医院)

胡　军(陕西省人民医院)

李　飞(复旦大学附属儿科医院)

马戈甲(西安市中心医院)

张和倩(上海市徐汇区中心医院)

陈　磊(西安国际医学中心)

刘柏麟(西安国际医学中心)

马　涛(西安国际医学中心)

李开源(中国人民解放军总医院第一医学中心)

李玉骞(空军军医大学唐都医院)

王婉雪(中国人民解放军总医院第五医学中心)

郑　涛(西安国际医学中心)

郑 重 声 明

　　本书提供了相关主题准确及权威的信息。由于医学是不断更新并拓展的领域,因此相关实践操作、治疗方法及药物都有可能会改变,建议读者审查相关主题的最新信息,包括产品的制造商、建议剂量、配方、方法和疗程、不良反应及相关措施。作者、编辑、出版者或经销商不对书中的错误或疏漏以及应用其中信息产生的任何后果负责,关于出版物的内容不作任何明确或暗示的保证。作者、编辑、出版者和经销商不承担由本出版物所造成的任何人身或财产损害责任。

主审简介

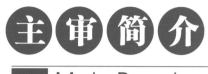

Main Reader

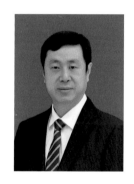

贺世明,医学博士,硕士研究生导师,主任医师。曾任空军军医大学(原第四军医大学)唐都医院神经外科副主任,现任西安国际医学中心神经外科主任。

主要社会任职:陕西省神经外科医师协会常委,陕西省神经外科学会委员,陕西省保健学会常务理事、脑疾病防治专业委员会主任委员、神经系统疾病微创联盟执行主席,中国生物材料学会先进制造分会常委。

科研方向与成果:擅长神经系统肿瘤诊治,尤其专长于难度较大的颅底肿瘤、内镜颅底和脊柱脊髓疾病的显微神经外科手术治疗。完成世界上首例中脑海绵状血管瘤经鼻蝶手术,在国际上率先引领神经外科加速康复外科(ERAS)工作,在国内率先开展神经外科日间手术。获得军队医疗成果一等奖、全军教学成果二等奖各1项;主持国家自然科学基金项目1项;共发表SCI论文18篇,主编专著1部。获得国家发明专利1项。

主译简介
Main Translators

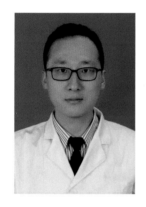

陆丹，医学博士。西安国际医学中心神经外科主治医师。擅长颅内各种脑血管病的诊治，如颅内动脉瘤、脑动静脉畸形、硬脑膜动静脉瘘、颈内动脉海绵窦瘘、颈动脉狭窄、烟雾病等的介入和手术治疗。参与完成多项国际及国内多中心临床研究试验项目。发表 SCI 论文和中文核心期刊论文 10 余篇。拥有实用新型专利 2 项。主译神经外科医学专著 4 部，参编医学专著 1 部。

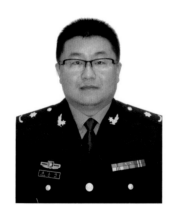

张大伟，医学博士。中国人民解放军总医院第五医学中心医院感染性疾病诊疗与研究中心主治医师。中国研究型医院学会转化医学分会理事。致力于感染性疾病诊疗、研究与教学工作。"全军优秀博士论文奖"获得者。《西奈山肝病诊疗指南》副主译。在 *Hepatology*，*Journal of Hepatology* 等专业期刊发表多篇论文。

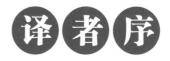

译者序
Preface

　　脑血管病目前已成为我国城乡居民的重要死亡原因之一,其中颅内、外大血管狭窄导致的急性缺血性脑血管病占比很大。近年来,脑血管病的治疗技术和材料迅速发展,各个医院均建立了脑卒中中心,从事脑血管病治疗的专科医生也快速增加,因此,对系统阐述脑血管病各种治疗方法的参考书也是供不应求。

　　缺血性脑血管病的治疗本身就是介入、手术联合药物治疗,不能抛开药物治疗,只谈手术治疗。本书原著作者从缺血性脑卒中的发病机制到诊断评估,从药物治疗到手术治疗以及介入技术,对缺血性脑血管病进行了多角度的系统阐述。本书内容可以让读者全面了解缺血性脑血管病的各个领域,同时也可以帮助解决很多技术方法方面的疑问,是一本值得仔细钻研的缺血性脑血管病参考书籍。

　　我第一次看到本书时就被其内容吸引,在国内此类全面系统讲述缺血性脑血管病治疗方法的书籍并不多。我们的翻译团队均是相关专业的临床医生,具有丰富的脑血管病治疗经验。在翻译过程中,我们始终坚持忠于原著的原则,对书中每一句话均进行了反复推敲,力求翻译内容符合中国人的阅读习惯,尽最大努力保证内容的准确性和可读性。

　　临床医生的工作烦琐,在此我对参与本书翻译的医生同仁表示感谢;同时,也要感谢世界图书出版西安有限公司给予的大力支持和细心指导,使得本书能够顺利翻译和出版。由于中英文表达差异,翻译不妥之处在所难免,欢迎广大读者批评指正。

陆　丹

2020 年 2 月 6 日

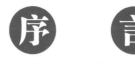

序 言
Preface

在过去的 20 多年中,急性缺血性脑卒中的治疗技术已经取得了很多重大的进展。1995 年美国国家神经障碍和脑卒中研究所(NINDS)发表了使用重组组织型纤溶酶原激活剂(rtPA)溶栓治疗脑卒中的临床试验结果,建立了发病 3h 内急性缺血性卒中的医学治疗方案。

10 年后,MERCI 临床试验使用 MERCI 机械取栓器开启了发病 8h 内治疗急性脑卒中的介入新时代。此后基于 ECASS Ⅲ 期的临床试验结果,rtPA 的治疗时间窗已延长至脑卒中发病后 4.5h,并且基于导管和支架的多种血管内取栓设备和器械也层出不穷。

目前对缺血性脑卒中患者来说,需要包括药物、介入和手术在内的多学科共同协作,以为患者提供最佳的治疗方案。本书以跨学科的方式探讨急性缺血性脑卒中的治疗方法,阐述如何最好地利用目前的药物、介入和手术治疗方法使患者获益。

本书前面的章节对缺血性脑卒中的病理生理机制和放射学评估基础知识进行了阐述;后面的章节介绍了各种治疗方法、治疗技术以及临床应用方面最全面和最新的信息,尤其是对介入和手术治疗方面最新的技术信息进行了清晰的描述。

本书中有很多高质量的插图,对急诊室、血管造影室、手术室和重症监护室医生均有很实用的参考价值。本书不仅对神经内科医生、神经介入医生和神经外科医生有帮助,而且可使所有参与急性缺血性脑卒中患者管理和治疗的医生受益,包括放射科医生、急诊医生和健康服务工作提供者。

在此,我谨对本书所有作者的辛勤劳动表示诚挚的感谢。本书内容是他们的急性缺血性脑卒中临床治疗经验的总结,希望能对接诊缺血性脑卒中患者的医生有所帮助。我们期待未来随着多学科联合治疗缺血性脑卒中的进一步发展和创新,有更多的缺血性脑卒中患者可以接受规范的治疗并得到尽可能最好的临床结果。

Jaechan Park, MD, PhD
Daegu, Korea

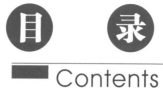

目 录

Contents

第一部分

基础知识

第 *1* 章　缺血性脑卒中的病理生理学

Seung-Hoon Lee

本章将详细讨论缺血性脑卒中的分类和病理生理学。对缺血性脑卒中的分类不仅依据学术目的，也是在实际应用的基础上进行的。缺血性脑卒中的发生并非单一的病因，而是由多种原因引起的，是一种临床综合征。不同病因导致的缺血性脑卒中有各自的临床进展特点，更确切地说，药物治疗和预防缺血性脑卒中的方法各不相同。因此，确定真正的病因会对患者的预后产生重要的影响。本章将对缺血性脑卒中的分类及与之相关的病理生理学最新知识进行阐述。

1.1　缺血性脑卒中的分类

根据目的不同，对脑卒中的分类方法也不同。通常因学术目的的分类用于描述临床研究中患者的特征，或根据一群患者的特征对患者群体进行分类，但基于临床目的的分类也非常重要，可以为脑卒中患者制订合适的诊疗计划。迄今为止，绝大多数注册进行的临床研究显示，有25% ~ 40%的脑卒中患者病因

不明[1]。该概率的变化取决于脑卒中病因诊断检查的质量、完整性和时机。病因不明的脑卒中被称为"原因不明性脑卒中或隐源性脑卒中"。此外，在很多情况下一例脑卒中患者可能存在多个致病原因，很难确定哪一个是真正的病因（例如心房颤动患者同时伴有与脑梗死位置相关的颈内动脉明显狭窄）。

1.1.1　脑卒中的数据库分型

以前并无稳定可靠的缺血性脑卒中分类系统，自从发明了计算机断层扫描（CT）技术，开创了神经影像学的新时代，也出现了脑卒中相关的分类方法。脑卒中数据库分型是一种方法，最初来自哈佛大学的脑卒中登记协议，美国国家神经障碍和脑卒中研究所（the National Institute of Neurological Disorders and Stroke，NINDS）建立的脑卒中数据库中将其分为以下5类：①脑出血；②脑梗死（动脉粥样硬化和串联动脉病变）；③心源性脑卒中；④腔隙性脑卒中；⑤罕见病因或病因不明的脑卒中。

在这个分类体系中，超过90%的脑动脉狭窄与动脉粥样硬化血栓性脑梗死有关，所以这个定义有一定的局限性。被诊断为动脉粥样硬化血栓性脑梗死的患者比例被低估，故导致病因未明的脑卒中诊断

S.-H. Lee, MD, PhD, FAHA

Department of Neurology, Seoul National University Hospital, 101 Daehak-ro, Jongno-gu, Seoul 03080, Republic of Korea

e-mail: sb0516@snu.ac.kr

© Springer Science + Business Media Singapore 2017

J. Park (ed.), *Acute Ischemic Stroke*, DOI 10.1007/978 – 981 – 10 – 0965 – 5_ 1

比例增加，约占所有脑卒中病例的40%。换言之，若采用该分类法约有一半的脑卒中患者病因不明确。此外，腔隙性脑卒中的定义过于宽泛，仅根据临床症状和体征做出诊断，但是由于建立此方法时还没有如CT血管造影或MR血管造影等脑成像技术可确定颅内动脉的病理学，因此这种宽泛的定义也不可避免。

1.1.2 OCSP分类

最初进行牛津郡社区脑卒中项目（Oxfordshire Community Stroke Project，OCSP）的目的是为了明确牛津郡社区研究对象的流行病学特点（表1.1）。当时OCSP的研究者被要求努力达到英国公共医疗系统提供的诊断性检验标准，因为在英国所有的脑卒中患者都由基层医生提供医疗服务。除了临床表现之外，CT是脑卒中患者最好的诊断方法，但当时还没有方法可以确认脑血管本身或心脏存在问题。因此以临床表现为基础，OCSP研究人员依据患者的缺血性脑卒中位置和范围进行分类。缺血性脑卒中的范围和位置并不是由脑卒中的病因所决定的，因此即使患者被归类为腔隙性脑卒中，也有可能出现大脑中动脉M1区狭窄或心房颤动，但大多数情况下都无法证实这种情况。早期缺血性脑卒中病例中，许多患者的CT图像上没有显示出清晰的病灶，在这种情况下只能根据临床表现对脑卒中进行分类。因此有20%～30%的脑卒中患者被错误分类。由于该分类方法仅基于临床表现和CT影像学表现的缺血性脑卒中的位置和范围，因此其优点是分类容易，几乎所有脑卒中病例都可以据此进行分类。由于该分类方法非常简单，因此医生和被观察者间的交流可靠性非常高。此外，由于患者的预后取决于脑卒中的初始严重程度，即使不清楚病因，也可以根据这种分类方法进行相应的预测。

表1.1　OCSP分类

梗死类型	诊断
脑梗死	如果在症状出现28d内CT扫描发现低密度区，无相关异常或在较大面积的低密度区出现不规则高密度区域（即一个区域内的出血性梗死），或者如果尸检显示局部脑梗死（苍白或出血性改变）与临床症状、体征和局部脑梗的区域相符
腔隙性梗死（LACI）	腔隙性梗死为4个典型的临床腔隙综合征之一，包括患者面部和手臂或手臂和腿部的功能障碍，但无更多的限制性功能障碍
完全前循环梗死（TACI）	新脑高级功能障碍组合（例如语言障碍、计算障碍，视空间障碍），同侧视觉区域的缺损，面部、手臂和腿部至少两个功能区同侧运动（或感觉）功能障碍。如果意识水平受损和高级脑功能或视觉区域的正式评测不可能完成，功能障碍只能推断
部分前循环梗死（PACI）	TACI综合征一个成分中的两个，高级脑功能障碍或运动/感觉功能障碍，比归类为LACI运动/感觉功能障碍更具有限制性（例如，仅限于一个肢体或面部、手而不是整个手臂）
后循环梗死（POCI）	下列任何一种：同侧脑神经麻痹伴对侧感觉和（或）运动功能障碍，双侧运动和（或）感觉功能障碍，眼球共济运动障碍，无同侧长道功能障碍的小脑功能障碍（如共济失调），或孤立的同侧视觉区缺损

OCSP：牛津郡社区脑卒中项目

1.1.3　治疗急性脑卒中的 ORG 10172 临床试验（TOAST）亚组分类

自 1993 年以来，世界上几乎所有的临床研究人员都使用过治疗急性脑卒中的 ORG 10172 临床试验（TOAST）研究者提出的分类系统（表 1.2）。此分类系统的最初目的是分析达那肝素在脑卒中亚型中的影响。TOAST 项目的研究人员将脑卒中分为 11 类，但随后被压缩为 5 类。使用这种分类系统时，如果研究人员遵循预先计划的算法，可以提高内部有效性，如果有两个以上的评估者，诊断准确性可能会提高。腔隙性脑梗死是由临床症状和缺血性脑卒中的范围来定义的。在这种情况下，由于尚未对大脑动脉进

行全面的检查和评估，如果大脑中动脉 M1 分支没有发现明显狭窄，大动脉粥样硬化引起的缺血性脑卒中可能被误诊为腔隙性脑卒中。此外，心源性脑栓塞的原因包含中高级别的风险因素，而中等心源性脑栓塞的风险因素中许多因素是模棱两可的，如卵圆孔未闭。因此，一个具有中等危险因素的脑卒中患者，因尚未全面检查颅内和颅外动脉，有可能被误诊为心源性脑栓塞。此外，病因不明的缺血性脑卒中患者中还包含两个或以上不同的导致脑卒中的病因，或即使在进行全面或充分检查之后也没有发现脑卒中的病因，例如，当患者的血管狭窄程度超过 50% 且合并心房颤动时，这种脑卒中原则上就被归类为原因不明的缺血性脑卒中。

表 1.2　TOAST 分类

梗死类型	诊断
大动脉粥样硬化	CT 或 MRI 显示大脑皮质、皮质下、脑干或小脑功能障碍，50% 以上的病灶或颅外或颅内血管阻塞，梗死面积大于 1.5cm。如果动脉检查不能确诊，没有病理学证据，或者历史或研究有合理的证据表明另一种机制是可能的
心脏栓塞（高风险或中等风险）	皮质、皮质下、脑干或小脑功能障碍伴病变的临床证据。在 CT 或 MRI 上大于 1.5cm，且至少存在一个高风险（如心房颤动或机械性心脏瓣膜）或中等风险心脏病理学（如孤立性心房颤动或卵圆孔未闭）诊断研究、心电图、节律条带，24 小时心脏监护，经胸或经食道超声心动图。多个血管区域或全身性短暂性脑缺血发作或卒中栓子证据支持诊断。最后，必须排除其他类别（大动脉、小动脉）
小血管闭塞（腔）	CT 或 MRI 正常的腔隙综合征（纯运动、感觉运动、纯感觉、共济失调性偏瘫、构音障碍或手活动笨拙），或在 CT 或 MRI 上小于 1.5cm 的小血管区域病变。必须排除大动脉和心脏源性病变
其他确定病因的卒中	经过诊断测试后，发现非动脉粥样硬化性血管病变，高凝状态或血液系统疾病以及其他罕见原因可引起卒中。必须排除其他类别
未确定病因的卒中	当有两种或以上的卒中可能病因，对患者进行完整的评估无法确定病因，或者对患者的评估不完整时，可以做出这个诊断

1.1.4 脑卒中的分类路径

脑卒中的分类并不仅仅简单地为临床研究目的而存在，对患者的常规治疗、早期诊断、预后判断以及应用药物预防脑卒中，分类方法也非常有用。使用昂贵的设备或检查方法用于疾病的分类可能对国家的公共健康体系提出更高的要求，但仅仅基于临床发现和 CT 检查结果来分类的话，一定会产生很多错误。每个国家都需要采用适合本国公共健康国情的检查方法来建立最优的分类系统。

1.2 根据脑卒中病因分类的血栓形成

通常由血栓（或血块）导致的血管闭塞是缺血性脑卒中的一个病因。因此，脑卒中病理生理学的核心就是了解血栓的形成过程。缺血性脑卒中的分类不同，可能会出现不同表型的血栓，因此，必须了解血栓形成的基本过程。作为凝血过程的终产物，血栓主要由两种成分组成：血小板血栓和网状交联的纤维蛋白。总的来说，血栓形成的情况被称为"Virchow 三件套"，具体包括：①血管内皮细

胞损伤（外伤或动脉硬化）；②血流异常（静脉淤血或者动脉湍流导致层流消失）；③高凝状态。以上原因引起的血栓根据成分分为白血栓（主要成分是血小板）和红血栓（主要成分是红血细胞；图 1.1）。两种类型的血栓在缺血性脑卒中的发病过程中都有可能出现。由于血栓是脑卒中的主要原因，因此，患者的早期进展、急性期治疗的影响、预后和二级预防都有所不同。最重要的是确定血栓形成的发病机制、血栓的成分和血栓形成的重要危险因素，以便对缺血性脑卒中患者进行合适的诊断和治疗。

1.2.1 血小板血栓形成

在维持血管系统和稳态过程中，内皮细胞、内皮下组织中的胶原、组织因子（tissue factor，TF）最为重要。尤其是内皮细胞形成内膜，并有 3 种抑制血栓形成的血栓调节因子：一氧化氮、前列环素和外切核糖核酸酶 CD39[2]。

1.2.1.1 两条独立的血小板活化通路

血小板活化通路中一条是胶原通路，另一条是 TF 通路（图 1.2）。如果血管壁被破坏，胶原和 TF 暴露于血液中，即开始形成血栓。胶原协助促进血小板凝结

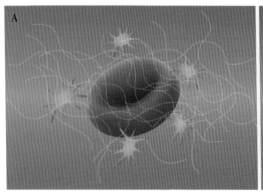
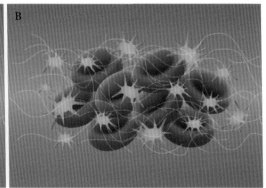

图 1.1 白色血栓（A）和红色血栓（B）的示意图

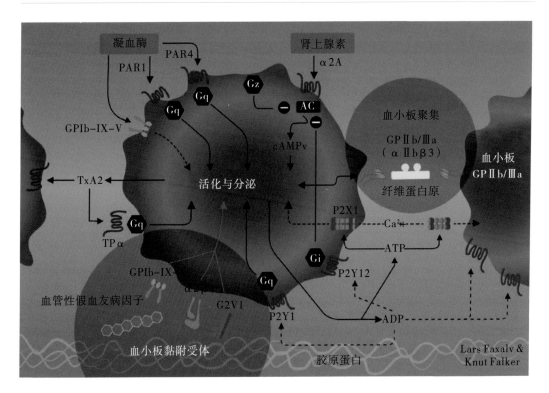

图 1.2　血小板活化机制

和活化，而 TF 启动凝血酶的形成，激活血小板，并将纤维蛋白原转变成纤维蛋白。在这两种途径中，任一途径都可以根据情况被显性激活，但血小板被激活的结果是相同的。

关于胶原途径，暴露的胶原与血小板糖蛋白Ⅵ因子之间相互作用，以及黏附在胶原上的 von-Willebrand 因子和血小板糖蛋白 Ib - V - IX 因子之间相互作用导致血小板发生黏附。糖蛋白Ⅵ因子是早期血小板活化和血小板颗粒分泌的最重要因素，此处血小板活化与凝血酶无关。

TF 导致 TF 通路形成，TF 通路是血小板早期活化途径的第二个重要途径。此处血小板活化与胶原通路的主要成分无关，包括血管内皮细胞破裂、von-Willebrand 因子、糖蛋白Ⅵ因子。TF 最初有两种形式，它以失活或"加密"的形式存

在于血管壁上，或以激活形式存在于血管壁内。失活的 TF 是 TF 与Ⅶa 因子形成复合物，并且该复合物沿着蛋白水解途径产生凝血酶，随之激活Ⅸ因子。

凝血酶在血小板表面分解蛋白酶激活受体 4（在小鼠中为 Par 4；在人类为 Par 1）激活血小板，活化的血小板分泌腺苷二磷酸（adenosine diphosphate，ADP）、血清素和血栓素 A2。分泌的物质激活不同的血小板，放大了凝血酶形成的信号。

1.2.1.2　血小板血栓的蔓延

血小板的整合素 αⅡb$β_3$ 被激活后在血小板 - 血小板和血小板 - 血栓相互作用时起作用，αⅡb$β_3$ 的激活必须依靠蛋白质二硫键异构酶。附着于受损血管壁上的血小板活化促进了 αⅡb$β_3$ 的构象变化，从而使 αⅡb$β_3$ 配体与纤维蛋白原或 von-Willebrand 因子的亲和力增加。在小

的剪切速率下，与纤维蛋白原的亲和力更重要，而在高的剪切速率下与 von-Willebrand 因子的亲和力更重要。然而，这种情况下并不意味着在纤维蛋白原和 von-Willebrand 因子对血栓的形成是绝对必要的。活化的血小板分泌 α 和致密颗粒。这些分泌物质在血栓形成的过程中起着至关重要的作用。α 颗粒含有多种蛋白质，致密颗粒含有 ADP 和钙离子。致密颗粒分泌的 ADP 通过结合到血小板的 P_2Y_1 和 P_2Y_{12} 受体而促进血小板活化。

1.2.2 血液凝固

1.2.2.1 接触活化途径(内源性途径)

接触活化途径起始于胶原上的初始复合物，该复合物由高分子量激肽原（high-molecular-weight kininogen，HMWK）、前激肽释放酶和凝血因子 XII（Hageman 因子）组成（图 1.3）。随着前激肽释放酶变为激肽释放酶，XII 因子被激活为 XIIa。XIIa 因子将 XI 激活变为 XIa，然后 IXa 因子将 IX 激活变为 IXa 因子。IXa 与辅因子 VIIIa 形成一个张力酶复合体，该复合体激活 X 因子为 Xa。在体外凝血研究中，接触激活通路对血液凝固作用非常强，但在体内研究中，启动凝血并非必须这一过程。XII 因子的激活非常重要，因为它是接触激活通路形成的起点，并且 XII 因子的缺失被证实会导致部分凝血活酶时间显著延长。然而奇怪的是，无 XII 因子的患者易罹患出血性疾病的情况并不属实。因此，XII 因子和 XI 因子的重要性稍显模糊。由于目前已经证实这两个因子都与小鼠的血栓形成有关，因此它们在不同物种中的作用可能有所不同。在人类中该通路可能与免疫或先天性免疫系统更相关，而非与凝血功能有关。

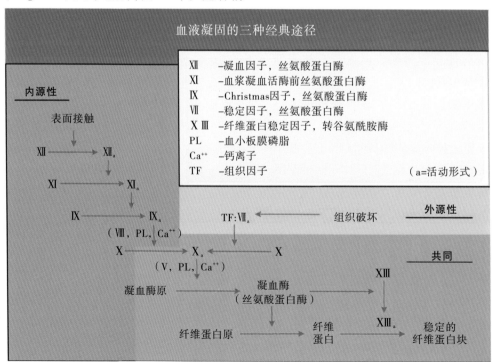

图 1.3 凝血因子激活的级联：接触激活途径（或内源性途径），组织因子途径

1.2.2.2　TF 通路(外源性凝血途径)

TF 通路在整个凝血通路中通过反馈机制发挥着"爆炸性增加凝血酶"的重要作用。如前所述,TF 是一种功能非常复杂的膜蛋白。它主要在成纤维细胞、血管外膜周细胞和血管壁平滑肌细胞中表达,也常在其他与血管无关的细胞中表达。TF 与血液中小于 1 000nm 的微粒相互作用。在血栓形成过程中,当血小板被激活时会附着在血管壁上,表达被称为 P-选择素的黏附分子。P-选择素与微粒连接,表达一种被称为 P-选择素糖蛋白配体 1 (P-selectin glycoprptein ligand 1, PSGL-1)的受体,并导致表达源自单核细胞的 TF 的微粒被捕获至血栓中,因此,在血栓中来自血液的 TF 对纤维蛋白的延伸起着重要的作用。由于 TF 仅在激活状态下参与凝血相关的活动,在血管内皮细胞中静息的 TF(以潜伏或加密形式)参与凝血过程则需要被激活。TF 活化的分子生物学机制尚不清楚,但通常认为当 TF 蛋白中半胱氨酸中的二硫键被断开后,TF 就会被激活。这些二硫键由以上提到的蛋白质二硫键异构酶断开,并从活化的内皮细胞或血小板中分离出来。因此,蛋白质二硫键异构酶参与了纤维蛋白和血小板血栓形成。

在许多凝血因子中,凝血因子Ⅶa 在血液中的含量大于其他凝血因子。凝血因子Ⅶ由凝血酶、Ⅺa、Ⅻ和Ⅹa 激活,如果血管受损,Ⅶa 因子进入含 TF 的成纤维细胞或单核细胞中,并与 TF 结合形成复合物。该复合物激活Ⅸ因子和Ⅹ因子。复合体激活的Ⅹ因子可通过组织因子途径抑制剂(tissue factor pathway inhibitor, TFPI)迅速抑制。Ⅹa 因子及其辅因子Ⅴa 因子形成凝血酶原复合物,将凝血酶原转化为凝血酶。凝血酶影响各种凝血因子,Ⅴ因子和Ⅷ因子适用于这种情况。如前所述,活化的因子Ⅷa 成为Ⅸa 因子的辅因子,并形成张力酶复合物。随着这一过程的重复,凝血酶形成过程被放大。

1.2.2.3　共同通路

上述途径实际上是来自实验室研究的结果,实验室测量的是被隔离表面(接触激活途径)或凝血活酶(一种组织因子和磷脂的复合物)激活的物质。实际上,从血小板最初凝固的时间起凝血酶就开始出现,除了将纤维蛋白原简单地转化成纤维蛋白外,还有许多功能。因此,凝血酶是凝血过程中最重要的凝血因子。关于凝血酶的功能,简单地说,凝血酶可以激活因子Ⅷ和Ⅴ,如果血栓调节蛋白存在,它也可以激活蛋白 C。活化蛋白 C 抑制凝血因子Ⅷ和Ⅴ并破坏凝血。此外,通过活化因子ⅩⅢ,凝血酶起到交联纤维蛋白的作用,使其从单体交联后成为纤维蛋白多聚体。共同凝血途径通过持续活化凝血因子Ⅷ和Ⅸ来维持凝血趋势,直到它们被抗凝机制所抑制。

1.2.2.4　辅因子和调节因子

以下成分与凝血辅因子和调节剂作为一个整体,在维持整体内稳态方面起着重要的作用。下面介绍 2 个辅因子和 5 个调节因子。

辅因子

辅因子包括钙离子、磷脂和维生素 K。磷脂是血小板膜的一个组分,是协助张力酶和凝血酶原复合物发挥功能的辅因子。除此之外,有报道指出钙离子在其他凝血因子活化过程中也起作用。维生素 K 是肝 γ-谷氨酰羧化酶的必须成分，肝 γ - 谷氨酰羧化酶将羧基连接到 Ⅱ、Ⅶ、Ⅸ 和 Ⅹ 因子和蛋白质 C、S 和 Z 的谷氨酸残基上。在此过程中，维生素 K 本身被氧化。一种被称为维生素 K 环氧化物还原酶（vitamin K epoxide reductase，VKORC）的物质可将维生素 K 还原为活化状态。VKORC 是华法林的作用靶点，是一种非常重要的药理学酶物质。通过阻断 VKORC，华法林会导致维生素 K 缺乏并阻止凝血因子的激活。

调节因子

调节因子包括蛋白 C、抗凝血酶、组织因子通路抑制剂（TFPI）、纤溶酶和前列环素（PGI_2）。蛋白 C 是体内的一种主要抗凝血剂，被凝血酶激活与细胞表面蛋白血栓调节蛋白结合。活化的蛋白 C 通过辅因子蛋白 S 和磷脂分解和灭活 Ⅴa 和 Ⅷa 因子。蛋白 C 或蛋白 S 缺陷会导致多种形式的血栓形成，包括脑梗死。抗凝血酶是一种丝氨酸蛋白酶抑制剂（serpin），可以分解凝血酶和 Ⅸa、Ⅹa、Ⅺa、Ⅻa 等丝氨酸蛋白酶类的凝血因子。抗凝血酶始终处于活化状态，如果存在硫酸肝素的条件下或者从体外注射肝素则抗凝效果增强。同样，如果以上存在抗凝血酶缺陷，就会导致各种形式的血栓形成，包括有可能会发生脑梗死。如前所述，组织因子通路抑制剂（tissue factor pathway inhibitor，TFPI）限制 TF 的作用。在肝脏中，纤溶酶由纤溶酶原分解而来。该过程是由血管内皮细胞合成和分泌的组织纤溶酶原激活剂（t-PA）催化的。纤溶酶分解纤维蛋白成纤维蛋白降解产物（fibrin degradation product，FDP）并抑制过量的纤维蛋白形成。采用注射重组 t-PA 溶栓的方法对缺血性脑卒中患者进行初始治疗已经在世界范围内得到了认可

和广泛使用。前列环素（PGI2）在内皮细胞分泌并激活血小板 Gs - 蛋白连接受体，它依次激活腺苷酸环化酶并增加 cAMP 合成。cAMP 可降低细胞内的钙离子水平，抑制血小板活化，并抑制诱导次级血小板或凝血因子活化的颗粒分泌。

1.3 血管阻塞引起缺血性脑卒中的机制

本段详细介绍了缺血性脑卒中的分类及血液中血栓形成的机制。急性缺血性脑卒中发生的原因实际上是控制局部大脑功能区域的血管瞬间被阻塞。由于血管本身存在某些可能引起缺血性脑卒中的病变，在许多情况下，它不能仅仅用血液中血栓的发生机制来解释，需要从逻辑上理解阻塞的真实机制。血管阻塞的原因根据不同的 TOAST 分类解释的也不同，因此，本书将根据此分类方法对急性血管阻塞的发生机制进行阐述。下文将介绍大动脉粥样硬化、小血管阻塞和心脏栓塞性脑卒中的发生机制，以上类型占缺血性脑卒中病例的 70% 左右，其他罕见病因中的阻塞机制在此不作介绍。

1.3.1 大动脉粥样硬化闭塞机制

动脉粥样硬化是以动脉壁脂质为主要成分的先天性免疫和适应性免疫反应进展而来的慢性炎症性疾病（图 1.4）。首先，伴随着血管内皮细胞的功能障碍，当血管暴露于过多的脂质（低密度脂蛋白，low-density lipoprotein，LDL），脂质开始在内膜下积聚。如果一个人经常暴露于不同的危险因素（高血压、糖尿病、吸烟、感染、应激等），内皮细胞就会损

害严重，并且由于内皮细胞受损，更多的低密度脂蛋白胆固醇颗粒积聚在细胞外基质（extracellular matrix，ECM），此处是氧化和分解酶最常造成损伤的部位。修饰后的 LDL 激活多种炎症反应，其主要机制是单核细胞浸润，单核细胞在先天免疫中发挥着最重要的作用。此外，适应性免疫，包括辅助 T 细胞（Th1 和 Th2）和抗体在内，在动脉硬化的发展中也发挥重要作用。单核细胞浸润至内皮下区域后，通过巨噬细胞集落刺激因子分化为巨噬细胞。巨噬细胞可以根据其周围的环境分为不同类型和功能的亚型等，这种过程被称为"分化"。根据动脉粥样硬化过程的不同，有两种巨噬细胞亚型可以非常清晰地区分开来，分别为 M1 和 M2（图 1.5）。分化后的巨噬细胞成为含脂巨噬细胞，表达表面模式识别受

体，接收修饰后的 LDL 并变为泡沫细胞。随着泡沫细胞分泌细胞因子和生长因子，病变进展，血管平滑肌细胞（vascular smooth muscle cell，VSMC）从血管中层转移到内膜，在内膜中产生细胞外基质，细胞外基质在纤维帽形成中起重要作用。事实上，许多含脂巨噬细胞在经历细胞凋亡过程后，M2 巨噬细胞通过"胞葬作用"将其清除。然而，由于巨噬细胞过度摄取凋亡细胞，内质网受到应激。因此，胞葬作用出现缺陷，导致巨噬细胞和脂质、炎症因子、凝血因子（如 TF）基质金属蛋白酶（matrix metalloproteinases，MMPs）死亡。MMP 在分解纤维帽等 ECM 支架的同时导致动脉粥样硬化斑块破裂。随着浸润的 VSMC 变少，斑块更容易受损，核心坏死斑块内产生新生微血管，更不成熟，易渗漏。

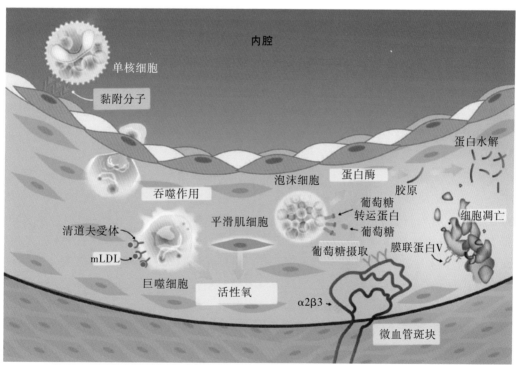

图 1.4 动脉粥样硬化的病变进展（由左至右为时间序列）

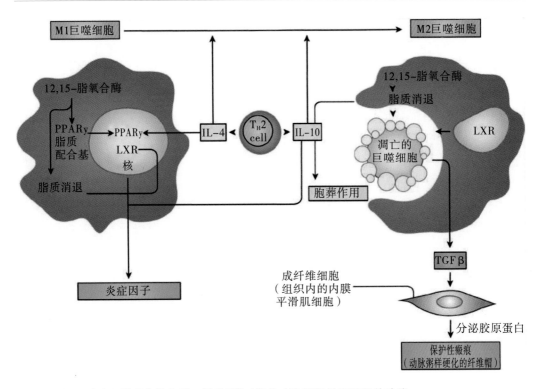

图1.5　根据动脉粥样硬化的分期，巨噬细胞 M1 和 M2 亚型具有不同的功能

1.3.1.1　动脉粥样硬化斑块的分类

世界卫生组织（WHO）于1958年首次对动脉粥样硬化斑块进行了分类报道，将其分为4类：脂肪条纹、动脉粥样硬化斑块、纤维斑块和复杂病变。20世纪90年代中期，美国心脏协会（American Heart Association，AHA）为动脉粥样硬化斑块推荐了一种新的分类标准，后来由于已经证实斑块侵蚀也可导致冠状动脉血栓形成，几位研究人员完善了分类体系[3-5]。表1.3和图1.6给出了目前基于此的冠状动脉粥样硬化斑块分类体系。脑动脉粥样硬化斑块的分类体系尚未提出，尽管脑动脉与其他动脉的直径不同，但其性质被认为与动脉粥样硬化的实际性质并无差异。因此，在此基础上了解大动脉粥样硬化缺血性脑卒中是合适的。如本分类系统所述，与血栓形成相关的动脉粥样硬化斑块可表现为斑块破裂、斑块糜烂和钙化结节。下面将对这3种病变导致血栓形成的机制进行讨论。

1.3.1.2　斑块破裂

斑块破裂由坏死的核心部分和覆盖在后者上边破裂的纤维部分组成，覆盖层一般有巨噬细胞和T细胞浸润。纤维覆盖的细胞外基质由1型胶原组成，血管平滑肌细胞极为罕见。破裂部分的血栓主要由血小板（白色血栓）组成，在红细胞嵌入远端或近端纤维蛋白层（Zahn线），而非嵌入区之后转变为红色血栓。如果在静息时纤维覆盖层破裂，认为破裂发生在斑块中最弱的肩部区域；如果发生在患者运动时，则破裂发生在肩部和中心区域的概率相同。这同样适用于冠状动脉，但脑动脉斑块破裂部位尚不清楚。至于其内在机制，有一种可能是剪切力和张力，二者影响巨噬细胞和斑块的蛋白酶分泌，从而影响斑块的破裂。

表 1.3　动脉粥样硬化病变的分类

病变类型	病变亚型	形态描述
非动脉粥样硬化性内膜损伤	内膜增厚	在没有脂质、巨噬细胞泡沫细胞和血栓形成的情况下，平滑肌细胞的自然积累
	内膜黄色瘤	泡沫细胞的表面积聚，没有坏死核、纤维帽或血栓
进展期动脉粥样硬化病变	病理性内膜增厚	斑块富含平滑肌细胞，透明质酸和蛋白多糖基质，细胞外脂质局部积聚。没有血栓形成
	纤维粥样硬化性斑块	早期坏死：病灶处巨噬细胞浸润到覆盖有纤维帽的脂质区域。晚期坏死：基质丢失和纤维帽下大量细胞碎片。有或无钙化。没有血栓形成
	斑块内出血或斑块裂隙	大面积坏死中心区域（大小为斑块面积的 >10%）出血，斑块产生新生血管。核心坏死区域通过裂隙与管腔相通。轻微撕裂，无明显血栓
	薄帽的纤维粥样瘤	巨噬细胞和淋巴细胞渗透入薄的纤维帽（< 65μm），很少或没有平滑肌细胞，潜在坏死核心斑块面积（>10%）相对较大。可能存在斑块内出血和（或）纤维蛋白。没有血栓形成
急性血栓病灶	斑块破裂	薄帽的纤维粥样瘤纤维帽破裂。存在血栓，伴或不伴血管闭塞。腔内血栓与下方坏死中心相通
	斑块糜烂	可发生于病理性内膜增厚或纤维粥样硬化。存在血栓伴或不伴血管闭塞。血栓与坏死中心不相通
	钙化结节	钙化结节的破裂脱落，伴有纤维钙化斑块，很少或没有坏死。血栓形成通常不是闭塞性的
愈后病变	愈合的斑块破裂、糜烂或形成钙化结节	愈合的病变由平滑肌细胞、蛋白聚糖和Ⅲ型胶原组成，伴有或不伴有纤维帽破坏、中心坏死或结节钙化。病灶可出现大面积钙化，炎性细胞较少，坏死中心面积小或无坏死。纤维化或纤维钙化的胶原富集斑块与明显的管腔狭窄有关。没有血栓形成

该版本是 20 世纪 90 年代中期发布的 AHA 最初分类，2016 年发布了更新版本——AHA 分类修订版

此外，至于纤维覆盖，可能是来源于血管平滑肌细胞（>5μm）濒死的巨噬细胞或钙化灶在压力的作用下诱导纤维帽分离从而导致斑块破裂。

1.3.1.3　斑块糜烂

斑块糜烂是一种动脉粥样硬化病变，由血管平滑肌细胞（VSMC）和蛋白多糖基质组成的内膜剥离，不破裂，可引起血栓形成。大多数组织学发现显示斑块糜烂包括内膜增厚和早期或晚期纤维粥样硬化。大多数斑块糜烂病例的内壁较破裂斑块干净，炎症较轻，在斑块破裂中表现为正重塑，但在斑块糜烂中表现为负重塑。通常糜烂未见明显钙化，但在 40% 左

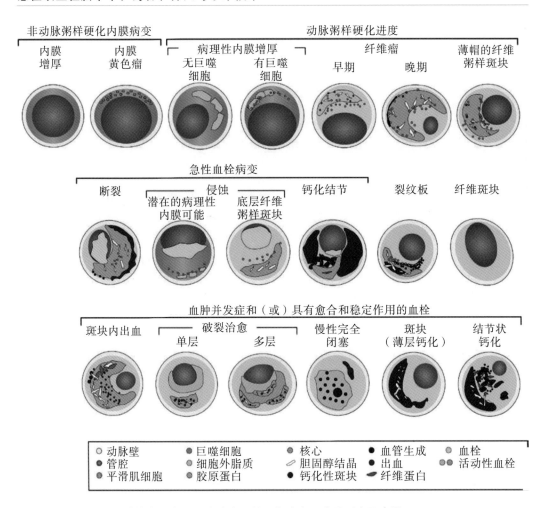

图 1.6　根据美国心脏协会分类显示的动脉粥样硬化病变组成及形态示意图

右的区域可见微钙化。如果在糜烂过程中发生血栓，通常是激活的 VSMC 嵌入由Ⅲ型胶原、透明质酸和多功能蛋白聚糖组成的蛋白多糖含量丰富的底物中，这与破裂或稳定斑块的纤维覆盖物主要由双糖链蛋白多糖、Ⅰ型胶原、核心蛋白多糖等组成的发现形成对比。患者血液中的脂质水平与斑块糜烂的发生无关，与吸烟有关，但需要进行验证。众所周知，远端微栓塞更多发生在斑块糜烂引起的血栓中，而不是斑块破裂引起的血栓中。斑块破裂和斑块糜烂情况如图 1.7 所示。

1.3.1.4　钙化结节

钙化结节是动脉血栓最罕见的类型。钙化结节是冠状动脉疾病中最少见的血栓形成原因，在冠状动脉中出现的频率最低，仅占 5%，钙化程度相当高。脑动脉粥样硬化病变钙化的发生率远低于冠状动脉，因此，缺血性脑卒中动脉粥样硬化病变的发生频率难以知晓，血栓形成的发展机制也尚不清楚。一种假设是片状钙化结节在物理压力作用下破裂，分解成小结节，纤维蛋白在片状钙化结节周围聚集，聚集的纤维蛋白在斑块上方渗出。斑块内纤维蛋白的存在在非渗

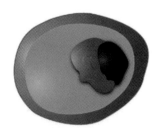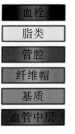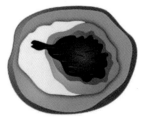

血栓	
脂类	
管腔	
纤维帽	
基质	
血管中层	

斑块侵蚀
脂质不足
富含蛋白多糖的糖胺聚糖
非纤维胶原分解
少量炎性细胞
内皮细胞凋亡
继发性中性粒细胞受累
女性优势
高甘油三酯

斑块破裂
富含脂质
胶原蛋白不足，薄纤维帽
间质胶原分解
大量炎症
平滑肌细胞凋亡
巨噬细胞优势
男性优势
高、低密度脂蛋白

图 1.7　斑块侵蚀、斑块破裂的组成及特征

出性钙化结节病灶中较为常见，但其与管腔无关联，可能与周围毛细血管的损伤相关。不对称型病灶多见片状钙化结节，可促进血小板活化。这种病变常见于老年人。钙化结节不应与结节钙化混淆，因为结节钙化可破坏中膜结构，但很少累及外膜，且与血栓无关。

1.3.2　小血管闭塞机制

需要注意的是，小血管闭塞与大动脉粥样硬化的闭塞机制不同。大动脉粥样硬化的特点是主要存在由血小板活化引起的白色血栓。然而，血小板在小血管闭塞中的作用几乎没有或尚不明确。在小血管闭塞机制的研究中，Miller Fisher 的研究发挥了最大的作用。Fisher 博士分析了大量腔隙性脑梗死切片，证实大多数腔隙性脑梗死病例是由穿透动脉的阻塞造成的，而大多数穿透动脉的直径小于 $225\,\mu m$。在此研究中，直径超过 $300\,\mu m$ 的血管发生血管腔隙性梗死的比例非常小。如果小血管发生闭塞，侧支循环发生闭塞的可能性就很小。在这些血管中，血管闭塞是由血管壁退化的

血管细胞对血管的机械性堵塞所导致，这些血管细胞大多变性为脂质玻璃蛋白沉积症，即变性的血管壁本身突然阻断了血液流动，血栓导致梗死，而很少发生大动脉粥样硬化。

大约 50% 由腔隙性梗死血栓引起阻塞的病例发生在直径超过 $300\,\mu m$ 的血管，其余的取决于动脉粥样硬化斑块本身，发生微脱落和栓塞的病例也有报道。小动脉硬化是血栓形成的原因之一，在许多病例中位于近端穿通动脉，这种病理变化称为微动脉粥样硬化。发生在大血管分支部位的微动脉粥样硬化也被称为交界性动脉粥样硬化，在这种情况下，发生血栓分支的穿通动脉通常是完全封闭的。

事实上，小血管闭塞引起的腔隙性脑梗死的定义并不明确。

1.3.3　心脏栓塞的机制

心脏栓塞约占所有缺血性脑卒中病例的 25%。一般认为，大动脉粥样硬化、小血管闭塞、心源性栓塞各占所有病例的 25%，比例非常接近，剩余的 25% 包

括原因不明和罕见的缺血性脑卒中患者。当患者发生可以导致血液淤积的心脏病[如急性心肌梗死、左心室动脉瘤、心肌病和心肌、瓣膜病和（或）假体、心房颤动]时，就会发生心脏栓塞[7]。由于直接进入大脑的血液来自左侧心房和心室，所以导致左心房和左心室发生血栓的疾病可被视为心脏栓塞的原因之一，但导致右向左分流的疾病除外。疾病引起的左心室血栓通常发生在左心室的尖端，如果患者有左心室动脉瘤或急性心肌梗死，发生左心室血栓的可能性很高，因为心肌梗死导致左心室室壁运动障碍（不能运动或运动功能减退），从而导致严重的血液淤积。当患者发生急性心肌梗死时，血栓形成趋势最高，并随时间的推移这种趋势迅速降低。但当对缺血性脑卒中患者进行检查时，陈旧性心肌梗死引起的缺血性脑卒中比例明显高于急性心肌梗死引起的病例，原因可能是陈旧性心肌梗死的发病率远远高于急性心肌梗死，即使血栓形成的概率较低，但因其数量也较大，所以发病率比较高。基于同样的原理，虽然心房颤动导致血栓形成的概率不是很高，但因在老年人中发生普遍，所以被认为是心脏栓塞的最主要原因。心房颤动导致血栓形成的机制将在下文介绍。

1.3.3.1 左心房的结构性因素

连接到每个腔室的空间就像一个口袋，叫作附件。左心耳（LAA）可以延伸至狭窄入口，是一个可能发生血液淤积的场所（图1.8），因此，LAA不仅是心房颤动患者最易形成心房血栓的部位，也是心律正常患者最易形成心房血栓的部位。随着心房颤动持续时间的延长，左心房的结构和组织发生变化，这些变

化往往与血栓栓塞的概率有关，临床上将这种变化称为粗糙心内膜，指腔室壁因肿胀而出现皱纹，这种状态下容易形成纤维蛋白和发生凝血，以及导致内皮细胞脱落，此时可观察到心肌细胞肥大、坏死、单核细胞浸润等。心房颤动患者即使在心脏成功复律后也难以恢复正常的房性节律的现象就可以用这个病理表现来解释；同时，基于上述发现，心房颤动患者即使恢复正常节律，也很可能需要应用抗凝药物。

1.3.3.2 心房颤动时异常血池

心房颤动发生时，左心房进行性扩张导致血液淤积加重，心房收缩无力导致血液淤积或血池形成[8]，如果同时存在二尖瓣狭窄，这种情况会进一步恶化。左心房的扩张会加剧血栓形成，导致脑梗死，这在很多研究中都已得到证实，在这些研究中，将左心房的大小根据身材进行了标准化。经食管超声心动图（transesophageal echocardiography，TEE）证实左心房或左心耳血液淤积，自发回声造影（spontaneous echo contrast，SEC）证实，SEC与脑卒中的发生直接相关。已知大约1/3的心房颤动患者恢复正常心脏节律后SEC持续，这就可以解释为什么在这种情况下需要持续抗凝治疗。

1.3.3.3 血液高凝状态

众所周知，纤维蛋白在急、慢性心房颤动中循环增加，但这似乎与心房颤动和心脏结构问题无直接关系。然而，有许多报道称，与正常心率相比，缺血性脑卒中患者在发生心房颤动时高凝生物标志物增加。结合之前的研究，可以得出合理的结论，即高凝状态下的心房颤动患者比凝血加速的心房颤动患者发

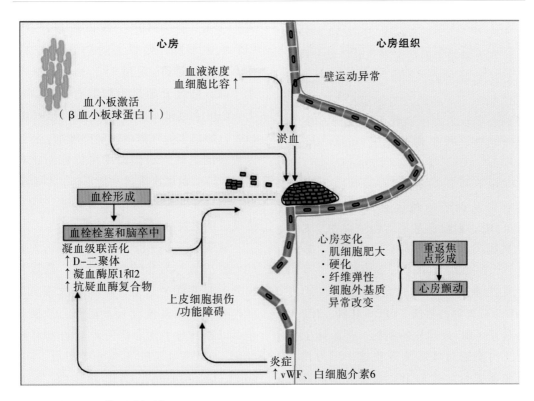

图 1.8 左心耳血栓形成机制

生缺血性脑卒中的概率更高。最近的一项研究报道，D - 二聚体在预测 LAA 血栓方面是有用的，因此 D - 二聚体有可能成为心房颤动重要的生物标志物。

1.4 脑缺血引起的脑组织变化

脑血流（cerebral blood flow，CBF）的调节机制非常复杂，能够复杂而精确地调节各种机制和重要的结构成分。下文将讨论正常 CBF 的调节机制及其组成，并详细阐述脑梗死发生时脑组织的变化情况。

1.4.1 正常脑血流的调节机制

1.4.1.1 脑血流量

成年人的大脑约为 1350g，脑血流量（CBF）约占大脑重量的 2%，通常情况下，

每 100g 脑组织的 CBF 值 >55mL/min，整个大脑的 CBF 值约为 750mL/min，占总心排血量的 20%。即使在休息状态下，大脑的耗氧量也为每 100g 脑组织 3.5mL/min，整个大脑的耗氧量约为 50mL/min，约占人体总耗氧量的 25%。大脑自身储存能量的能力非常小，大部分为提供能量所需的葡萄糖必须由外界提供，在将葡萄糖分解成 CO_2 和 O_2 的过程中得到的三磷酸腺苷（ATP）是其能量来源。因此，由于大脑对血流的短暂中断非常敏感，即使身体其他器官的血流量不足，大脑作为重要器官之一，必须首先满足供应。通常情况下，如果 CBF 降至每 100g 脑组织 20mL/min 以下时，脑电图（EEG）和突触活性就会降低；如果 CBF 降至每 100g 脑组织 10mL/min 以下时，就会发生不可逆的神经损伤。

1.4.1.2 大脑的自身调节

在大脑稳定的情况下，如果 CO_2 水平得到适当的维持，CBF 也将维持非常稳定的状态[9]。脑的自身调节是指即使心脏的心房压力发生变化仍然维持 CBF 的运行机制。当平均动脉压（mean arterial pressure，MAP）在 70 ~ 150mmHg 时，正常情况下可维持脑的自身调节（图 1.9）。能够自动调节的最小平均动脉压约为 50mmHg，但仅在某些动物中存在，对人类来说，需要更高的平均动脉压。脑灌注压（cerebral perfusion pressuer，CPP），定义为平均动脉压（MAP）减去颅内压（ICP）后得到的数值（CPP = MAP - ICP），是衡量 CBF 最理想的指标，但临床上几乎不可能通过实际测量获得，因为没有简单的非侵入性的 ICP 测量方法。通常认为，正常站立位的 ICP 为 10 ~ 15mmHg 时，脑自身调节的最小 MAP 约为 70mmHg，最小 CPP 的下限为 55 ~ 60mmHg。如果 CPP 偏离自身调节范围，低于下限，则 CBF 会被动地依赖血压，从而随 CPP 线性变化。即使在正常心房压力范围内自动调节，动脉压力的快速变化也可能导致 CBF 的短暂变化。如果一个人的 CBF 迅速降低，通常会昏倒（晕厥）。

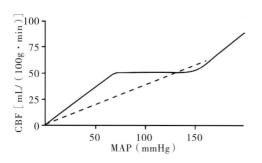

图 1.9 脑血流自动调节（MAP：平均动脉压；CBF：脑血流量）

随着血压的不断变化，CBF 也逐步发生变化（图 1.10）。如果血压下降，CPP 也会下降；随着大脑动脉的扩张，CBF 会相对维持（阶段 1）；如果 CPP 持续下降，最终会超过大脑的自我调节能力，CBF 会逐渐下降。在这个阶段，CBF 减少，但由于氧气摄取比例的增加，将摄入更多的氧气，脑代谢率可以相对维持（阶段 2）。如果血压进一步下降，尽管氧气摄取比例增加，但大脑的新陈代谢会降低，随之发生脑缺血。

脑灌注压力（CPP）的定义是流入大脑的血液压力与静脉背压的差值。静脉背压处于非常低的水平，除非颅内压明显增高或者静脉血流没有被阻断，结果就是可以看到与平均心房压类似的 CPP 的变化。CBF 是由 CPP 和脑血管阻力（cerebrovacular resistance，CVR）决定的，其计算公式为：CBF = CPP/CVR。如果 CPP 恒定，局部血流量将取决于脑血管阻力的变化，脑血管阻力是由复杂的生理因素（包括血液黏度，血管的长度和直径）和生化因素［如动脉二氧化碳分压（$PaCO_2$）］所决定的。

1.4.2 调节脑血流的相关解剖因素

1.4.2.1 神经系统和神经血管单位的调节作用

首先，血管周围的神经在血液流动中起着非常重要的作用。近年来，血管内皮细胞、血管周围神经和星形胶质细胞是作为一个功能单元而不是各自独立的单元对血液流动发挥作用的理论逐渐被公众所认可，这个功能单元被称为"神经血管单元"（图 1.11）[10]。作用于神经血管单元的神经细胞被分为两种，即外部神经支配细胞和内部神经支配细胞。外部神经支配细胞是指由来自外部的神

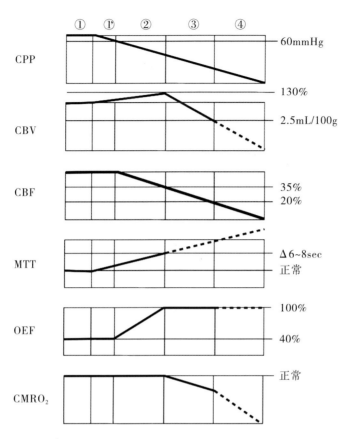

图 1.10　脑血流参数随 CPP 的变化图（CPP：脑灌注压；CBV：脑血容量；CBF：脑血流量；MTT：平均转运时间；OEF：氧提取分数；CMRO₂：脑氧代谢率）

经支配血管，其来源于 3 个神经节（三叉神经节、颈上神经节和蝶腭神经节）的神经分别是感觉神经、交感神经和副交感神经的通路。如果血管离开 Virchow-Robin 空间进入脑实质，则外部神经支配停止，内在神经支配开始。内在神经支配是通过来自远端或局部间神经元的皮层下神经元以及与星形胶质细胞足突的联结而不是直接附着在血管上实现的。

1.4.2.2　血管内皮细胞

血管内皮细胞在 CBF 的调控中具有核心作用。目前已知的调控内皮细胞功能的物质有 4 种：一氧化氮（NO）、内皮源性超极化因子（endothelium-derived hyperpolarization，EDHF）、类花生酸和内皮素。

NO 是一种可扩散物质，可激活冠状动脉环化酶，存在于平滑肌细胞中，被认为是对血管扩张影响最大的物质。在合成 cGMP 时，NO 激活的环化酶官能团通过阻断电压门控钙通道或蛋白激酶 G（PKG）激活 K⁺ 通道来松弛平滑肌。NO 的合成酶具有多种亚型，内皮细胞 NOS（eNOS）在大脑血管特别是血管内皮细胞中发挥重要作用。EDHF 是另一种可扩散分子，它被血管平滑肌细胞的超极化激活，并被 K⁺ 通道阻滞剂抑制。类花生酸是从花生四烯酸中提取的一系列血管活性物质，目前已证实有 3 种酶系统：环氧合酶（COX）、脂氧合酶（LOX）和环氧

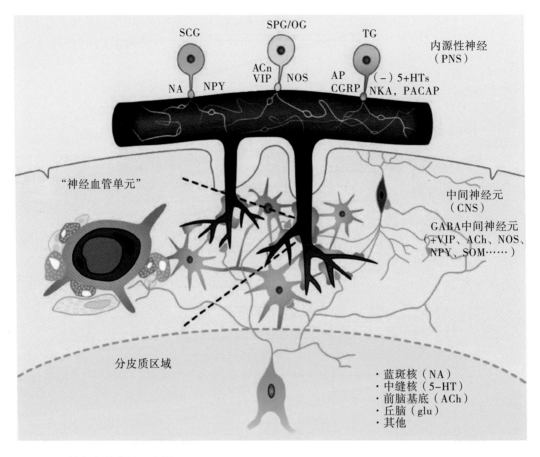

图 1.11　神经血管单元示意图

化酶（EPOX）。这 3 种酶系统并不局限于内皮细胞，而是在包括血小板在内的各种细胞中被激活。另外，由于酶激活的某一组分参与血管扩张，而另一组分参与血管收缩，因此对整体 CBF 的影响取决于这些酶的激活比例和位置。另一种影响 CBF 的物质是内皮素。该系统由 2 个受体（ET_A 和 ET_B）和 3 个配体（ET - 1、ET - 2 和 ET - 3）组成，其对血管的影响似乎是由受体而非配体决定的。ETA 受体主要存在于血管平滑肌细胞中，受 ET - 1 和 ET - 2 刺激，介导血管收缩。另一方面，ETB 受体主要存在于血管内皮细胞中，受上述 3 种配体的刺激，介导血管扩增。内皮素是一个与持续效应相关的系统，而不是与 CBF 的直接调控

相关。它极有可能在脑缺血等病理条件下发挥重要作用，而不是在静止状态下调节 CBF。

1.4.2.3　星形胶质细胞

星形胶质细胞在 CBF 调控中发挥着独特的作用。从星形胶质细胞到外周的突起包裹着毛细血管，并与微血管发生物理接触。星形胶质细胞被认为是细胞外储存 K^+ 的主要场所，最近有研究者提出了通过缝隙连接介导细胞间神经 - 血管相互作用的可能性。由于星形胶质细胞含有谷氨酸受体，可以增加细胞内钙的水平，星形胶质细胞的伪足被认为可以识别突触信号并介导与之相关的血管扩张。

1.4.3　缺血性脑卒中引起的脑组织变化

自从 Astrup 首次提出缺血半暗带的概念以来，人们对它就有了不同的理解。半暗带是指缺血中心周围的典型区域，在该区域血流量减少至仅可以维持离子通道的程度，神经细胞的电活动不能维持，但没有发生坏死。由于电活动无法维持，这部分神经可能出现功能缺损，如果重新开放血流，就可以恢复原来的功能活动，从而减轻患者的症状。然而，如果血流量继续减少，各种信号（兴奋性中毒、扩散性抑制氧化应激，炎症反应等）加剧了对大脑新陈代谢功能的损害，从缺血中心到外周组织都发生缺血，最终由于缺血核心部分扩张导致患者的症状恶化[11]。因此，正确界定目前脑缺血的半暗带是缺血性脑卒中治疗的最终目标，也是研究的出发点。当然，半暗带在临床上并不容易看到，因此人们尝试以各种方式认识半暗带。这里将介绍几个有影响力的概念。

1.4.3.1　诊断影像学对半暗带的证实

在临床上，确定脑梗死半暗带最适用的方法是神经影像学。在缺血性脑卒中的早期 MRI 检查中，有一种使用多种方案确定半暗带的方法。灌注加权成像（perfusion-weighted imaging，PWI）可以敏感地检查 CBF 减少的部位，该部位血管闭塞导致血流量减少，被定义为脑缺血部位。弥散加权成像（diffusion-weighted imaging，DWI）在确定被血管闭塞严重损害的梗死灶核心后，将 DWI 病变和 PWI 病变排除，其余部分统称为半暗带（diffusion-perfusion 失配）[12]（图 1.12）。在这里，DWI 高密度部分被认为是脑梗死的

核心，但实际上，从表观弥散系数的估计值来看，在能量代谢完全耗竭之前，可以观察到显示的高密度。因此，DWI 高密度部分应该大于实际的脑梗死核心。此外，由于 PWI 仅在供氧出现一定问题时才适用，因此不能认为 PWI 能很好地显示缺血部位。综上所述，将扩散 - 灌注失配（diffusion-perfusion mismatch）部位考虑为半暗区外侧与正常组织部分之和是合理的。因此，人们尝试用另一种方法来寻找半暗带，其中一种方法是临床 - 扩散失配（clinical-perfusion mismatch）。该方法通过神经系统症状和体征判断缺血区轮廓，并与当时确诊的 DWI 病变部分进行对比。这种方法在临床上是相当合理的，但也有局限性，医生的知识程度或技能水平不同可以得出不同的意见，因此，标准化并不容易。PET（positron emission tomography，正电子发射层析成像）是在原定义的基础上确定半暗带的黄金标准，但由于其价格昂贵，无法在紧急情况下使用，因此实用性不强。

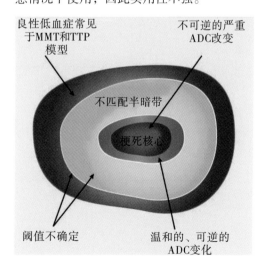

图 1.12　扩散 - 灌注失配概念图（MTT：平均渡越时间；TTP：到峰值时间；ADC：表观弥散系数）

1.4.3.2 确定半暗带的生化指标

为克服上述影像指标确定半暗带的局限性，建议使用生化指标。当它们从半暗带向核心移动时，与细胞死亡相关的各种分子生物学机制变得更加活跃。如果 CBF 减少，ATP 也会减少；如果 $Na^+ - K^+$ 离子泵停止工作，细胞外谷氨酸水平将会增加。通过刺激谷氨酸相关受体会增加细胞内钙水平，这种机制被称为兴奋毒性。细胞内钙的增加会增加自由基的生成，最终通过激活神经一氧化氮合酶（nNOS）合成毒性过氧亚硝酸盐自由基。即脑缺血导致的细胞死亡最重要的扩散机制是细胞外谷氨酸从脑梗死核心向外扩散（图 1.13）。谷氨酸也是梗死周围去极化和扩散性抑制的关键介质。

由于离子稳态的破坏引起酸中毒，能量需求增加，神经递质过度释放。在动物实验中，用脑成像（如化学位移成像）可证实谷氨酸的增加。在半暗带谷氨酸加速细胞死亡的机制包括氧化应激，一氧化氮生产过剩，释放炎性细胞因子（例如肿瘤坏死因子 - α 和白细胞介素 - 6），表达黏附分子（如细胞间分子黏附分子 - 1，血管细胞黏附分子）和基质金属蛋白酶的产生。

与预期相反，半暗带中活性蛋白的产生可以起到指示作用。一般来说，如果细胞开始死亡，蛋白质的生产和细胞代谢会迅速下降，而应激蛋白，如热休克蛋白 70（heat shock protein 70，HSP70）则会大量扩增。HSP70 是一种细胞内分

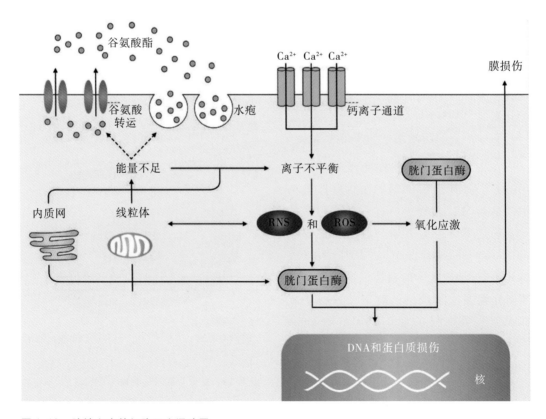

图 1.13　脑缺血中的细胞死亡通路图

子伴侣，作用于普通的细胞内机制损伤，当某些细胞受到极大的压力时，它迅速增加，抑制细胞死亡。HSP70 扩增的部位有时被定义为半暗带（图 1.14）。细胞凋亡也是半暗带的一个特征。

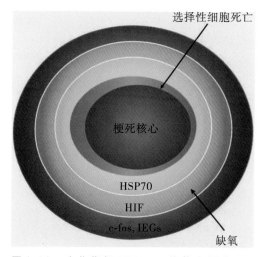

图 1.14　生化指标（HSP70：热休克蛋白 70；HIF：低氧诱导因子；IEG：immediate early gene，早期基因）

如果某些细胞如前文所述迅速损伤，则通过兴奋毒性进入坏死过程，而当发生中度损伤时，如半暗带，则出现程序性细胞死亡，细胞按照固定的胞内机制自杀，叫作"细胞凋亡"，细胞凋亡是一种程序性的细胞死亡机制，因此其特点是表达非常独特的物质。典型的机制包括从线粒体中分离细胞色素 C 和激活 caspase 蛋白。如果分子影像学可以作为一种高灵敏度和高度特异性的检测手段，则可以明确分子生物学的半暗带。分子生物学半暗带成为研究神经保护药物对缺血性脑卒中疗效的靶点。

1.4.3.3　大脑再生机制确定的半暗带

脑缺血激活的各种分子生物学机制往往具有两面性。这些物质在早期使大脑炎症恶化，加重继发性脑损伤，当它们稳定后可以修复脑损伤，甚至起到促进再生的作用。与炎症有关的蛋白质、细胞因子或细胞，主要是单核细胞，尤其是巨噬细胞，发挥着这样的作用。早期加重炎症的巨噬细胞被称为 M1 巨噬细胞，后期修复损伤的巨噬细胞被称为 M2 巨噬细胞。这些炎症细胞的作用实际上与感染性炎症并无显著差异，但由于它们与微生物和外来物质的入侵无关，因此与之相关的炎症被称为"无菌性炎症"。因此，有一种观点认为：与脑损伤恢复相关的部位必须重新被定义为半暗带。

结 论

本章对缺血性脑卒中的病理生理学进行了广泛而深入的探讨。与急性心肌梗死不同，缺血性脑卒中是一种具有多种亚型的疾病。事实上，由于不同分类系统中这些亚型的发病机制差异太大，因此，可将缺血性脑卒中看作实际上是由完全不同的机制引起的脑梗死综合征。小血管闭塞、大动脉粥样硬化、心源性栓塞的血管闭塞机制各不相同。在大动脉粥样硬化和心源性栓塞中，血管被血栓堵塞，但其发生机制和临床表现也不同。因此，必须根据发病机制确定患者的初始治疗和预防方法。大脑通常通过自动调节使脑血流保持恒定，但当局部脑血流因缺血性脑卒中而减少时，如果脑缺血状态持续，最终会发生脑梗死。在大脑梗死部位周围的区域是尚未达到完全梗死的半暗带，是急性期脑梗死早期治疗中需要恢复到正常组织的治疗靶点。必须牢记的是，了解缺血性脑卒中的病理生理学是了解脑卒中各种临床和基本知识的基础。

参考文献

[1] Amarenco P, Bogousslavsky J, Caplan LR, et al. Classiication of stroke subtypes. Cerebrovasc Dis,2009,27:493 - 501.

[2] Furie B, Furie BC. Mechanisms of thrombus formation. N Engl J Med, 2008,359:938 - 949.

[3] Yahagi K, Kolodgie FD, Otsuka F, et al. Pathophysiology of native coronary, vein graft, and instent atherosclerosis. Nat Rev Cardiol, 2016,13:79 - 98.

[4] Badimon L, Vilahur G. Thrombosis formation on ath-erosclerotic lesions and plaque rupture. J Intern Med, 2014,276:618 - 632.

[5] Libby P, Pasterkamp G. Requiem for the 'vulnerable plaque'. Eur Heart J, 2015,36:2984 - 2987.

[6] Ogata J, Yamanishi H, Ishibashi-Ueda H. Review: role of cerebral vessels in ischaemic injury of the brain. Neuropathol Appl Neurobiol, 2011,37:40 - 55.

[7] Esposito R, Raia R, De Palma D, et al. The role of echocardiography in the management of the sources of embolism. Futur Cardiol,2012, 8:101 - 114.

[8] Watson T, Shantsila E, Lip GY. Mechanisms of thrombogenesis in atrial ibrillation: Virchow's triad revisited. Lancet, 2009,373:155 - 166.

[9] Peterson EC, Wang Z, Britz G. Regulation of cerebral blood low. Int J Vasc Med, 2011, 2011:823525.

[10] Lo EH, Dalkara T, Moskowitz MA. Mechanisms, challenges and opportunities in stroke. Nat Rev Neurosci, 2003,4:399 - 415.

[11] Ramos-Cabrer P, Campos F, et al. Targeting the ischemic penumbra. Stroke, 2011,42:S7 - 11.

[12] Donnan GA, Davis SM. Neuroimaging, the ischaemic penumbra, and selection of patients for acute stroke therapy. Lancet Neurol,2002, 1:417 - 425.

第 2 章 烟雾病的病理生理学

Jin Pyeong Jeon , Jeong Eun Kim

烟雾病(moyamoya disease，MMD)是一种无相关疾病基础的慢性进行性狭窄或闭塞性疾病，发生于颈内动脉远端、大脑前近端和大脑中动脉，伴有异常的烟雾支血管。随着放射诊断技术的进步和健康检查的增多，关于该病的发病率、患病率、自然临床病程、疾病进展和手术治疗结果的研究报道也越来越多。然而，该病的确切发病机制仍待进一步研究。此外，种族的异质性、有临床表现时年龄的不同、血流动力学损害程度的不同、直接搭桥或间接搭桥等手术技术以及相对较小的样本量都可能导致有争议的结果。本章提供了对该病病理生理学的见解，包括组织病理学特征、遗传学、无名指蛋白213、microRNA、分子生物标志物、血管祖细胞、蛋白质组学、代谢组学以及相关的自身免疫性疾病。

J. P. Jeon, MD

Department of Neurosurgery, Hallym University
College of Medicine, Chuncheon, South Korea

J. E. Kim, MD, PhD (✉)
Department of Neurosurgery, Seoul National
University College of Medicine,
101 Daehak-ro, Jongno-gu, Seoul 110-744,
South Korea
e-mail: eunkim@ snu. ac. kr

© Springer Science + Business Media Singapore 2017

J. Park (ed.), *Acute Ischemic Stroke*, DOI 10. 1007/978 - 981 - 10 - 0965 - 5_2

2.1 背 景

MMD 是一种慢性进行性狭窄性闭塞性疾病，其特征是颈内动脉远端(ICA)、大脑前近端(ACA)和大脑中动脉(MCA)存在异常的烟雾血管[1]，报道最多的地方是东亚，尤其是日本和韩国。在日本，估测 MMD 的患病人数已从 1994 年的 3 900 例增加到 2003 年的 7 700 例。韩国的大致患病率也从 2005 年的 6.6% 上升到 2013 年的 19.5%，流行病学研究显示，该病约有 2:1 的女性优势和双模态年龄模式[4]。据报道，MMD 的病情进展比例为 14.6% ~ 50%[5-7]。即使患者无临床症状，但估计每年发生卒中的风险为 3.2%。因此，MMD 会动态进展，需要手术治疗。

本章提供了疾病的病理生理学见解，包括组织病理学特征、遗传学、无名指蛋白213、microRNA、分子生物标志物、血管祖细胞、蛋白质组学，代谢组学，以及相关的自身免疫性疾病。

2.2 组织病理学特征

MMD 的主要病理改变为平滑肌细胞(SMC)异常增殖导致内膜纤维肌偏心性

增厚,介质变薄,内弹力层明显扭曲,外径减小[9,11]。烟雾病血管有多种组织病理学改变,如介质变薄、动脉壁纤维蛋白沉积、弹性层裂、介质衰减、微动脉瘤等[10,12]。Kaku 等通过三维干涉稳态 MR 成像显示 MMD 患者的 ICA 和 MCA 动脉外径变窄,他们认为受影响动脉的收缩性重塑是 MMD 区别于动脉粥样硬化性狭窄的主要特征。

2.3 遗 传

通过候选基因关联研究[包括人类白细胞抗原(HLA)基因分型、全基因组连锁分析和全基因组关联研究(GWAS)]来理解 MMD 的遗传学特征。Aoyagi 等发现,在日本 MMD 患者中,HLA-B51-DR4 联合的情况越来越多[14]。HLA-B35 等位基因在韩国 MMD 患者中也有显著的表达,尤其是晚发型 MMD 女性患者[15]。Hong 等的研究提示,HLA-DRB1($*$)1302 和 DQB1($*$)0609 单倍体可能与内膜纤维化和动脉闭塞有关[16]。Inoue 等报道,早发 MMD 患者的 DRB1($*$)1501 和 DQB1($*$)0602 增加[17]。关于金属蛋白酶(TIMP)基因的组织抑制剂与 MMD 之间的关系,存在着相互矛盾的结果。418 G/C 杂合的基因型在位置 – TIMP – 2 启动子区域明显观察到家族性 MMD[18]。他们认为 G/C 杂合的基因型在 TIMP – 2 子结构域的 – 418 位置可能通过影响 Sp1 绑定和后续 TIMP – 2 转录的基因诱发家族性 MMD。相反,Paez 等没有发现患者的基因型在 – 418 位置有显著差异的杂合[19]。值得注意的是,仅有 1 例家族性 MMD(1/7,14.3%)表现为 G/C 杂合基因型。Andreone 等在单卵双生子 tim – 2 基因启动子区域也未发现

G/C 杂合基因型。在全基因组连锁分析中,报道了 3p24 – 26[21]、6q25[22]、8q23、12p12[23]、17q25[24] 等多个位点与 MMD 相关;然而 17q25 位点仅在其他系列中被证明[10,11]。

2.4 无名指蛋白 213

全基因组连锁和关联分析显示,无名指蛋白 213(RNF213)是 MMD 的易感基因[25,26]。c.14576G > A(p. R4859K)RNF213 变异在家族性 MMD(95%)较非家族性 MMD(73%)或对照组(1.4%)多见。Liu 等也揭示了 P. R4810K RNF213 变异及亚洲 MMD 患者之间的联系[26]。纯合子的 c.14576G > A RNF213 变异在家族性 MMD 的 95.1%、非家族性 MMD 的 79.2% 和对照组的 1.8% 中均可见[27]。与杂合子和野生型相比,纯合子与 MMD 发病早、预后差有关[25,27]。Wu 等报道,p. R4810K RNF213 变异率:中国人群中家族性 MMD($n = 4$;80%)、非家族性 MMD($n = 18$;10.9%)和对照组($n = 2$;0.39%)。当涉及临床表现时,缺血性表现的 MMD 与 P. R4810K 变异、MMD 出血呈非 P. R4810K 变异相关,中国 MMD 患者中更具体为 A4399T[11,28]。在韩国 MMD 患者中早发 MMD(<5 年)和脑梗死与纯合子 c.14429G > A(p. R4810K)变异体有关[29]。然而,p. R4810K 变异对东亚的 MMD 患者更敏感。Cecchi 等发现,在美国,16 例亚裔 MMD 患者中有 56% 的人观察到 p. R4810K 变异,94 例非亚裔 MMD 患者中这一概率为 0[30]。

Wang 等评价了中国人群中 PDGFRB(血小板源生长因子受体 beta;rs3828610)、MMP – 3(基质金属蛋白酶;

rs3025058）、TIMP－2（金属蛋白酶组织抑制剂；rs8179090）和 RNF213（rs112735431和 rs148731719）对 MMD 发展的相互作用[31]。他们报道 RNF213 可能对 MMD 的发展有显著影响，但其余 3 个位点与 MMD 无显著相关性，因此这 5 个基因多态性对中国人群的 MMD 没有明显的交互作用。然而，RNF213 多态性发生的确切机制尚不清楚。RNF213 基因敲除的斑马鱼动脉壁不规则，发芽血管异常，但突变等位基因不影响转录或泛素连接酶活性[26]。而缺乏 RNF213 基因[32]的小鼠或 RNF213 基因[33]发生 R4859K 突变的小鼠均未出现典型的 MMD 血管。因此，需要进一步研究 RNF213 在 MMD 发病机制中的作用及其与 MMD 表型的关系。

2.5　MicroRNAs

MicroRNAs（miRNAs）是一种小的非编码 RNA，通过与特定 miRNA 的 3'－未翻译区域结合[34]，在转录后水平调控基因表达，已被报道与缺血性脑卒中相关[35]。Liu 等报道 miRNA－424 通过抑制氧化应激对脑缺血再灌注损伤具有保护作用[35]。全基因组 miRNA 分析显示，miRNA－106b、miRNA－130a、miRNA－126、miR-NA125a－3p 通过抑制 RNF213 和 BRCC3 蛋白的表达与 MMD 的发生发展相关，这些蛋白的表达导致了血管生成缺陷[34]。Park 等报道在 MMD 患者中越来越多地观察到 miR－196a2C＞T 中 SNP rs11614913的 GT＋CC 基因型[36]。因此，血清 miRNA在 MMD 发病机制中的作用需要进一步研究，重点应放在治疗靶点上。

2.6　分子生物标志物

新生动脉和新生血管是 MMD 研究的主要课题。我们研究了各种酶、生长因子、黏附分子以及动脉重构通路中的炎症反应（表 2.1）。与对照组相比，MMD 患者显示了高水平的基质金属蛋白酶 9（MMP）单核细胞化学引诱物蛋白 1（MCP－1），白细胞介素（IL）1β，血管内皮生长因子（VEGF）和血小板源生长因子 BB（PDGF-BB）和低水平的 TIMP－1 、TIMP－2[46]。Johnson 等报道，MMP－9基因缺失导致内膜增生减少，SMC 附着明胶[50]。因此，MMP 与抑制 MMP 的 TIMP之间的平衡被破坏，可能通过过度的 SMC迁移和增殖导致内膜增生[46]。MCP1 与新生动脉有关[51]。缺血状态下 VEGF 动员内皮祖细胞（endothelial progenitor cells，EPCs）。因此，MCP1 和 VEGF 均可能与血管祖细胞的募集以及随后的 MMD 新生血管有关[46]。肝细胞生长因子（HGF）[45]和转化生长因子 β－1[41]也增加了 MMD 的发病率。然而，炎症蛋白是否特异于 MMD本身尚不清楚，不能反映脑缺血情况（图2.1）。

维生素信号通路与 MMD 的发病机制有关。儿童[43]和成人 MMD 患者[48]的细胞维 A 酸结合蛋白 I（CRABP－I）水平较高。他们假设 CRABP－I 通过增强生长因子来抑制类视网膜色素的活性，从而导致内膜增厚。特别是对于成人 CRABP－I 的增加与典型的双侧 MMD 有关[48]。此外CRABP－I 升高与搭桥术后基底侧支血管减少有关。因此，视黄素作为 MMD 治疗靶点的研究还有待进一步深入。

表 2.1　烟雾病（MMD）生物标志物的相关研究

参考文献	国家	病例数*	取样标本	主要研究结果
Takahashi 等[37]	日本	15	CSF	b-FGF ↑
Houkin 等[38]	日本	48	CSF	在双侧 MMD 中 b-FGF ↑
Yoshimoto 等[39]	日本	38	CSF	b-FGF ↑
Malek 等[40]	美国	37	CSF	b-FGF ↑
Hojo 等[41]	日本	20	血清和 STA 培养	TGFβ – 1 ↑
Soriano 等[42]	美国	20	CSF 和血清	在 CSF 中 VCAM – 1，ICAM – 1，E-selectin↑，在血清中无此现象
Kim 等[43]	韩国	20	CSF	CRABP – 1↑
Amano 等[44]	日本	29	血清	α – 1 抗胰蛋白酶
Nanba 等[45]	日本	39	CSF	HGF↑
Kang 等[46]	韩国	20	血浆	VEGF，PDGF-BB，MMP – 9，MCP – 1，IL – 1β↑／MMP – 3，TIMP – 1,2↓
Bernard 等[47]	美国	7	血清	在 MMD 和心肌梗死中 D – 二聚体↑
Jeon 等[48]	韩国	77	CSF	与基底侧支血管减少有关的双侧 MMD 中 CRABP – 1↑

No*：登记入组的 MMD 患者数

bFGF：碱性成纤维细胞生长因子；CRABP – I：细胞维 A 酸结合蛋白 – I；CSF：脑脊液；E-selectin：内皮选择素；HGF：肝细胞生长因子；ICAM – 1：细胞间黏附分子 – 1；IL – 1β：白细胞介素 – 1β；MCP – 1：单核细胞趋化蛋白 – 1；MMP：基质金属蛋白酶；PDGF-BB：血小板衍生的生长因子 BB；STA：颞浅动脉；TGFβ – 1：转化生长因子 – β1；TIMP：金属蛋白酶组织抑制因子；VCAM – 1：血管细胞黏附分子 – 1；VEGF：血管内皮生长因子

2.7　血管祖细胞

循环 EPCs 被认为是 MMD 的致病标志物。Sugiyama 等使用 CD34、CD133 抗体和血管内皮生长因子受体 – 2（VEGFR2）直接对 ICA 远端标本进行染色，定位两例成年 MMD 患者的循环 EPCs。组织病理学分析表明，CD34 – 和 VEGFR2 + 细胞在广泛增厚内膜中发现。然而，EPCS 在 MMD 发病机制中的作用仍存争议。Jung 等报道，与对照组相比，MMD 患者在 7d 培养中的菌落形成单位（colony-unit，CFU）数量显著减少，在 2 个月培养期间的生长细胞数量显著增多[54]。同样，儿童 MMD 中 CD34 +、CD133 +、KDR + 细胞水平下降，与管形成减少、衰老样表型增加有关[55]。血管内皮细胞集落形成细胞的

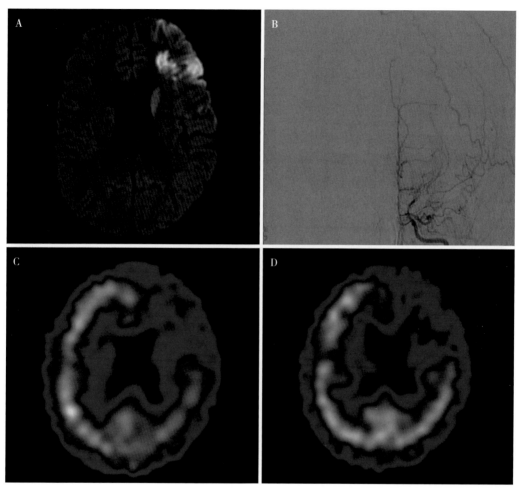

图 2.1　患者女性，30 岁，突然出现右侧无力和构音障碍。弥散 MR 显示左额叶前缘区（A）急性梗死灶。血管造影显示左侧颈内动脉远端几乎完全闭塞（B）。在乙酰唑胺激发试验（C、D）中，SPECT 显示左额叶区域灌注缺损，静息状态下基础灌注降低，血管储备能力下降

视网膜脱氢酶 2（RALDH2）的缺陷与儿童 MMD 血管生成缺陷有关。相反，MMD 患者中循环 EPCS 水平较高[52]。Yoshihara 等发现 MMD 患者缺血损伤部位的 CD34 + 细胞增多，这可能与新生血管形成有关[57]。Ni 等认为增加循环 CD34 +，趋化因子受体 CXCR4 +，SDF − 1αMMD 与血管生成有关[58]。人种、患者年龄和试验方法的异质性可能导致研究结果存在争议，因此，EPCS 在 MMD 发病机制中的作用有待进一步研究[10]。

MMD 的特征是受动脉中 SMC 增殖的影响。因此分离特异性平滑肌祖细胞（SPCs）及分析其差异表达基因（DEG）可以作为 MMD 研究的动态模型[49]。Kang 等从 MMD 患者的外周血中纯化 SPCs（$n = 25$）并对 DEGs 进行研究。MMD 患者的 SPC 外生细胞中平滑肌肌动蛋白、肌球蛋白重链和钙蛋白的表达高于健康对照组，CD31 的表达低于正常对照组，且 SPCs 小管不规则和增厚。DEG 分析也显示 MMD SPCs 中与细胞黏附、细胞迁移、免疫

应答和血管发育相关的基因表达增加。还需要进一步研究确定 MMD 发病机制中 SPCs 特异性变化的关系[60]。

2.8 蛋白质组学和代谢组学分析的新进展

利用表面增强的激光解吸或电离飞行时间质谱（SELDI-TOF-MS）和代谢物组学方法识别 CSF 生物标志物的两项研究已经发表[61,62]。Maruwaka 等报道了 SEL-DI-TOF-MS 在 20 例 MMD 患者（11 例儿童和 9 例成人）中增加了 4 473 Da、4 475 Da 和 6 253 Da 三种多肽[61]，尤其是 4 473Da 肽与术后血管生成密切相关，在年轻 MMD 患者中达到高峰。虽然 4 473Da 肽的确切作用尚不清楚，但他们认为 4 473Da 肽可能与 MMD 发病机制中的抗缺氧作用或炎症程度有关[61]。Jeon 等采用氢–1核磁共振波谱法比较了成年双侧 MMD 与单侧 MMD 及动脉粥样硬化的脑脊液代谢产物[62]。双侧 MMD 显示谷氨酰胺水平高于动脉粥样硬化性狭窄。考虑到谷氨酰胺增加与颈动脉内膜–中膜厚度和冠状动脉疾病之间的关系[63]，他们推测 MMD 中谷氨酰胺增加可能与 SMC 异常增殖和内膜厚度的关系比与动脉粥样硬化性狭窄疾病的关系更密切，但其确切机制尚不清楚[62]。

2.9 MMD 与甲状腺疾病的相关性

一些研究已经阐明了 MMD 和并发的自身免疫性疾病，尤其是甲状腺疾病[64-66]相关。T 细胞失调[64]或对血管交感神经系统的敏感性增加[65]被认为是 MMD 中 SMC 异常增殖和侧支血管形成的病理机制。Kim 等发现 MMD 患者的甲状腺自身抗体显著升高[66]，他们推测与甲状腺自身免疫相关的免疫异常可能在 MMD 发病机制中起作用。最近，Chen 等报道，总体上单侧 MMD 患者较双侧 MMD 患者更容易观察到自身免疫性疾病[67]。然而自身免疫性疾病在 MMD 发展过程中的确切致病机制尚不清楚。因此，需要进一步研究自身免疫机制在 MMD 发展中的作用，特别是甲状腺自身抗体升高在 MMD 发展和进展中的作用及其治疗靶点[66,68]。

结 论

虽然目前对 MMD 有了较好的认识，但对其病理生理机制的认识尚不够全面。种族的异质性、患者患病时的年龄和样本量较小可能导致有争议的结果。因此，积极开发检测 MMD 的有效生物标志物的高通量技术，特别是评估疾病严重程度或同质条件下的治疗结果的有效生物标志物非常必要。

参考文献

[1] Suzuki J, Takaku A. Cerebrovascular "moyamoya" disease. Disease showing abnormal net-like vessels in base of brain. Arch Neurol, 1969,20:288 – 299.

[2] Kuriyama S, Kusaka Y, Fujimura M, et al. Prevalence and clinicoepidemiological features of moyamoya disease in Japan: indings from a nationwide epidemiological survey. Stroke, 2008,39:42 – 47.

[3] Kim T, Lee H, Bang JS, et al. Epidemiology of moyamoya disease in Korea: based on National Health Insurance Service Data. J Korean Neurosurg Soc, 2015,57:390 – 395.

[4] Scott RM, Smith ER. Moyamoya disease and

moyamoya syndrome. N Engl J Med, 2009, 360: 1226 – 1237.

[5] Kuroda S, Ishikawa T, Houkin K, et al. Incidence and clinical features of disease progression in adult moyamoya disease. Stroke, 2005, 36: 2148 – 2153.

[6] Smith ER, Scott RM. Progression of disease in unilateral moyamoya syndrome. Neurosurg Focus, 2008, 24: E17.

[7] Lee SC, Jeon JS, Kim JE, et al. Contralateral progression and its risk factor in surgically treated unilateral adult moyamoya disease with a review of pertinent literature. Acta Neurochir, 2014, 156: 103 – 111.

[8] Kuroda S, Hashimoto N, Yoshimoto T, et al. Research Committee on Moyamoya Disease in J. Radiological indings, clinical course, and outcome in asymptomatic moyamoya disease: results of multicenter survey in Japan. Stroke, 2007, 38: 1430 – 1435.

[9] Fukui M, Kono S, Sueishi K, et al. Moyamoya disease. Neuropathology, 2000, 20 (Suppl): S61 – 64.

[10] Bersano A, Guey S, Bedini G, et al. Research progresses in understanding the pathophysiology of moyamoya disease. Cerebrovas Dis, 2016, 41: 105 – 118.

[11] Bang OY, Fujimura M, Kim SK. The pathophysiology of moyamoya disease: an update. J Stroke, 2016, 18: 12 – 20.

[12] Kuroda S, Houkin K. Moyamoya disease: current concepts and future perspectives. Lancet Neurol, 2008, 7: 1056 – 1066.

[13] Kaku Y, Morioka M, Ohmori Y, et al. Outer-diameter narrowing of the internal carotid and middle cerebral arteries in moyamoya disease detected on 3D constructive interference in steady-state MR image: is arterial constrictive remodeling a major pathogenesis. Acta Neurochir, 2012, 154: 2151 – 2157.

[14] Aoyagi M, Ogami K, Matsushima Y, et al. Human leukocyte antigen in patients with moyamoya disease. Stroke, 1995, 26: 415 – 417.

[15] Han H, Pyo CW, Yoo DS, et al. Associations of Moyamoya patients with HLA class I and class II alleles in the Korean population. J Ko-rean Med Sci, 2003, 18: 876 – 880.

[16] Hong SH, Wang KC, Kim SK, et al. Association of HLA-DR and-DQ genes with familial moyamoya disease in Koreans. J Korean Neurosurg Soc, 2009, 46: 558 – 563.

[17] Inoue TK, Ikezaki K, Sasazuki T, et al. DNA typing of HLA in the patients with moyamoya disease. Jpn J Hum Genet, 1997, 42: 507 – 515.

[18] Kang HS, Kim SK, Cho BK, et al. Single nucleotide polymorphisms of tissue inhibitor of metalloproteinase genes in familial moyamoya disease. Neurosurgery, 2006, 58: 1074 – 1080.

[19] Paez MT, Yamamoto T. Single nucleotide polymorphisms of tissue inhibitor of metalloproteinase genes in familial moyamoya disease. Neurosurgery, 2007, 60: E582.

[20] Andreone V, Scala S, Tucci C, et al. Single nucleotide polymorphisms of tissue inhibitors of metalloproteinase genes in familial moyamoya disease. Neurosurgery, 2008, 62: E1384.

[21] Ikeda H, Sasaki T, Yoshimoto T, et al. Mapping of a familial moyamoya disease gene to chromosome 3p24. 2 – p26. Am J Hum Genet, 1999, 64: 533 – 537.

[22] Inoue TK, Ikezaki K, Sasazuki T, et al. Linkage analysis of moyamoya disease on chromosome 6. J Child Neurol, 2000, 15: 179 – 182.

[23] Sakurai K, Horiuchi Y, Ikeda H, et al. A novel susceptibility locus for moyamoya disease on chromosome 8q23. J Hum Genet, 2004, 49: 278 – 281.

[24] Yamauchi T, Tada M, Houkin K, et al. Linkage of familial moyamoya disease (spontaneous occlusion of the circle of Willis) to chromosome 17q25. Stroke, 2000, 31: 930 – 935.

[25] Kamada F, Aoki Y, Narisawa A, et al. A genome-wide association study identiies RNF213 as the first Moyamoya disease gene. J Hum Genet, 2011, 56: 34 – 40.

[26] Liu W, Morito D, Takashima S, et al. Identiication of RNF213 as a susceptibility gene for moyamoya disease and its possible role in vascular development. PLoS ONE, 2011, 6:

e22542.

[27] Miyatake S, Miyake N, Touho H, et al. Homozygous c. 14576G > A variant of RNF213 predicts early-onset and severe form of moyamoya disease. Neurology, 2012, 78: 803 – 810.

[28] Wu Z, Jiang H, Zhang L, et al. Molecular analysis of RNF213 gene for moyamoya disease in the Chinese Han population. PLoS ONE, 2012, 7: e48179.

[29] Kim EH, Yum MS, Ra YS, et al. Importance of RNF213 polymorphism on clinical features and long-term outcome in moyamoya disease. J Neurosurg, 2015, 124: 1221 – 1227.

[30] Cecchi AC, Guo D, Ren Z, et al. RNF213 rare variants in an ethnically diverse population with Moyamoya disease. Stroke, 2014, 45: 3200 – 3207.

[31] Wang X, Zhang Z, Liu W, et al. Impacts and interactions of PDGFRB, MMP3, TIMP – 2, and RNF213 polymorphisms on the risk of Moyamoya disease in Han Chinese human subjects. Gene, 2013, 526: 437 – 442.

[32] Sonobe S, Fujimura M, Niizuma K, et al. Temporal proile of the vascular anatomy evaluated by 9. 4 – T magnetic resonance angiography and histopathological analysis in mice lacking RNF213: a susceptibility gene for moyamoya disease. Brain Res, 2014, 1552: 64 – 71.

[33] Kanoke A, Fujimura M, Niizuma K, et al. Temporal proile of the vascular anatomy evaluated by 9. 4 – tesla magnetic resonance angiography and histological analysis in mice with the R4859K mutation of RNF213, the susceptibility gene for moyamoya disease. Brain Res, 2015, 1624: 497 – 505.

[34] Dai D, Lu Q, Huang Q, et al. Serum miRNA signature in Moyamoya disease. PLoS ONE, 2014, 9: e102382.

[35] Liu P, Zhao H, Wang R, et al. MicroRNA – 424 protects against focal cerebral ischemia and reperfusion injury in mice by suppressing oxidative stress. Stroke, 2015, 46: 513 – 519.

[36] Park YS, Jeon YJ, Lee BE, et al. Association of the miR – 146aC > G, miR – 196a2C > T, and miR – 499A > G polymorphisms with moyamoya disease in the Korean population. Neurosci Lett, 2012, 521: 71 – 75.

[37] Takahashi A, Sawamura Y, Houkin K, et al. The cere-brospinal luid in patients with moyamoya disease (spontaneous occlusion of the circle of Willis) contains high level of basic ibroblast growth factor. Neurosci Lett, 1993, 160: 214 – 216.

[38] Houkin K, Abe H, Yoshimoto T, et al. Is "unilateral" moyamoya disease different from moyamoya disease. J Neurosurg, 1996, 85: 772 – 776.

[39] Yoshimoto T, Houkin K, Takahashi A, et al. Angiogenic factors in moyamoya disease. Stroke, 1996, 27: 2160 – 2165.

[40] Malek AM, Connors S, Robertson RL, et al. Elevation of cerebrospinal luid levels of basic ibroblast growth factor in moyamoya and central nervous system disorders. Pediatr Neurosurg, 1997, 27: 182 – 189.

[41] Hojo M, Hoshimaru M, Miyamoto S, et al. Role of transforming growth factorbeta1 in the pathogenesis of moyamoya disease. J Neurosurg, 1998, 89: 623 – 629.

[42] Soriano SG, Cowan DB, Proctor MR, et al. Levels of soluble adhesion molecules are elevated in the cere-brospinal luid of children with moyamoya syndrome. Neurosurgery, 2002, 50: 544 – 549.

[43] Kim SK, Yoo JI, Cho BK, et al. Elevation of CRABP-I in the cerebrospinal luid of patients with Moyamoya disease. Stroke, 2003, 34: 2835 – 2841.

[44] Amano T, Inoha S, Wu CM, et al. Serum alphalantitrypsin level and phenotype associated with familial moyamoya disease. Childs Nerv Syst, 2003, 19: 655 – 658.

[45] Nanba R, Kuroda S, Ishikawa T, et al. Increased expression of hepatocyte growth factor in cerebrospinal luid and intracranial artery in moyamoya disease. Stroke, 2004, 35: 2837 – 2842.

[46] Kang HS, Kim JH, Phi JH, et al. Plasma matrix metalloproteinases, cytokines and angiogenic factors in moyamoya disease. J Neurol

Neurosurg Psychiatry, 2010,81:673 - 678.

[47] Bernard TJ, Fenton LZ, Apkon SD, et al. Biomarkers of hypercoagulability and inlammation in childhood-onset arterial ischemic stroke. J Pediatr,2010,156:651 - 656.

[48] Jeon JS, Ahn JH, Moon YJ, et al. Expression of cellular retinoic acid-binding protein-I (CRABP-I) in the cerebrospinal luid of adult onset moyamoya disease and its association with clinical presentation and post-operative haemodynamic change. J Neurol Neurosurg Psychiatry, 2014,85:726 - 731.

[49] Smith ER. Moyamoya biomarkers. J Korean Neurosurg Soc,2015,57:415 - 421.

[50] Johnson C, Galis ZS. Matrix metalloproteinase - 2 and - 9 differentially regulate smooth muscle cell migration and cell-mediated collagen organization. Arterioscler Thromb Vasc Biol, 2004,24:54 - 60.

[51] Demicheva E, Hecker M, Korff T. Stretch-induced activation of the transcription factor activator protein - 1 controls monocyte chemoattractant protein - 1. expression during arteriogenesis. Circ Res,2008,103:477 - 484.

[52] Rafat N, Beck G, Pena-Tapia PG, et al. Increased levels of circulating endothelial progenitor cells in patients with Moyamoya disease. Stroke, 2009, 40:432 - 438.

[53] Sugiyama T, Kuroda S, Nakayama N, et al. Bone marrow-derived endothelial progenitor cells participate in the initiation of moyamoya disease. Neurol Med Chir (Tokyo), 2011, 51:767 - 773.

[54] Jung KH, Chu K, Lee ST, et al. Circulating endothelial progenitor cells as a pathogenetic marker of moyamoya disease. J Cereb Blood Flow Metab, 2008, 28:1795 - 1180.

[55] Kim JH, Jung JH, Phi JH, et al. Decreased level and defective function of circulating endothelial progenitor cells in children with moyamoya disease. J Neurosci Res, 2010, 88:510 - 518.

[56] Lee JY, Moon YJ, Lee HO, et al. Deregulation of retinaldehyde dehydrogenase 2 leads to defective angio-genic function of endothelial colony-forming cells in pediatric Moyamoya

Disease. Arterioscler Thromb Vasc Biol, 2015,35:1670 - 1677.

[57] Yoshihara T, Taguchi A, Matsuyama T, et al. Increase in circulating CD34-positive cells in patients with angiographic evidence of moyamoya-like vessels. J Cereb Blood Flow Metab, 2008,28:1086 - 1089.

[58] Ni G, Liu W, Huang X, et al. Increased levels of circulating SDF-1alpha and CD34 + CXCR4 + cells in patients with moyamoya disease. Eur J Neurol,2011,18:1304 - 1309.

[59] Kang HS, Moon YJ, Kim YY, et al. Smoothmuscle progenitor cells isolated from patients with moyamoya disease: novel experimental cell model. J Neurosurg, 2014, 120: 415 - 425.

[60] Kang HS, Wang KC, Kim SK. Circulating vascular progenitor cells in moyamoya disease. J Korean Neurosurg Soc, 2015,57:428 - 431.

[61] Maruwaka M, Yoshikawa K, Okamoto S, et al. Biomarker research for moyamoya disease in cerebrospinal luid using surface-enhanced laser desorption/ionization time-of-light mass spectrometry. J Stroke Cerebrovasc Dis, 2015,24:104 - 111.

[62] Jeon JP, Yun T, Jin X, et al. 1H-NMR-based metabolomic analysis of cerebrospinal luid from adult bilateral moyamoya disease: comparison with unilateral moyamoya disease and atherosclerotic stenosis. Medicine, 2015,94: e629.

[63] Wurtz P, Raiko JR, Magnussen CG, et al. High-throughput quantiication of circulating metabolites improves prediction of subclinical atherosclerosis. Eur Heart J, 2012, 33: 2307 - 2316.

[64] Tendler BE, Shoukri K, Malchoff C, et al. Concurrence of Graves' disease and dysplastic cerebral blood vessels of the moyamoya variety. Thyroid, 1997,7:625 - 629.

[65] Liu JS, Juo SH, Chen WH, et al. A case of graves' diseases associated with intracranial moyamoya vessels and tubular stenosis of ex-

tracranial internal carotid arteries. J Formos Med Assoc,1994,93:806 - 809.

[66] Kim SJ, Heo KG, Shin HY, et al. Association of thyroid autoantibodies with moyamoya-type cerebrovascular disease: a prospective study. Stroke, 2010,41:173 - 176.

[67] Chen JB, Liu Y, Zhou LX, et al. Increased prevalence of autoimmune disease in patients with unilateral compared with bilateral moyamoya disease. J Neurosurg, 2016, 124: 1215 - 1220.

[68] Kim JE, Jeon JS. An update on the diagnosis and treatment of adult Moyamoya disease taking into consideration controversial issues. Neurol Res,2014,36:407 - 416.

第 3 章　缺血性脑卒中的放射学评估

Chul-Ho Sohn

3.1　引　言

如果尽早开展治疗，急性缺血性脑卒中是可以治愈的。一般情况下，应在症状出现的 4.5h 内对缺血性脑卒中患者开始静脉溶栓治疗，快速血运重建与较好的临床结局相关[1]。在急性缺血性脑卒中的临床评估中，神经影像学起着关键作用。近期关于患者选择的临床试验[2-5]主要包括影像学标准。AIS 患者的主要影像学目标包括：①排除出血性脑卒中；②明确缺血性损伤的程度，区分梗死中心部位以及能挽救的脑缺血半暗带；③血管可视化（动脉闭塞和侧支循环）。目前对于 AIS 患者首选的影像学方式尚无共识。美国心脏协会的指南建议对所有可疑的脑卒中进行 CT 或 MRI 检查[6]。本章将讨论这组患者目前的放射诊断策略。虽然正电子发射断层显像（PET）被认为是明确缺血核、半暗带和良性低氧血症的金标准，但在临床常规和急性脑卒中环境中，PET 扫描并不是一种实用的影像学检查方式。因此，多模态 MRI 和多模态 CT 在确定梗死

C. -H. Sohn, MD, PhD (✉)

Department of Radiology, Seoul National University Hospital, 101, Daehangno, Jongno-gu, Seoul 110 – 744, South Korea

e-mail: neurorad63@snu.ac.kr

© Springer Science + Business Media Singapore 2017

J. Park (ed.), *Acute Ischemic Stroke*, DOI 10.1007/978 – 981 – 10 – 0965 – 5_3

灶中心和半暗带方面的作用受到了关注。

3.2　CT

3.2.1　非增强 CT（NCCT）

非增强 CT（NCCT）在急性脑卒中成像中最重要的作用之一是排除颅内出血，因为如果颅内出血患者接受 IV-tPA 或血管内治疗，会增加额外出血的风险。

3.2.1.1　缺血性脑梗死的评估

在脑缺血发生后的前 3~6h 内 CT 表现通常很轻微。尽管如此，CT 仍因其应用的可及性高、方便性、时间短、对出血检测敏感性高等优点，成为评价急性脑卒中的初步影像学工具。早期脑缺血的主要 CT 表现包括脑灰质结构的低密度和 1 或多条动脉的高密度表现，这些表现可以任意组合出现，也可能全部都不存在。

缺血的早期 CT 征象包括：

1. 脑灰质的低密度表现。①岛叶带信号。岛叶皮质特别容易受到大脑中动脉（middle cerebral artery，MCA）近端闭塞的影响，因该区域距离潜在的前、后侧支循环最远，因此属于动脉分水岭区。当发生缺血时，可出现岛叶灰白色区域边界不清，或岛叶带状模糊（图 3.1）[7]。②扁豆状核模糊。由于基底核通过端动脉供血，因此也特别容易受到早期脑梗死的影

响[8]。当发生缺血时,NCCT上可看到扁豆状核模糊的轮廓或部分消失(图3.1)。③大脑半球灰质分化丧失。

2. 高致密动脉征象:MCA中急性血栓的存在使NCCT呈线性超衰减,即所谓的高致密动脉征象(图3.1)。与其他早期CT征象相反,这一征象不代表梗死,而表示血栓[9]。虽然其对缺血的特异性较高,但敏感性较差,应排除血细胞比容高或动脉粥样硬化钙化等假阳性情况。然而在这些病例中,超衰减通常是双侧[11]。

缺血的早期征象通常在NCCT上表现得非常微弱,因其本身和观察者均存在很大差异。此外,在低密度脑白质中识别早期缺血变化也具有一定风险。在症状出现前的3h,NCCT对缺血征象的敏感性为26%～60%,特异性为85%,阳性预测值为96%,阴性预测值为27%[12,13]。在腔

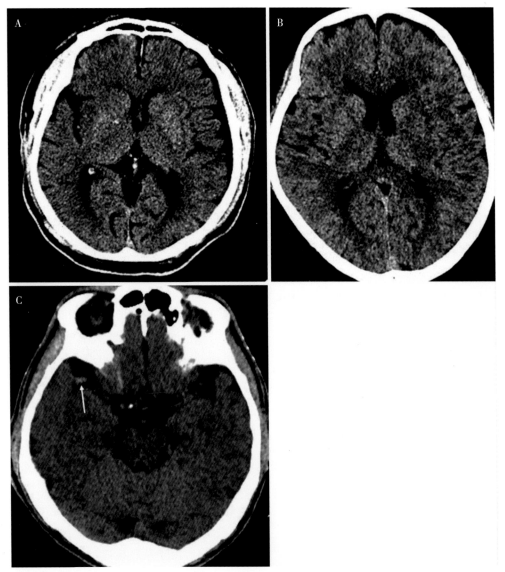

图3.1 早期缺血性脑梗死的CT征象。非对比CT图像显示早期脑缺血的改变,包括右侧岛叶带模糊(A),左侧扁豆状核缺失(B),右侧MCA-M1远端段超致密动脉征象(箭头所示;C)

隙性脑梗死和后循环低密度改变的情况下,NCCT 的敏感性较低[14]。

Alberta 脑卒中早期 CT 评分(AS-PECTS)。不同的观察者对早期脑缺血改变的程度可能做出不同的诊断,因为早期缺血改变往往很难确定。ASPECT 是一种简单而系统的评分方法,用于评价 MCA 急性缺血性脑卒中患者治疗前定量 CT 扫描中脑实质不可逆性损伤的低衰减程度(图 3.2)。尽管 CT 上存在早期缺血改变,无论其程度如何,都不是 IV-tPA 治疗的禁忌证,但已有研究表明,早期发现急性缺血性脑卒中的早期缺血变化对于判断患者的预后和并发症十分重要[16-18]。ASPECTszz 0~5 分提示不应对患者进行血管内治疗,因为治疗无效[18]。然而,一些 ASPECT <5 分的患者可以从血管内治疗中获益[16],因此是否应将此类患者排除

在外尚不清楚。然而目前的 AHA/ASA 急性脑卒中管理指南将 NCCT 上超过 1/3 MCA 区域的明显低密度(梗死)作为 IV-tPA 的影像学排除标准[6]。ASPECT 的另一个优势是其结合了对容量的半定量估计和定位,它在基底神经节和内囊的体积较小,而在 M1~M6 的脑体积较大。这种方法很有用,因为 NCCT 上仅病灶体积与神经系统的预后相关性不显著[19]。AS-PECT 评分的应用越来越广泛,甚至将其应用到 DWI 中,但仍有一些问题亟待解决:一是没有解剖标志物区分各 M 区域;二是 CT 上各区域的观察者间可靠性较低(M1~M3 内的平均相关系数为 0.640;M4~M6 内的平均相关系数为 0.530;岛叶、扁豆状核和尾状核中的平均相关系数为 0.762;内囊中的平均相关系数为 0.367)[20]。

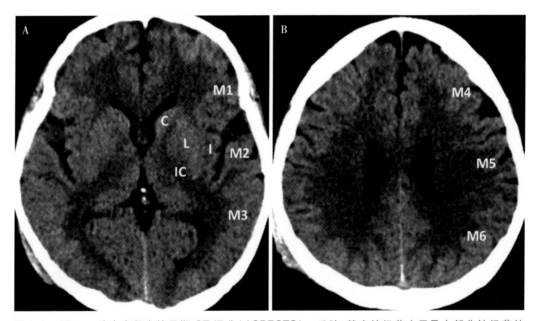

图 3.2　Alberta 脑卒中程序的早期 CT 评分(ASPECTS)。丘脑、基底神经节水平及大部分神经节结构切面上缘显示 10 点区正常。左半球的各方面形态:尾状核 C,扁豆状核,IC 内囊,I 岛状带,MCA 大脑中动脉,MCA 前皮层 M1,岛状带外侧 MCA 皮层 M2,MCA 后皮层 M3;M4、M5 和 M6 分别是 MCA 的前区、外侧区和后区,分别比吻侧至基底神经节的 M1、M2 和 M3 高约 2cm

3.2.2 CT 血管造影

单纯从临床角度来看，脑卒中的症状如癫痫发作、代谢异常和神经精神疾病可能很难与急性脑缺血相鉴别。因此，在治疗前选择确定颅内血管闭塞的客观方法非常有必要。这种方法应迅速、容易解读，且相对独立于操作人员的技能，并具有可以得到广泛应用的潜能。CT 血管造影（CT angiography，CTA）可能在解决这些问题中发挥了重要作用。CTA 为动脉闭塞的位置、范围等提供了可视化的可能，可能揭示侧支循环的重要信息，并显示来自主动脉弓的颅外血管[21 23]。在急性脑卒中患者[24]中，CTA 比 NCCT 显著增加了诊断敏感性和 tPA 治疗的可能性。

3.2.2.1 血管闭塞的评估

在 CTA 中，静脉注射碘造影剂，当造影剂处于动脉期时，扫描通常从主动脉弓开始，一直到 Willis 环以上。新一代 CT 扫描仪可以重建 CT 数字减影血管造影技术，在减影过程中只显示血管（图 3.3）。颅内和颅外动脉狭窄和堵塞的高精度检测与诊断揭示 AIS 的起源｛平均灵敏度、特异性、阳性预测值（PPV）、阴性预测值（NPV）和准确性分别为 83.2% [95% CI（57.9%，100%）]，95.0% [95% CI（74.4%，100%）]，84.1% [95% CI（50.0%，100%）]，97.1% [95% CI（94.0%，100%）]，94.0% [95% CI（83.0%，99.0%）]｝[25]。CTA 是一种快速、易得的检测急性缺血性脑卒中患者颅内血管闭塞的影像学工具，可指导治疗（图 3.4）[26]。

3.2.2.2 侧支血管状态评估

急性颅内血管闭塞产生局部缺血半暗带，其程度取决于残余和侧支血流[27,29]。与数字减影血管造影术相比，CTA 缺乏造影剂通过毛细血管从动脉流向静脉的信息。尽管如此，CTA 仍可提供相关的侧支血流概况，包括缺血区周围的细静脉脉络丛。这一信息可能对预测脑组织修复的可能性有价值。现在我们使用 CTA 的软膜支侧支分级系统对前循环脑卒中进行分级（表 3.1）。采用可变侧支评分系统测量的 CT 差级侧支是预后极差的独立预测因子[30]。

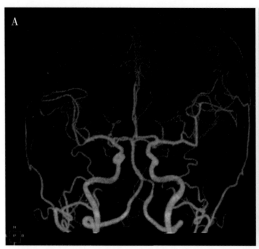
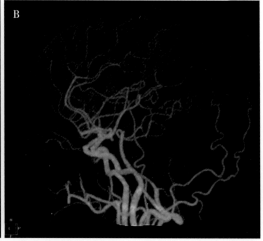

图 3.3 CT 血管造影 - 骨减影血管造影。AP 视图（A）和侧视图（B）的 CTA-MIP（最大强度投影）图像很好地显示了颅内动脉

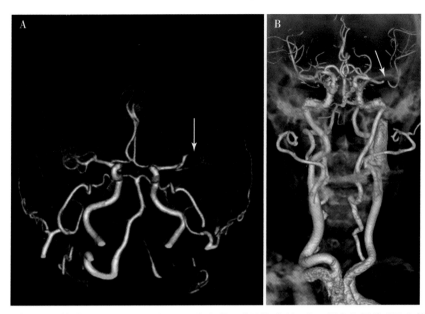

图 3.4　颅内 CT 血管造影（A）显示 MCA-M1 左上段阻断（箭头所示）。颅内和颅外 CT 血管造影（B）显示左侧 MCA-M1 远端段闭塞（箭头所示），可见远端 MCA 分支超出闭塞部位

表 3.1　CT 血管造影的细静脉侧支分级系统

rLMC[a]	0～20 分	0 分：无明显侧支流	0～10 分　差	SCTA
			11～16 分　中等	
		20 分：侧支循环在所有区域中等于或强于未受影响半球	17～20 分　好	
Miteff[b]	1～3 分	1 分：当造影剂混浊仅在远端浅枝可见时	差	SCTA
		2 分：在大脑外侧裂可见血管	中等	
		3 分：如果血管在闭塞的远端被重建	好	
PAFS[c]	<6 分	0 分：与无症状的对侧半球相比，缺血血管区域内任何阶段均无血管可见	差	MCTA
		1 分：只有少数血管可见在任何阶段内的血管封闭领域	差	
		2 分：外周血管的充盈有两期延迟、突起和范围减小，或有单相延迟、部分缺血区域无血管	差	
		3 分：周围血管的填充有两个阶段的延迟，或有一个阶段的延迟，并在缺血区域内的血管数量显著减少	差	
		4 分：外周血管的充盈存在一个相位的延迟，但充盈的相位和范围是相同的	中等	
		5 分：在症状半球的缺血区域内，没有延迟，正常或增大的软膜血管突起或正常范围	好	

a：局部软脑膜侧支[31]；b：见参考文献 35；c：软脑膜动脉充盈评分[32]；SCTA：单相 CTA；MCTA：多相 CTA

单相 CT 血管造影没有时间分辨率，因此许多患者的侧支状态可能被错标[31]。多相或动态 CTA 已被证实可以更准确地描述侧支血管的状态，较单相 CTA 可以更好地预测急性缺血性脑卒中患者的临床结局[32]。动态 CT 血管成像是一种从灌注 CT 图像中提取动脉灌注时间分辨图像的技术，但需要后处理和全脑灌注 CT（图3.5）[33,34]。

3.2.2.3 缺血变化的检测

CTA 源图像（CTA-SI）的低衰减是缺血区脑血容量减少的指标。大量研究也表明，与 NCCT 相比，CTA-SI 可以更好地预测最终梗死面积大小和临床结局[36 39]。然而只有在使用相对较慢的扫描进行 CT 血管造影（CTA）时，才会出现这种情况。近年来的多排扫描比老一代扫描获得动脉相位图像的速度快得多，在大动脉闭塞的情况下，对比度差的区域更大，可能高估了梗死灶的中心区域[40,42]。因此，当有更快的扫描工具出现时，CTA-SI 并不是识别梗死中心区域的一种可靠的工具。

3.2.3　CT 灌注成像

CTP 的实际优势在于其具有广泛的可获得性，因为速度快而不会延误治疗，而且大多数患者已经接受了 CT 扫描[43]。

3.2.3.1　缺血性半暗带的评估

CT 灌注成像（CT perfusion imaging，CTP）的目的是评估梗死中心区域（不可逆损伤的脑组织）与半暗带的比值，从而识别有危险的组织。在脑实质低灌注区，由于侧支循环供血，MTT 值通常较高。自调节通过诱导血管舒张来维持 CBF 值，从而导致 CBV 增加。当缺血性损伤较严重和持续时间较长时，自身调节不能使 CBV 维

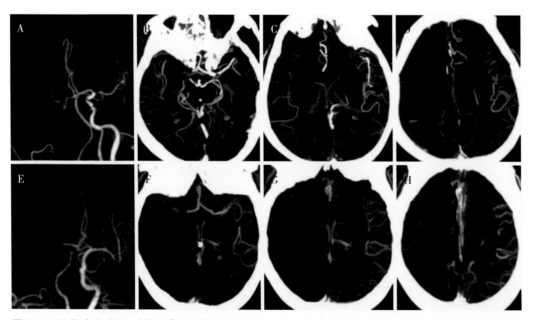

图 3.5　运用动态 CTA 对软脑膜侧支进行分级。A ~ D. 良好的侧支分级。A. 最大强度投影（MIP）显示 CTA 上近端右 ICA 闭塞。时间最大强度投影（tMIP）图像（B ~ D）运用灌注 CT 显示右 MCA 动脉回填良好。E ~ H. 较差的侧支分级。E. 在 MIP CTA 显示近端右 ICA 闭塞。运用灌注 C 成像的 tMIP 图像（F ~ H）显示右 MCA 动脉回填最小

持在神经元死亡阈值以上,组织发生不可逆的缺氧损伤,CBV 随之降低;该区域为梗死灶中心区域,坏死组织不能再灌注,有发生出血的危险(图 3.6)。CTP 在梗死灶核心的定义上引起了混淆:首先,采用绝对 CBV 2.0mL/100g 规定梗死灶核心[44-46];随后,我们认为相对脑血流(rCBF)<31% 的阈值最能确定梗死灶核心[47];然而其他研究表明,相对于对侧半球的平均 CBF,脑梗死核心最可靠的预测指标是 CBF 降低到 30% ~ 50%[44,45,48]。

CTP 的梗死核心阈值

1. 绝对 CBF < 12mL/(100mg·min),CBF 比值 < 32%,绝对 CBV < 2mL/100g,CBV 比值 < 68%。

如果再灌注仍然可行,则半暗带就是临界低灌注组织。将半暗带与良性低氧血症区分开很有意义。半暗带外为良性低渗区,低灌注程度较轻;即使再灌注失败,它仍然是可行的。从这个意义上说,"缺血半暗带"和"危险组织"是可以互换的术语。在 PET 研究中,半暗带水平为 12 ~ 25mL/(100mg·min)(低血供或无危险组织,PET 也可识别,定义为 CBF 降低,OEF 升高,$CMRO_2$ 正常的区域)[49]。有几种方法可以估计 CTP 上的半暗带。最常见的一种假设是,认为仅 CBF 和(或)TTP/Tmax 减少的区域显示半暗带[44,45,50]。据报道,MTT 或 Tmax 上也存在其他半暗带阈值[46,47,51,52]。

CTP 的操作半暗带阈值

1. CBF < 20mL/(100mg·min),Tmax 为 5.5s。

2. CBV >2mL/100g 且对侧 MTT >145%。

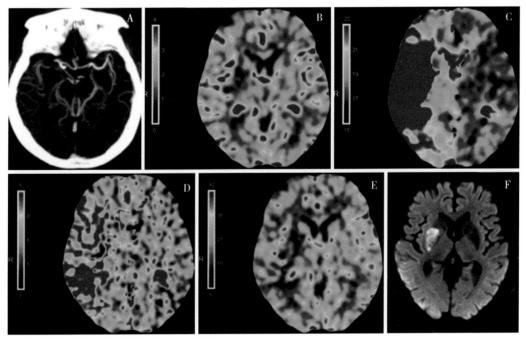

图 3.6　A. MIP-CTA 显示右侧 MCA-M1 段闭塞。B. 右侧豆状核 CBV 降低。C. 右侧 MCA 区域可见大面积延迟性 TTP 病变。D. 延迟性 MTT 病变区域与 TTP 病变相似。E. 右侧 MCA 区域的 CBF 降低。F. 随访 1d 的 DWI 显示右侧豆状核急性梗死灶。该病变在大小和位置上与 CBV 病变相似

3. CBF 为 18 ~ 37mL/（100mg·min）；相对于对侧 MTT 为 1.8 ~ 8.3s[111]。

4. 相对对侧 TTP > 5s。

组织体积与血流减少之间明显不匹配［如延迟 TTP、MTT、Tmax 和（或）低

CBF］，且基于 CTP 的缺血半暗区操作定义，CBV 显著降低[53,55]。CTP 在梗死和半暗区特征上与 MRI 弥散/灌注成像结果一致（图 3.7）[40,46,47]。

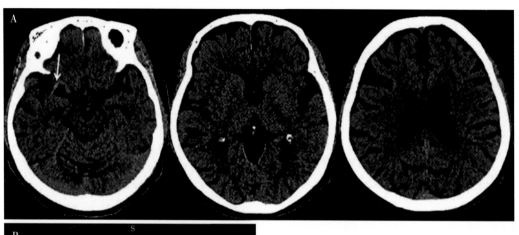

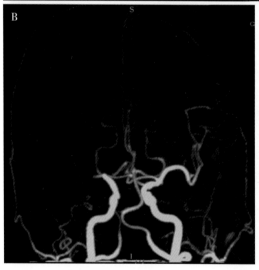

图 3 -7　患者女性，91 岁，因出现右侧无力、面瘫（NIHSS 12）60min 急诊就诊。静脉注射 tPA 治疗前完善了非增强 CT 成像（NCCT；A）和 CT 灌注成像检查（4D CTA；B，C）。NCCT 成像显示（A）右 MCA M1 远段（右）标记（箭头所示）动脉高密度和轻微早期缺血征象（豆状核缺失；中间）。B. MIP-CTA 成像显示右侧近端 MCA M1 闭塞。C. CT 灌注成像图显示 CBV 较小的损伤范围和较大的时间灌注参数（TTP/MTT）。D. 运用 TTP +6.8s（半暗带，黄色区）和 rCBV – 41%（梗死核心，红色区；心室，紫色区）概率模型图。E. 动态 CTA 成像显示软脑膜侧支血流逆行充盈 MCA M3、M2 支（箭头所示）。F. 卒中影像学检查后患者接受静脉注射 tPA 症状无改善。成像显示半暗带区面积大而梗死核较小，此状态为血管内介入治疗的理想选择。血管内介入治疗后 MRA 显示完全再通（右），弥散加权成像显示梗死概率区域。血管内介入治疗后，患者立即出现临床症状改善（NIHSS 4）

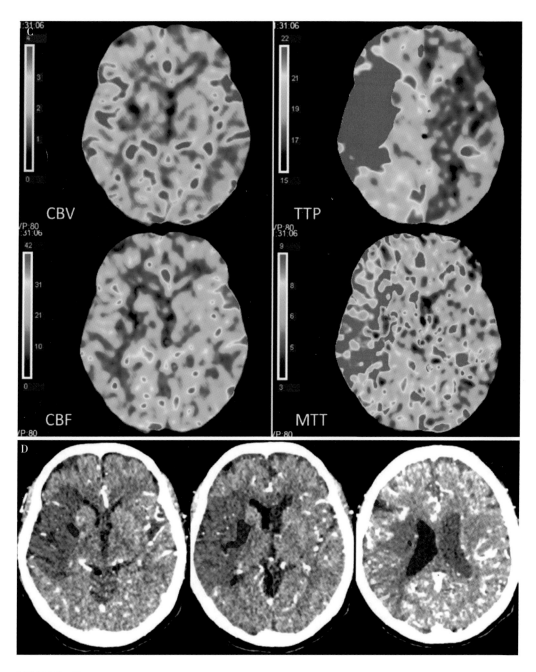

(续)图 3 - 7

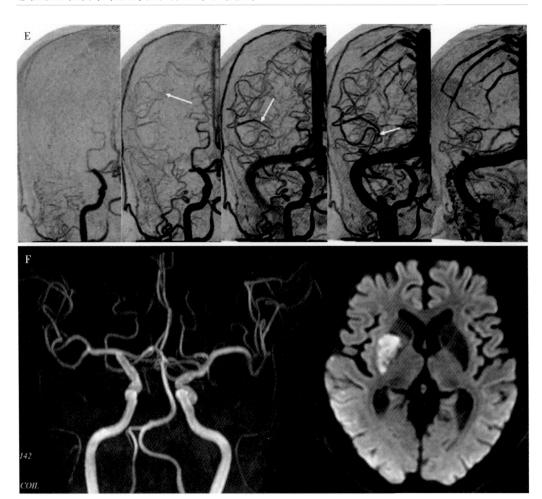

（续）图 3 - 7

3.2.3.2 CT 灌注技术

CT 灌注（CTP）或 MR 灌注（MR perfu-sion，MRP）是造影剂从动脉通过毛细血管到静脉，然后进入静脉窦期间反复扫描大脑相同区域的一种技术[13,56]。虽然模态之间存在重要的技术差异，但 CTP 和 MRP 成像都是基于与正电子发射断层扫描（PET）相同的数学模型，因此，这些技术中的任何一种灌注成像的整体临床适用性是相似的。CTP 最重要的优势是 CT 中对比剂浓度和衰减之间的线性关系，这有助于 CBF 和 CBV 的定量（相对）测量。MRP 依赖于钆在组织中诱导的间接 T2* 效应；

T2* 效应本身与钆浓度没有线性相关，而是使 CBF 和 CBV 的绝对测量变得困难[56]。

CTP 涉及在碘化造影材料的快速静脉注射（IV）给药期间动态采集顺序 CT 切片。CTP 允许快速、无创、定量评估脑灌注。基于多室示踪剂动力学模型，通过监测碘化造影剂首次通过脑循环的情况进行动态 CTP 成像。由于 CT 密度的变化（以 Hounsfield 为单位）与对比浓度成正比，灌注参数通过使用基于中心体积原理的数学算法，从每个像素的密度 - 时间曲线的变化进行反卷积来计算[57,58]，与使用其他算法相比，例如基于非反卷积的最大斜率模型[56]，基于反卷积的算法允许更低的注入速率，如之前报道的 5mL/s。这些较低的注射速率对患者来说更实用和可耐受。对于灌注参数的量化，应测量动脉输入功能（arterial input function，AIF）。可以选择 ACA 或 MCA 作为 AIF，选择大的静脉例如窦汇作为输出静脉。帮助校正部分体积平均效应，检查静脉造影剂浓度对时间曲线，有助于标准化所得灌注参数。因此，使用去卷积方法分析 CT 灌注成像数据需要选择两个小的感兴趣区域（regions of interest，ROI），以反映动脉输入功能和静脉流出功能的代表性时间衰减曲线[56,59]。

计算的 CT 灌注图包含以下内容：

1. 平均通过时间（mean transit time，MTT），表示推注到达给定组织的平均时间和从组织进入静脉系统的推注流出量，也以秒计。

2. 脑血容量（cerebral blood volume，CBV），表示每个组织血管内空间的血液总量，包括毛细血管和大血管，以每 100g 脑组织中的血液毫升数来计算（灰质中的

正常范围，4 ~ 6mL/100g 脑组织）。

3. 脑血流量（CBF），指每单位时间流过脑组织的血液量，以每 100g 脑组织中每分钟的血液毫升数来计算灰质正常范围，为 50 ~ 60mL/（100g·min）。

4. CBF 和 CBV 之间的关系由等式 CBF = CBV/MTT 表示。

5. Tmax 表示流动的残余函数的时间最大值。

6. 额外的灌注参数

峰值时间（time-to-peak，TTP）是示踪剂小丸子到达前毛细血管之间的时间和毛细血管床中示踪剂峰值浓度之间的时间的估计值，以秒为单位测量。

第一时刻（first moment，FM）是时间轴上的时间浓度曲线的曲线下面积（the area under the curve，AUC）。

时间 - 浓度曲线的到达时间（BAT）[曲线 c voi(t) 在与 c 相同的时间点没有开始上升，art(t) 开始上升]这两个时间点之间的差异可以定义为推注到达时间（bolus arrival time，BAT），见图 3.8。

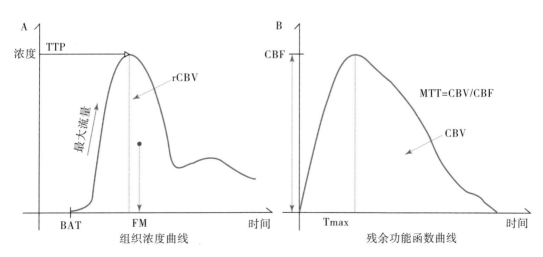

图 3 - 8　使用时间 - 浓度曲线（A）和流量残余功能函数曲线（B）测量的灌注参数。rCBV：相对脑血容量；BAT：造影剂到达时间；TTP：到峰值时间；FM：初次时间；Tmax：到最大流量时间

3.3 MRI

用于 AIS 患者的多模式 MRI 方案应该迅速且有效,旨在显示急性缺血区域,排除出血,识别血管内凝块的位置和程度,以及是否存在半暗带及其范围。此外,多模式 MRI 可用于确定急性期的治疗策略。对急性期缺血性脑卒中的早期诊断及其与卒中模拟的鉴别非常重要[60,61]。CT 因其适用范围广泛和采集时间较快,因此是诊断脑卒中最常用的方式,但在一些综合性卒中中心选择 MRI 代替 CT 诊断脑卒中患者的原因有两个:一是 MR 成像的灵敏度和特异性更高,可用于检测超急性缺血,且弥散加权成像(DWI)是急性脑梗死非常明确的影像学诊断方法,MRI 的出现重新定义了脑卒中综合征,如急性缺血性脑梗死和短暂性脑缺血发作(transient ischemic attack,TIA),而且 MRI 没有辐射。

全面的 MR 卒中方案含 4 个"P":①实质成像,可识别不可逆性脑梗死的核心和大小,确定出血,并有助于估测缺血事件;②管道,MRA/CE-MRA,可以确定动脉闭塞的位置和磁敏度加权成像(SWI/$T2^*$ - 加权成像),以检测可通过溶栓或血栓切除术治疗的血管内血栓;③半暗带成像,如果没有恢复足够的灌注,可以进行半暗带成像,确定存在的低灌注组织以及随后可能发生的栓塞风险;④灌注成像,可以确定通过正常途径和侧支血流到达特定脑区的总 CBF[62]。

3.3.1 弥散加权成像

弥散加权成像(DWI)可检测因脑组织中水分扩散受限引起的细胞毒性水肿[63]。与 CT 相比,DWI 在检测急性缺血时敏感性极高[64,65],并且在 AIS 发作后 3 ~ 11min 显示细胞毒性水肿区域[66]。

与 CT[67-69] 比较,DWI 在鉴别早期缺血性脑损伤方面的敏感度和特异性明显更高(敏感度91% ~ 100%;特异性86% ~ 100%)。因此,大多数具有扩散限制的病变通常被认为在临床实践中是不可逆的。有报道称 DWI 病变是可逆的,特别是在机械性血栓切除术后[70]。如果在 1 ~ 2 周后重复成像,早期 MR 显示的这些最初可逆性病变(在治疗后 24 ~ 48h 进行 MR 检查)可能会再次出现[71]。表观弥散系数值越高,病变可逆的概率越大[72]。再灌注后 DWI 病灶的完全逆转仅限于栓塞性卒中患者的微小病变[73]。

扩散病变体积(梗死体积)已成为预测临床结果更重要的因素。在前循环中,DWI 上有超过 1/3 的 MCA 区域存在细胞毒性水肿导致的大面积梗死,梗死体积 > 100mL 与临床结果差有关[12,71,72]。此外,也有一些研究表明,DWI 病变 >70mL[74] 或 >100mL[75] 的患者因无效而无法从血管内治疗中获益,对此类患者不建议行再灌注治疗。DWI 病变的大小可能有助于指导治疗决策的选择,如手术减压还是再通治疗。然而,由于一些 DWI 病变较大的患者预后良好,因此凭借 DWI 病变大小排除进行血管内治疗的患者的精确阈值尚未确定[76,77]。

3.3.2 易感性加权成像

急性脑卒中成像需要区分缺血性脑卒中和出血性脑卒中。据报道 $T2^*$ 加权梯度回波图像或磁敏度加权成像(susceptibility-weighted imaging,SWI)在检测超急性出血方面与 CT 一样准确,并且在慢性出血方面优于 CT[78,79]。SWI 可以检测急性蛛网膜下腔出血[80],对 FLAIR 或 CT 无法证实的亚急性和慢性出血极为敏感[81]。

SWI 或 T2* 加权成像可用于识别急性血栓,其方式与急性缺血性脑卒中无增强 CT[82] 相似。确定动脉内血栓的存在及其位置可帮助制订各种治疗措施。动脉内血栓形成"易感性血管征",表现为动脉内存在低信号,其中低信号血管的直径超过对侧血管直径(图 3.9)[83]。易感性血管征是心源性卒中和随后再通治疗的独立预测因子[84],然而由于存在下述原因,导致效果通常有限:首先它可能通过来自闭

塞远端的停滞血液的暗信号强度来高估血栓范围;其次,它容易产生伪影,如果发生在颅底就会出现问题;最后,表征血栓可能无法提供帮助[85]。SWI 还可以显示缺血区域中突出的不对称皮质和髓内静脉,这可能代表氧摄取指数增加的区域(图 3.9)。

缺血性脑卒中的出血性转化可能是一种致死性并发症,特别是对考虑行血管重建的患者。在缺血性脑卒中患者发生出血性转化的第一周内,诊断概率为 20% ~ 40%[86]。常用的 MRI 或 NCCT 通常不能检测到这些出血性转化,尤其是对 1 型或 2 型出血性脑梗死患者。SWI 对出

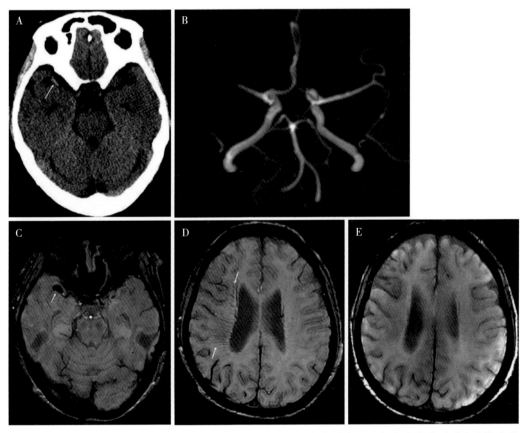

图 3.9　易感血管和经髓静脉征。A. 非增强 CT 显示右大脑中动脉 M1 段有高密度动脉征(箭头所示)。B. MRA 显示右 MCA M1 节段闭塞。敏感性加权成像(SWI)显示(C)暗易感血管征(箭头所示)与 CT 血块相对应,并显示心室水平(D)上的经髓静脉征(箭头所示)。完全闭塞再通后,SWI(E)上的经静脉经髓静脉征消失

血非常敏感，能够检测出梗死内的小出血，且图像质量优于 T2* 加权成像。

SWI 对慢性颅内微小出血的检测更加敏感，这种情况可能发生于淀粉样血管病或慢性高血压的后遗症。然而，对小的急性出血与旧的含铁血黄素沉积物鉴别的难度较高，并且这两种情况都是溶栓治疗存在争议的禁忌证[48]。目前对于存在超过 5 个慢性微出血灶患者的出血风险尚不清楚[87]。

SWI 可提供的脑卒中患者的补充信息如下：

1. 可以鉴别出动脉或静脉血栓引起的缺血性梗死的出血性转化。

2. 以低灌注区域可见的突出皮质引流静脉的形式显示脑的低灌注区域（半暗带脑组织），在这种情况下，灌注加权成像是必要的；显示具有更显著静脉的区域与灌注成像中延长的 MTT 区域相匹配。3. 显示急性血栓阻塞的主要血管，在右侧 MR 系统中出现相位图像低信号和 SWI 图像暗，类似于 CT 上看到的致密血栓征象。

磁敏度加权成像是一种完全速度补偿的高分辨率 3D 梯度回波序列，它使用幅度和滤波相位信息，分别和相互组合，以创建新的对比度源。它提供了与周围结构具有不同易感性的所有组织的信息，例如脱氧血、含铁血黄素、铁蛋白和钙[88]。在检测出血性病变的大小、数量、体积和分布时，SWI 比常规 T2* 加权梯度回波序列灵敏 3 ~ 6 倍[89]。

3.3.3 MR 血管造影

处理 AIS 或 TIA 患者的一个重要方面是颅内和颅外脉管系统的成像。最常用的非对比 MRA 技术是飞行时间（time-for-

flight，TOF）成像。TOF-MR 血管造影（MR angiography，MRA）提供有关颅内和颅外动脉血流的信息。TOF-MRA 的局限性包括采集时间较长，过高估计自旋饱和引起的动脉狭窄，以及继发于缓慢、平面内湍流或复杂流动的相位扩散[28,29]。TOF-MRA 可用于诊断近端血管闭塞，但不适合识别更远端或更小的分支闭塞[90]。

对比增强 MRA（contrast-enhanced，CE-MRA）是颅外动脉成像的首选技术[91]。它依赖于注射钆来减少组织的 T1 弛豫时间，并在血管内腔和周围组织之间产生对比[92]。与 TOF-MRA 不同，血管对比因此相对独立于血流动力学，并且与饱和效应相关的伪影显著减少。

3D-TOF-MRA 是检查颅内血管的首选技术。对比增强 MRA 相较 TOF-MRA 的优点是可视化远端闭塞的侧支[93]。

3.3.4 液体衰减反转恢复（FLAIR）成像

近来，MRI 液体衰减反转恢复（FLAIR）成像作为脑卒中发病后弛豫时间变化的一种潜在的替代指标，在急性脑卒中的影像学研究中备受关注。在 T2 加权 FLAIR 图像上，缺血性脑梗死表现为卒中发病后最初 3 ~ 8h 内常见的高信号病变[94,95]。如果在 FLAIR 系列成像中看不到 DWI 上的病变，则预计缺血事件发生在最后的 4.5h 内（图 3.10）。因此，阳性 DWI 和阴性 FLAIR 图像之间的不匹配可能用于鉴定可能从血栓溶解中受益的患者[95,96]。

对超急性脑卒中患者来说，在脑卒中发作的 3h 内，FLAIR 图像可用于检测闭塞血管中动脉流空信号的丢失[97]。FLAIR 成像中的高信号血管与侧支动脉血管的

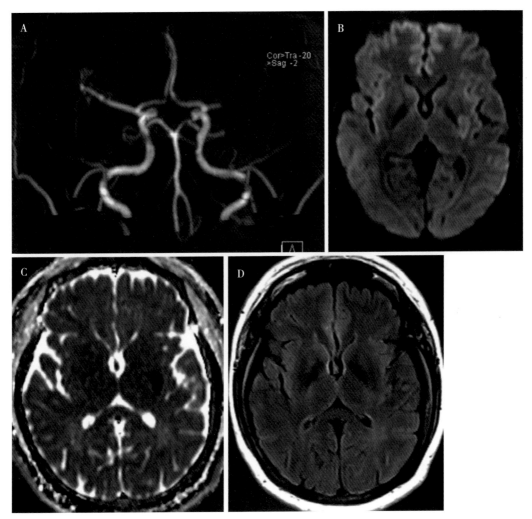

图 3.10　患者女性，46 岁，出现右侧躯体轻度肌无力（NIHSS 3）。患者自上次正常随访时间后 5h15min 再次急诊就诊（被唤醒的卒中患者），DWI-FLAIR 失配。A. MRA 显示左侧近端 MCA M1 节段闭塞。B、C. DWI 和 ADC 图像显示后豆状核急性缺血性改变（ADC 值降低）。D. FLAIR 图像无异常强度信号

缓慢流动有关[98]。高信号血管预测动脉闭塞的精确度很高，更常见于近端动脉闭塞和更严重的脑卒中患者。高信号血管的出现也与灌注成像中较大的病变和较大的 DWI-PWI 错配体积有关[99,100]。

　　FLAIR 图像对蛛网膜下腔出血（sub-arachnoid hemorrhage，SAH）[101] 以及急性脑静脉窦血栓形成也高度敏感[102,103]。在 3T 高磁场 MRI 扫描仪中，SWI 是检测急性 SAH 和脑室内出血更敏感和特异性更高的工具[80]。在脑静脉窦血栓形成中发现的皮质静脉或脑窦中的新鲜血栓导致 FLAIR 图像上的信号增加和排出流空信号。

3.3.5　磁共振灌注成像

　　脑卒中灌注成像的目标是估计半暗带中组织的相对体积[有梗死风险的组织（但可以通过早期再通治疗恢复血液流通来挽救[55]），良性低血糖区域（血流减少但没有梗死风险的组织）]，以及无法挽救

的梗死核心组织,反而导致出血和(或)再灌注水肿的风险更高[104]。

3.3.5.1　相较于MR灌注动态敏感性

MR灌注(MRP)通过快速重复回声平面成像(echo planar imaging,EPI)进行,在大脑静脉注射钆造影剂通过脑毛细血管时,每隔1~2s覆盖整个大脑。MR灌注依赖于T2*缩短("磁敏感性")集中血管内钆对比度的影响,因此,它被称为动态磁敏度对比(dynamic-susceptibility contrast,DSC)MRP。MR信号强度与浓度增加不是线性关系,MR灌注的后处理是从对比剂浓度与时间曲线推导开始,导致灌注图在没有内部或外部参考的情况下无法绝对量化[104]。基于这个原因,MR灌注图通常使用前缀"r"(即rCBV、rCBF)描述为"相对",并且解释基于由对侧正常出现的白质中的相应参数归一化的值(nCBF、nCBF、nMTT)。

半暗带的评估

为了简化半暗带的MR定义,此前已将其定义为扩散和灌注异常之间的错误匹配,这一概念表明,如果灌注不足区域较大,可能会发生梗死面积比初始扩散异常的区域大,这种错误匹配可能代表缺血性半暗带。已经注意到具有小的初始DWI病变和较大的PWI病变且不再灌注的患者倾向于将DWI病变生长到PWI区域。这导致DWI/PWI不匹配区域成为半暗带。在早期研究中,一个重要的不匹配在操作上被定义为在较小的DWI病变和体积较大的PWI病变之间至少有20%的差异[75]。通过使用高信号强度DWI病变识别不可逆梗死的病变通常是直接的。问题在于定义半暗带的边界,如果没有后续的再灌注发生,灌注异常仍然可以严重

到足以导致不可逆的损害。可以获得半暗带的多个潜在灌注参数包括:CBF、CBV、MTT、Tmax和TTP。定义半暗带的最佳方法是什么?通常认可如Tmax、TTP和MTT等基于时间的灌注参数。最近的研究使用了Tmax和TTP。一些研究表明,Tmax > 4s 或 > 6s 是检测低于 20mL/(100min·min)的 CBF 值的良好阈值[50,107]。在 DEFUSE Ⅱ 研究中,错配被定义为a值并且在 Tmax >6s 病变体积和DWI与PWI之间80%大小差异的体积之间,绝对差≥15mL(图 3.11)[108]。

DSC-MRP 可能有助于确定那些最有可能无法从再灌注治疗中获益的患者:在 DEFUSE 和 EPITHET 试验的队列中,Tmax >8s 的患者没有从再灌注治疗中获益。在同一项研究中,所有的 DWI-MRPI 错配的患者都从再灌注治疗中获益[109]。在文献中,与 MR 灌注相比,使用 CTP 确定半暗带的证据更好[13]。

大致定义 Tmax >2s 作为半暗带的标准,DWI 和 PWI 之间 20% 的差异作为DWI/ PWI 不匹配的定义的话,会导致大多数卒中患者处于不匹配状态模式(在DEFUSE 研究中为 86%)。具有小 DWI 病变并伴有近端动脉闭塞的患者将会出现错配模式,因此不需要灌注成像(PWI 不提供额外的信息),并且在实施治疗之前仅是浪费时间。不匹配量通常通过 PWI/DWI 体积比或总 PWI 与总 DWI 病变体积之间的差值来计算。

MRP 中运行的阈值

1. Tmax >6s。
2. TTP >5.0s 或 6.0s。

3.3.5.2　动脉自旋标记MR灌注

动脉自旋标记(arterial spin labeling,ASL)是一种用于测量组织水平的脑血流

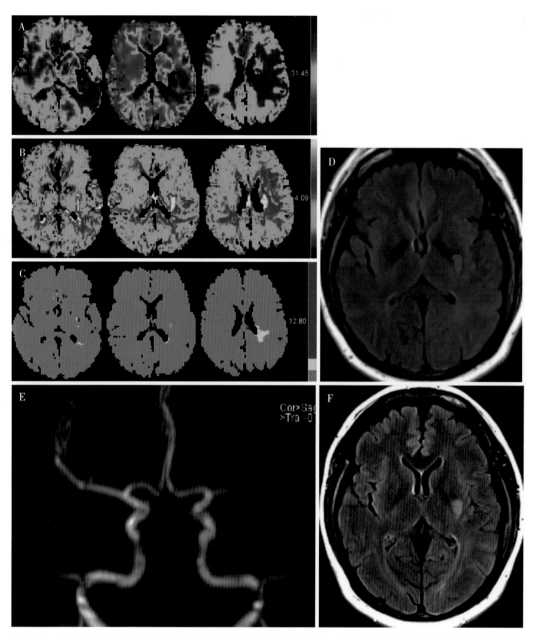

图 3.11 患者女性,46 岁,出现右侧躯体轻度无力(NIHSS 3)。她自上次正常随访时间后 5h 15min 再次急诊就诊(唤醒的卒中患者,与图 3.11 为同一患者)。动态敏感强化 MR 灌注成像显示大小不一的灌注损伤、TTP(峰值时间;A)和 MTT(平均通过时间)。B. 影像图显示大的灌注延迟区和相对大的扩散/灌注失配,但 Tmax >6s。阈值图(C)只显示出很小的半暗带(红色区域)。D. 初始 FLAIR 图像上红色区域是指由 ADC 值测量的梗死核心病变。由于轻度神经功能缺损和无半暗带,没有给予患者静脉注射 tPA 和血管内介入治疗。随访 5d 发现 MRA(E)显示闭塞部位无再通。此外 5d 后的 FLAIR 图像(F)显示梗死灶与 DWI 病灶位于同一位置

量（CBF）的新兴技术。ASL 的主要优点包括无创性和在短时间内提供所有 CBF 信息的能力。这些特征表明该技术可用于检测双侧疾病，此类疾病通常发生于急性或慢性脑血管病患者中，并且已得到越来越多的应用[110-113]。

使用 ASL 进行灌注测量的主要优点是该技术完全无创，不会使患者暴露于辐射或造影剂，并允许重复采集。作为 DSC-MRP 的替代方法，ASL 可用于重复和定量监测缺血核心和半暗带域脑血流量的变

化，可用于获得对脑缺血变化和治疗反应的新视野。

尽管 ASL 可能遗漏小病灶并且可能由于延迟的动脉通过时间（ATT）而过高估计灌注/扩散错配区域，因此与描述低灌注区域的 DSC-MRP 基本一致。通过 DSC-MRP 产生的多个灌注参数中，发现 CBF 的 ASL 预测与对比剂推注的时间参数如 MTT、TTP 和 Tmax 匹配最佳（图 3.12）[113,114]。缺血区域中表面（皮质）延迟的动脉转运时间的存在可以代表通过软脑膜血管的该

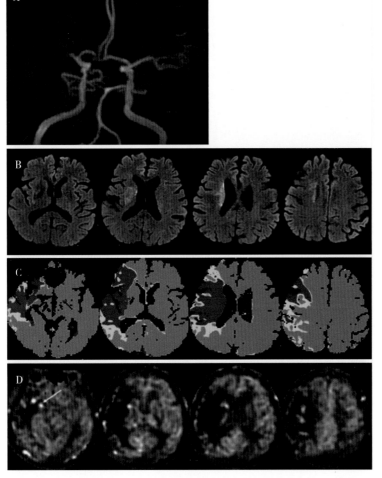

图 3.12　患者男性，72 岁，出现左侧躯体无力（NIHSS 13）40min 后急诊就诊。A. MRA 显示右侧近端 MCA M1 节段闭塞。B. DWI 显示右侧基底节急性梗死灶。C. Tmax 灌注图显示较大半暗带区（红色区域）。D. 假连续动脉自旋标记 MR 灌注成像显示 CBF 病变明显减少。右远端 MCA M1 节段可见明亮的血管征（箭头所示），此现象说明了受累相关动脉的闭塞部位

区域中的现有侧支血流,但尚未使用 ASL 建立侧支血流分级。与现有的单延迟相比,多延迟 ASL 方法具有几个潜在的优势,包括:提高 CBF 量化的准确性,多个血流动力学参数(ATT、CBF 和 CBV)的成像,以及通过动态图像系列可以更好地显示侧支血流[115]。ASL 在急性脑卒中病变中的另一个有趣的发现是动脉闭塞性脑卒中患者的明亮血管外观明显多于无动脉闭塞患者(图 3.12),即当存在动脉闭塞时,在闭塞部位的近端或远端可以看到明亮的血管外观。ASL 上的明亮血管标志可为急性缺血性脑卒中患者动脉闭塞部位的检测和定位提供线索。

3.3.5.3 ASL 灌注成像的基本原理

ASL 依赖于磁性标记水质子的检测[116,117]。流入的动脉血液的磁化被反转,当标记的血液的反向旋转到达脑组织的毛细血管时,标记的血液的磁化与毛细血管的磁化交换,延长了纵向磁化(T1 - 伸长)。因此,组织的信号强度相对于组织灌注减少。标记血液诱导的信号减少非常微妙,低至 1%,并且这种细微信号变化的提取需要获取两组图像:一组是动脉自旋被转换为成像切片的标记图像,另一组是没有标记脉冲的控制图像。通过从对照图像中减去标记图像来获得 ASL 灌注图像[116,117]。减影图像的信号与脑灌注(脑血流)成比例。

3.4 总 结

急性缺血性脑卒中的成像一直集中在 4P - 薄壁组织、血管、灌注和半暗带上。现有指南仅推荐非增强 CT 作为静脉溶栓前的急诊成像方式,建议仅在血管内治疗

时进行血管成像(CT/MRA)[6]。通过 CT 和 CTA 或 MR 和 MRA 之外的附加成像(例如 CT 灌注或扩散和灌注加权成像)对经选择的血管内治疗患者的益处尚不清楚(Ⅱb 类;证据水平 C),但是先进的成像技术例如 CTA/MRA 和灌注成像正被广泛用于急性缺血性脑卒中患者,可以鉴别梗死核心、侧支血流状态和半暗带,有利于选择急性再灌注治疗的患者,这些患者通常在发病 6h 内且尚不清楚已经发病。MR 或 CT 灌注成像可用于指导脑卒中治疗,但临床决策不应基于目前临床领域的阈值。还有其他方法可以在不确定阈值的情况下对脑卒中患者使用灌注成像,只需积极地发现异常灌注就有助于临床决策的制订。

综合上述先进的成像技术,如 CTA 和 CTP(同时 CTA/CTP、多相 CTA)和 6min 脑卒中 MRI(DWI、SWI、FLAIR 和灌注成像)成为当前和未来急性脑卒中成像的重要组成部分。"时间就是大脑"将成为一种常识,而"灌注时间就是大脑"将带来一种深奥而微妙的感觉。

参考文献

[1] Hacke W, Kaste M, Bluhmki E, et al. Thrombolysis with alteplase 3 to 4.5 hours after acute ischemic stroke. N Engl J Med, 2008, 359: 1317 - 1329.

[2] Berkhemer OA, Fransen PS, Beumer D, et al. A randomized trial of intraarterial treatment for acute ischemic stroke. N Engl J Med, 2015, 372:11 - 20.

[3] Campbell BC, Mitchell PJ, Kleinig TJ, et al. Endovascular therapy for ischemic stroke with perfusion-imaging selection. N Engl J Med, 2015,372:1009 - 1018.

[4] Goyal M, Demchuk AM, Menon BK, et al. Randomized assessment of rapid endovascular

treatment of ischemic stroke. N Engl J Med, 2015,372:1019 - 1030.

[5] Saver JL, Goyal M, Bonafe A, et al. Stent-retriever thrombectomy after intravenous t-PA vs. tPA alone in stroke. N Engl J Med,2015,372:2285 - 2295.

[6] Powers WJ, Derdeyn CP, Biller J, et al. 2015 American Heart Association/American Stroke Association focused update of the 2013 guidelines for the early management of patients with acute ischemic stroke regarding endovascular treatment: a guideline for healthcare professionals from the American Heart Association/American Stroke Association. Stroke, 2015, 46:3020 - 3035.

[7] Truwit CL, Barkovich AJ, Gean-Marton A, et al. Loss of the insular ribbon: another early CT sign of acute middle cerebral artery infarction. Radiology, 1990,176:801 - 806.

[8] Tomura N, Uemura K, Inugami A, et al. Early CT inding in cerebral infarction: obscuration of the lentiform nucleus. Radiology, 1988, 168:463 - 467.

[9] Tomsick TA, Brott TG, Chambers AA, et al. Hyperdense middle cerebral artery sign on CT: eficacy in detecting middle cerebral artery thrombosis. AJNR Am J Neuroradiol, 1990,11:473 - 477.

[10] Leys D, Pruvo JP, Godefroy O, et al. Prevalence and signiicance of hyperdense middle cerebral artery in acute stroke. Stroke, 1992, 23:317 - 324.

[11] Rauch RA, Bazan 3rd C, Larsson EM, et al. Hyperdense middle cerebral arteries identiied on CT as a false sign of vascular occlusion. AJNR Am J Neuroradiol, 1993,14:669 - 673.

[12] Hacke W, Kaste M, Fieschi C, et al. Intravenous thrombolysis with recombinant tissue plasminogen activator for acute hemispheric stroke. The European Cooperative Acute Stroke Study (ECASS). JAMA,1995,274:1017 - 1025.

[13] Campbell BC, Weir L, Desmond PM, et al. CT perfusion improves diagnostic accuracy and conidence in acute ischaemic stroke. J Neurol Neurosurg Psychiatry, 2013,84:613 - 618.

[14] Rajajee V, Kidwell C, Starkman S, et al. Diagnosis of lacunar infarcts within 6 hours of onset by clinical and CT criteria versus MRI. J Neuroimaging,2008,18:66 - 72.

[15] Pexman JH, Barber PA, Hill MD, et al. Use of the Alberta Stroke Program Early CT Score (ASPECTS) for assessing CT scans in patients with acute stroke. AJNR Am J Neuroradiol, 2001,22:1534 - 1542.

[16] von Kummer R, Allen KL, Holle R, et al. Acute stroke: usefulness of early CT indings before thrombolytic therapy. Radiology, 1997, 205:327 - 333.

[17] Barber PA, Demchuk AM, Zhang J, et al. Validity and reliability of a quantitative computed tomography score in predicting outcome of hyperacute stroke before thrombolytic therapy. ASPECTS Study Group. Alberta Stroke Programme Early CT Score. Lancet, 2000, 355:1670 - 1674.

[18] Latchaw RE, Alberts MJ, Lev MH, et al. Recommendations for imaging of acute ischemic stroke: a scientiic statement from the American Heart Association. Stroke, 2009, 40:3646 - 3678.

[19] Patel SC, Levine SR, Tilley BC, et al. Lack of clinical signiicance of early ischemic changes on computed tomography in acute stroke. JAMA,2001,286:2830 - 2838.

[20] Finlayson O, John V, Yeung R, et al. Interobserver agreement of ASPECT score distribution for noncontrast CT, CT angiography, and CT perfusion in acute stroke. Stroke, 2013, 44:234 - 236.

[21] Puetz V, Dzialowski I, Hill MD, et al. Intracranial thrombus extent predicts clinical outcome, inal infarct size and hemorrhagic transformation in ischemic stroke: the clot burden score. Int J Stroke, 2008,3:230 - 236.

[22] Puetz V, Sylaja PN, Coutts SB, et al. Extent of hypoattenuation on CT angiography source images predicts functional outcome in patients with basilar artery occlusion. Stroke, 2008, 39:2485 - 2490.

[23] Tan JC, Dillon WP, Liu S, et al. Systematic comparison of perfusion-CT and CT-angiography in acute stroke patients. Ann Neurol, 2007,61:533 - 543.

[24] Hopyan J, Ciarallo A, Dowlatshahi D, et al. Certainty of stroke diagnosis: incremental beneit with CT perfusion over noncontrast CT and

CT angiography. Radiology, 2010, 255: 142 – 153.

［25］Sabarudin A, Subramaniam C, Sun Z. Cerebral CT angiography and CT perfusion in acute stroke detection: a systematic review of diagnostic value. Quant Imaging Med Surg, 2014, 4: 282 – 290.

［26］Menon BK, Demchuk AM. Computed tomography angiography in the assessment of patients with stroke/TIA. Neurohospitalist, 2011, 1: 187 – 199.

［27］Lin CS, Polsky K, Nadler JV, Crain BJ. Selective neocortical and thalamic cell death in the gerbil after transient ischemia. Neuroscience, 1990, 35: 289 – 299.

［28］Sakoh M, Ostergaard L, Gjedde A, et al. Prediction of tissue survival after middle cerebral artery occlusion based on changes in the apparent diffusion of water. J Neurosurg, 2001, 95: 450 – 458.

［29］Sobesky J, Zaro Weber O, Lehnhardt FG, et al. Which time-to-peak threshold best identiies penum-bral low. A comparison of perfusion-weighted magnetic resonance imaging and positron emission tomography in acute ischemic stroke. Stroke, 2004, 35: 2843 – 2847.

［30］Yeo LL, Paliwal P, Teoh HL, et al. Assessment of intracranial collaterals on CT angiography in anterior circulation acute ischemic stroke. AJNR Am J Neuroradiol, 2015, 36: 289 – 294.

［31］Menon BK, Smith EE, Modi J, et al. Regional lepto-meningeal score on CT angiography predicts clinical and imaging outcomes in patients with acute anterior circulation occlusions. AJNR Am J Neuroradiol, 2011, 32: 1640 – 1645.

［32］Menon BK, d'Esterre CD, Qazi EM, et al. Multiphase CT Angiography: a new tool for the imaging triage of patients with acute ischemic stroke. Radiology, 2015, 275: 510 – 20. 142256

［33］Frolich AM, Wolff SL, Psychogios MN, et al. Time-resolved assessment of collateral low using 4D CT angiography in large-vessel occlusion stroke. Eur Radiol, 2014, 24: 390 – 396.

［34］Menon BK, O'Brien B, Bivard A, et al. Assessment of leptomeningeal collaterals using dynamic CT angiography in patients with acute ischemic stroke. J Cereb Blood Flow Metab. 2013, 33: 365 – 71.

［35］Miteff F, Levi CR, Bateman GA, et al. The independent predictive utility of computed tomography angiographic collateral status in acute ischaemic stroke. Brain, 2009, 132: 2231 – 2238.

［36］Bhatia R, Bal SS, Shobha N, et al. CT angiographic source images predict outcome and inal infarct volume better than noncontrast CT in proximal vascular occlusions. Stroke, 2011, 42: 1575 – 1580.

［37］Coutts SB, Lev MH, Eliasziw M, et al. ASPECTS on CTA source images versus unenhanced CT: added value in predicting inal infarct extent and clinical outcome. Stroke, 2004, 35: 2472 – 2476.

［38］Lum C, Ahmed ME, Patro S, et al. Computed tomographic angiography and cerebral blood volume can predict inal infarct volume and outcome after recan-alization. Stroke, 2014, 45: 2683 – 2688.

［39］Schramm P, Schellinger PD, Klotz E, et al. Comparison of perfusion computed tomography and computed tomography angiography source images with perfusion-weighted imaging and diffusion-weighted imaging in patients with acute stroke of less than 6 hours' duration. Stroke, 2004, 35: 1652 – 1658.

［40］Pulli B, Schaefer PW, Hakimelahi R, et al. Acute ischemic stroke: infarct core estimation on CT angiography source images depends on CT angiography protocol. Radiology, 2012, 262: 593 – 604.

［41］Sharma M, Fox AJ, Symons S, et al. CT angiographic source images: low-or volume-weighted. AJNR Am J Neuroradiol, 2011, 32: 359 – 364.

［42］Yoo AJ, Chandra RV, Leslie-Mazwi TM. Catching strokes before they happen: the importance of early neuroimaging indings in TIA and minor ischemic stroke. Expert Rev Cardiovasc Ther, 2012, 10: 847 – 850.

［43］Wintermark M, Rowley HA, Lev MH. Acute stroke triage to intravenous thrombolysis and other therapies with advanced CT or MR imaging: pro CT. Radiology, 2009, 251: 619 –

626.

[44] Bivard A, Levi C, Krishnamurthy V, et al. Deining acute ischemic stroke tissue pathophysiology with whole brain CT perfusion. J Neuroradiol, 2014,41:307 - 315.

[45] Thierfelder KM, von Baumgarten L, Baumann AB, et al. Penumbra pattern assessment in acute stroke patients: comparison of quantitative and non-quantitative methods in whole brain CT perfusion. PLoS ONE,2014,9:e105413.

[46] Wintermark M, Flanders AE, Velthuis B, et al. Perfusion-CT assessment of infarct core and penumbra: receiver operating characteristic curve analysis in 130 patients suspected of acute hemispheric stroke. Stroke, 2006, 37: 979 - 985.

[47] Campbell BC, Christensen S, Levi CR, et al. Comparison of computed tomography perfusion and magnetic resonance imaging perfusion-diffusion mismatch in ischemic stroke. Stroke, 2012,43:2648 - 2653.

[48] Campbell BC, Christensen S, Levi CR, et al. Cerebral blood low is the optimal CT perfusion parameter for assessing infarct core. Stroke, 2011,42:3435 - 3440.

[49] Baron JC. Mapping the ischaemic penumbra with PET: implications for acute stroke treatment. Cerebrovasc Dis, 1999,9:193 - 201.

[50] Zaro-Weber O, Moeller-Hartmann W, Heiss WD, et al. Maps of time to maximum and time to peak for mismatch deinition in clinical stroke studies validated with positron emission tomography. Stroke, 2010,41:2817 - 2821.

[51] Bivard A, Spratt N, Levi C, Parsons M. Perfusion computer tomography: imaging and clinical validation in acute ischaemic stroke. Brain, 2011,134:3408 - 3416.

[52] Dani KA, Thomas RG, Chappell FM, et al. Computed tomography and magnetic resonance perfusion imaging in ischemic stroke: deinitions and thresholds. Ann Neurol, 2011, 70: 384 - 401.

[53] Murphy BD, Fox AJ, Lee DH, et al. Identiication of penumbra and infarct in acute ischemic stroke using computed tomography perfusion-derived blood low and blood volume measurements. Stroke, 2006,37:1771 - 1777.

[54] Parsons MW, Pepper EM, Chan V, et al. Perfusion computed tomography: prediction of inal infarct extent and stroke outcome. Ann Neurol,2005,58:672 - 679.

[55] Schaefer PW, Roccatagliata L, Ledezma C, et al. First-pass quantitative CT perfusion identiies thresholds for salvageable penumbra in acute stroke patients treated with intra - arterial therapy. AJNR Am J Neuroradiol, 2006,27: 20 - 25.

[56] Konstas AA, Goldmakher GV, Lee TY, et al. Theoretic basis and technical implementations of CT perfusion in acute ischemic stroke, part 1: theoretic basis. AJNR Am J Neuroradiol, 2009,30:662 - 668.

[57] Latchaw RE, Yonas H, Hunter GJ, et al. Guidelines and recommendations for perfusion imaging in cerebral ischemia: a scientiic statement for healthcare professionals by the writing group on perfusion imaging, from the Council on Cardiovascular Radiology of the American Heart Association. Stroke, 2003, 34: 1084 - 1104.

[58] Wintermark M, Maeder P, Thiran JP, et al. Quantitative assessment of regional cerebral blood lows by perfusion CT studies at low injection rates: a critical review of the under-lying theoretical models. Eur Radiol, 2001,11: 1220 - 1230.

[59] Eastwood JD, Lev MH, Azhari T, et al. CT perfusion scanning with deconvolution analysis: pilot study in patients with acute middle cerebral artery stroke. Radiology, 2002, 222: 227 - 236.

[60] Chalela JA, Kang DW, Luby M, et al. Early magnetic resonance imaging indings in patients receiving tissue plasminogen activator predict outcome: Insights into the pathophysiology of acute stroke in the thrombolysis era. Ann Neurol, 2004,55:105 - 112.

[61] Lovblad KO, Laubach HJ, Baird AE, et al. Clinical experience with diffusion-weighted MR in patientswith acute stroke. AJNR Am J Neuroradiol, 1998,19:1061 - 1066.

[62] Rowley HA. The four Ps of acute stroke imaging: parenchyma, pipes, perfusion, and penumbra. AJNR Am J Neuroradiol, 2001,22: 599 - 601.

[63] Lovblad KO, Baird AE, Schlaug G, et al. Is-

chemic lesion volumes in acute stroke by diffu-sion-weighted magnetic resonance imaging cor-relate with clinical outcome. Ann Neurol, 1997,42:164 - 170.

[64] Forster A, Gass A, Kern R, et al. Brain ima-ging in patients with transient ischemic attack: a comparison of computed tomography and magnetic resonance imaging. Eur Neurol, 2012,67:136 - 141.

[65] Nezu T, Koga M, Nakagawara J, et al. Early ischemic change on CT versus diffusion-weigh-ted imaging for patients with stroke receiving intravenous recombinant tissue-type plasmino-gen activator therapy: stroke acute management with urgent risk-factor assessment and improve-ment (SAMURAI) rt-PA registry. Stroke, 2011,42:2196 - 1200.

[66] Hjort N, Butcher K, Davis SM, et al. Magne-tic resonance imaging criteria for thrombolysis in acute cerebral infarct. Stroke, 2005, 36: 388 - 397.

[67] Fiebach JB, Schellinger PD, Jansen O, et al. CT and diffusion-weighted MR imaging in ran-domized order: diffusion-weighted imaging re-sults in higher accuracy and lower interrater variability in the diagnosis of hyperacute ische-mic stroke. Stroke, 2002,33:2206 - 2210.

[68] Gonzalez RG, Schaefer PW, Buonanno FS, et al. Diffusion-weighted MR imaging: diagnostic accuracy in patients imaged within 6 hours of stroke symptom onset. Radiology, 1999, 210: 155 - 162.

[69] Mullins ME, Schaefer PW, Sorensen AG, et al. CT and conventional and diffusion-weighted MR imaging in acute stroke: study in 691 pa-tients at presentation to the emergency depart-ment. Radiology, 2002,224:353 - 360.

[70] Inoue M, Mlynash M, Straka M, et al. Clini-cal outcomes strongly associated with the de-gree of reperfusion achieved in target mismatch patients: pooled data from the Diffusion and Perfusion Imaging Evaluation for Understanding Stroke Evolution studies. Stroke, 2013, 44: 1885 - 1890.

[71] Kidwell CS, Saver JL, Mattiello J, et al. Thrombolytic reversal of acute human cerebral ischemic injury shown by diffusion/perfusion magnetic resonance imaging. Ann Neurol, 2000,47:462 - 469.

[72] Fung SH, Roccatagliata L, Gonzalez RG, et al. MR diffusion imaging in ischemic stroke. Neuroimaging Clin N Am, 2011, 21: 345 - 377.

[73] Albach FN, Brunecker P, Usnich T, et al. Complete early reversal of diffusion-weighted imaging hyper-intensities after ischemic stroke is mainly limited to small embolic lesions. Stroke, 2013,44:1043 - 1048.

[74] Yoo AJ, Verduzco LA, Schaefer PW, et al. MRI-based selection for intra-arterial stroke therapy: value of pretreatment diffusion-weigh-ted imaging lesion volume in selecting patients with acute stroke who will beniit from early re-canalization. Stroke, 2009,40:2046 - 2054.

[75] Albers GW, Thijs VN, Wechsler L, et al. Magnetic resonance imaging proiles predict clinical response to early reperfusion: the dif-fusion and perfusion imaging evaluation for un-derstanding stroke evolution (DEFUSE) stud-y. Ann Neurol, 2006,60:508 - 517.

[76] Inoue M, Olivot JM, Labreuche J, et al. Im-pact of diffusion-weighted imaging Alberta stroke program early computed tomography score on the success of endovascular reperfu-sion therapy. Stroke, 2014,45:1992 - 1998.

[77] Olivot JM, Mosimann PJ, Labreuche J, et al. Impact of diffusion-weighted imaging lesion volume on the success of endovascular reperfu-sion therapy. Stroke, 2013,44:2205 - 2211.

[78] Chalela JA, Kidwell CS, Nentwich LM, et al. Magnetic resonance imaging and computed tomography in emergency assessment of pa-tients with suspected acute stroke: a prospec-tive comparison. Lancet, 2007, 369: 293 - 298.

[79] Fiebach JB, Schellinger PD, Gass A, et al. Stroke magnetic resonance imaging is accurate in hyperacute intracerebral hemorrhage: a mul-ticenter study on the validity of stroke imaging. Stroke, 2004,35:502 - 506.

[80] Sohn CH, Baik SK, Lee HJ, et al. MR ima-ging of hyperacute subarachnoid and intravent-ricular hem-orrhage at 3T: a preliminary report of gradient echo T2*-weighted sequences. AJNR Am J Neuroradiol, 2005,26:662 - 665.

[81] Thomas B, Somasundaram S, Thamburaj K, et

al. Clinical applications of susceptibility weighted MR imaging of the brain-a pictorial review. Neuroradiology, 2008,50:105 – 116.

[82] Weisstanner C, Gratz PP, Schroth G, et al. Thrombus imaging in acute stroke: correlation of thrombus length on susceptibility-weighted imaging with endovascular reperfusion success. Eur Radiol, 2014,24:1735 – 1741.

[83] Rovira A, Orellana P, Alvarez-Sabin J, et al. Hyperacute ischemic stroke: middle cerebral artery susceptibility sign at echoplanar gradientecho MR imaging. Radiology, 2004, 232: 466 – 473.

[84] Cho KH, Kim JS, Kwon SU, et al. Signiicance of susceptibility vessel sign on T2* – weighted gradient echo imaging for identiication of stroke subtypes. Stroke, 2005,36:2379 – 2383.

[85] Fujimoto M, Salamon N, Mayor F, et al. Characterization of arterial thrombus composition by magnetic resonance imaging in a swine stroke model. Stroke, 2013,44:1463 – 1465.

[86] Moulin T, Crepin-Leblond T, Chopard JL, et al. Hemorrhagic infarcts. Eur Neurol, 1994, 34:64 – 77.

[87] Wintermark M, Sanelli PC, Albers GW, et al. Imaging recommendations for acute stroke and transient ischemic attack patients: a joint statement by the American Society of Neuroradiology, the American College of Radiology and the Society of Neuro Interventional Surgery. J Am Coll Radiol. 2013,10:828 – 832.

[88] Mittal S, Wu Z, Neelavalli J, Haacke EM. Susceptibility-weighted imaging: technical aspects and clinical applications, part 2. AJNR Am J Neuroradiol, 2009,30:232 – 252.

[89] Tong KA, Ashwal S, Holshouser BA, et al. Hemorrhagic shearing lesions in children and adolescents with posttraumatic diffuse axonal injury: improved detection and initial results. Radiology,2003,227:332 – 339.

[90] Jauch EC, Saver JL, Adams Jr HP, et al. Guidelines for the early management of patients with acute ischemic stroke: a guideline for Healthcare Professionals from the American Heart Association/American Stroke Association. Stroke, 2013,44:870 – 947.

[91] Srinivasan A, Goyal M, Al Azri F, et al. State-of-the-art imaging of acute stroke. Radiographics, 2006,26(Suppl 1):S75 – 95.

[92] Leclerc X, Gauvrit JY, Nicol L, et al. Contrast-enhanced MR angiography of the craniocervical vessels: a review. Neuroradiology, 1999,41:867 – 874.

[93] Ernst M, Forkert ND, Brehmer L, et al. Prediction of infarction and reperfusion in stroke by low-and volume-weighted collateral signal in MR angiography. AJNR Am J Neuroradiol, 2015,36:275 – 282.

[94] Mohr JP, Biller J, Hilal SK, et al. Magnetic resonance versus computed tomographic imaging in acute stroke. Stroke, 1995,26:807 – 812.

[95] Thomalla G, Rossbach P, Rosenkranz M, et al. Negative luid-attenuated inversion recovery imaging identiies acute ischemic stroke at 3 hours or less. Ann Neurol, 2009,65:724 – 732.

[96] Thomalla G, Cheng B, Ebinger M, et al. DWI-FLAIR mismatch for the identiication of patients with acute ischaemic stroke within 4. 5 h of symptom onset (PRE-FLAIR): a multicentre observational study. Lancet Neurol, 2011,10:978 – 986.

[97] Kamran S, Bates V, Bakshi R, et al. Signiicance of hyperintense vessels on FLAIR MRI in acute stroke. Neurology, 2000,55:265 – 269.

[98] Sanossian N, Saver JL, Alger JR, et al. Angiography reveals that luid-attenuated inversion recovery vascular hyperintensities are due to slow low, not thrombus. AJNR Am J Neuroradiol, 2009,30:564 – 568.

[99] Cheng B, Ebinger M, Kufner A, et al. Hyperintense vessels on acute stroke luid-attenuated inversion recovery imaging: associations with clinical and other MRI indings. Stroke,2012, 43:2957 – 2961.

[100] Gawlitza M, Gragert J, Quaschling U, et al. FLAIR-hyperintense vessel sign, diffusion-perfusion mismatch and infarct growth in acute ischemic stroke without vascular recanalisation therapy. J Neuroradiol, 2014, 41: 227 – 233.

[101] Fiebach JB, Schellinger PD, Geletneky K, et al. MRI in acute subarachnoid haemorrhage,

indings with a standardised stroke protocol. Neuroradiology, 2004, 46:44 – 48.

[102] Boukobza M, Crassard I, Bousser MG, et al. MR imaging features of isolated cortical vein thrombosis: diagnosis and follow-up. AJNR Am J Neuroradiol, 2009, 30:344 – 348.

[103] Lovblad KO, Bassetti C, Schneider J, et al. Diffusion-weighted mr in cerebral venous thrombosis. Cerebrovasc Dis, 2001, 11: 169 – 176.

[104] Copen WA, Schaefer PW, Wu O. MR perfusion imaging in acute ischemic stroke. Neuroimaging Clin N Am, 2011, 21:259 – 283.

[105] Barbier EL, Lamalle L, Decorps M. Methodology of brain perfusion imaging. J Magn Reson Imaging, 2001, 13:496 – 520.

[106] Petrella JR, Provenzale JM. MR perfusion imaging of the brain: techniques and applications. AJR Am J Roentgenol, 2000, 175: 207 – 219.

[107] Olivot JM, Mlynash M, Zaharchuk G, et al. Perfusion MRI (Tmax and MTT) correlation with xenon CT cerebral blood low in stroke patients. Neurology, 2009, 72:1140 – 1145.

[108] Lansberg MG, Straka M, Kemp S, et al. MRI proile and response to endovascular reperfusion after stroke (DEFUSE 2): a prospective cohort study. Lancet Neurol, 2012, 11:860 – 867.

[109] Olivot JM, Mlynash M, Thijs VN, et al. Optimal Tmax threshold for predicting penumbral tissue in acute stroke. Stroke, 2009, 40: 469 – 475.

[110] Bokkers RP, Hernandez DA, Merino JG, et al. Whole-brain arterial spin labeling perfusion MRI in patients with acute stroke. Stroke, 2012, 43:1290 – 1294.

[111] Detre JA, Leigh JS, Williams DS, et al. Perfusion imaging. Magn Reson Med, 1992, 23: 37 – 45.

[112] Hernandez DA, Bokkers RP, Mirasol RV, et al. Pseudocontinuous arterial spin labeling quantiies relative cerebral blood low in acute stroke. Stroke, 2012, 43:753 – 758.

[113] Wang DJ, Alger JR, Qiao JX, et al. The value of arterial spinlabeled perfusion imaging in acute ischemic stroke: comparison with dynamic susceptibility contrast-enhanced MRI. Stroke, 2012, 43:1018 – 1024.

[114] Yun TJ, Sohn CH, Han MH, et al. Effect of delayed transit time on arterial spin labeling: correlation with dynamic susceptibility contrast perfusion magnetic resonance in moyamoya disease. Investig Radiol, 2013, 48: 795 – 802.

[115] Wang DJ, Alger JR, Qiao JX, et al. Multidelay multi-parametric arterial spin-labeled perfusion MRI in acute ischemic stroke-Comparison with dynamic susceptibility contrast enhanced perfusion imaging. Neuroimage Clin, 2013, 3:1 – 7.

[116] Golay X, Hendrikse J, Lim TC. Perfusion imaging using arterial spin labeling. Top Magn Reson Imaging, 2004, 15:10 – 27.

[117] Wolf RL, Detre JA. Clinical neuroimaging using arterial spin-labeled perfusion magnetic resonance imaging. Neurotherapeutics, 2007, 4:346 – 359.

第 *4* 章 机械取栓治疗颅内血栓的组织学特征

Woong Yoon

目前机械取栓是由颅内大血管闭塞引起的急性缺血性脑卒中患者的标准治疗方案[1-3]。通过机械取栓治疗脑卒中可以对颅内动脉血栓进行组织学检查。对颅内动脉取出的血栓进行组织学分析可以提供脑卒中病因的重要信息,将直接影响继发脑卒中的预防策略。颅内血栓可被分为红细胞丰富的红色血栓或富含纤维蛋白的白色血栓。因此,本章介绍了急性缺血性脑卒中患者血栓阻塞颅内动脉的基本概念,并展示通过组织病理学分析血栓的最新证据,说明血栓组成成分与脑卒中的病因和影像学特征有关联。

4.1 红色和白色血栓

血栓通常被分为红色(红细胞为主)和白色(纤维蛋白-血小板为主)血栓[4]。由于主要由红细胞和纤维蛋白组成,红色血栓容易在血流速度较低的部位形成,形成过程不需要异常的血管壁或组织促凝

血酶原激酶。红色血栓是由循环凝血因子激活产生的,凝血级联的最后一步是将可溶性纤维蛋白原转化为不溶聚合物,称为纤维蛋白。纤维蛋白链形成一个纤维网络,血液中的各种成分(红细胞、血小板、白细胞)聚集于此并形成血栓(图4.1)。由于红色血栓主要发生在血流速度降低的部位,因此通常存在于扩张的心房区,特别是在心房颤动、心室运动减退区和直视性心室动脉瘤等低效收缩功能低下的患者中。当射血分数低时或在梗死心肌表面,心室也会形成红色凝块。此外,小腿和盆腔静脉的血栓通过心房间隔和心室间隔的缺损或肺内动静脉瘘的血栓几乎都是红色血栓。红色和白色血栓(图4.2)经常会沿着受损的心脏瓣膜形成,尤其是由假体材料制成的瓣膜[4]。

4.2 对提取的血栓进行组织学分析

目前,机械取栓是急性大血管闭塞患者的血管内一线治疗方法[1]。最近有研究表明,使用可回收支架或柔性吸入导管机械取栓与高再通率和低并发症密切相关[2,3]。此外,机械取栓用于急性脑卒中的治疗,有助于

W. Yoon, MD, PhD (⊠)

Department of Radiology, Chonnam National University Hospital, Gwangju, South Korea

e-mail: radyoon@chonnam.ac.kr; radyoon@jnu.ac.kr

© Springer Science + Business Media Singapore 2017

J. Park (ed.), *Acute Ischemic Stroke*, DOI 10.1007/978-981-10-0965-5_4

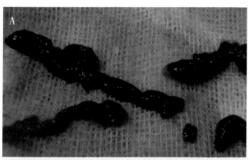

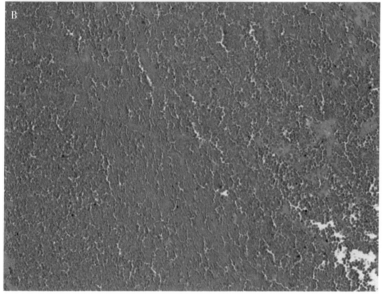

图 4.1　A.图示为急性缺血性脑卒中患者取出的多个碎片血栓,具有典型的红色血栓外观。B.显微镜下观察,苏木精－伊红染色显示凝块大部分由红细胞组成(放大 400 倍)

对颅内动脉提取的血栓进行组织病理学检查,为研究颅内大血管闭塞所致的急性卒中的发病机制提供新的认识,并且有助于了解早期血管征的病理基础。

先前有研究表明,从急性缺血性脑卒中患者中提取的血栓组织学成分是典型的以红细胞为主(图 4.3)或以纤维蛋白为主(图 4.4),或者两者混合等情况[6-9]。Liebeskind 等对 50 例急性前循环卒中患者的血栓进行组织病理学分析,发现44% 的血栓以纤维蛋白为主,26% 以红细胞为主,30% 为混合血栓[8]。与此同时,Boeckh-Behrens 等对 34 例急性前循环卒中患者的血栓进行分析,发现 50% 的血栓以纤维蛋白为主(> 60% 的纤维蛋白),12% 的血栓以红细胞为主(> 60% 的红细胞),38% 为混合血栓[9]。到目前为止,关于血栓的组织病理学研究主要集中在以下几个方面:①血栓与卒中病因学之间的关系;②血栓的组织学组成与影像学特征之间的关系。

4.3　血栓组成与脑卒中的病因学

血栓组成分析可以揭示关于潜在脑卒中病因学的重要信息,帮助医生制订预防继发性脑卒中的策略。然而,在急性大

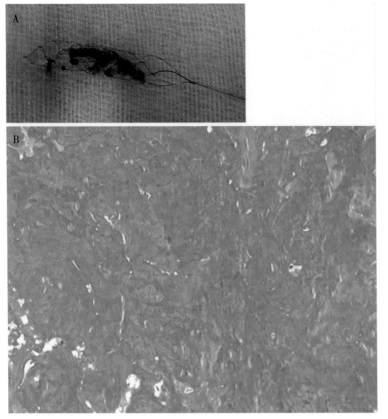

图 4.2　A. 图示为支架回收器从急性缺血性脑卒中和颅内动脉粥样硬化性狭窄的患者体内取出的白色血栓。B. 显微镜下观察发现大部分凝块由纤维蛋白组成，苏木精－伊红染色切片呈明显的粉红色（放大 400 倍）

血管闭塞的情况下，血栓组成分析是否可以用来预测脑卒中的发生机制尚不清楚。到目前为止，只有少数研究课题关注这一领域，由于组织学染色方法、定量方法和组成分配的不同，得出了模糊和矛盾的结果[6-9]。

　　Kim 等提示在急性前循环卒中患者中提取的脑动脉血栓的组织学成分不同于心脏栓塞患者和大动脉粥样硬化患者[6]。在对染色后红细胞、纤维蛋白、血小板和白细胞半定量的比例分析中，血栓组织染色用苏木精－伊红和抗血小板糖蛋白Ⅲa、CD61，心脏栓塞组红细胞、纤维蛋白含量与大动脉粥样硬化组比较具有显著差异，前者的红细胞比例明显高于后者，而

纤维蛋白含量则显著低于后者（图 4.3、4.4）。心脏栓塞组和大动脉粥样硬化组的血小板和白细胞的表达无显著差异。因此，Kim 等的研究支持这样一个概念，即在急性缺血性脑卒中的情况下，在淤血或血流缓慢的区域形成的心源性血栓主要由聚集的红细胞组成，而发生在动脉粥样硬化大动脉中的血栓主要由纤维蛋白和血小板组成。Kim 的发现与 Sato 等对 17 例脑卒中发生后 30d 内死于心肌梗死（$n=11$）和大动脉粥样硬化（$n=6$）脑卒中患者的大脑动脉和血栓进行检查的研究结果相吻合[10]。并且，Sato 等发现心脏栓塞性血栓中红细胞的比例和总面积明显大于大动脉粥样硬化性血栓，而大动脉粥

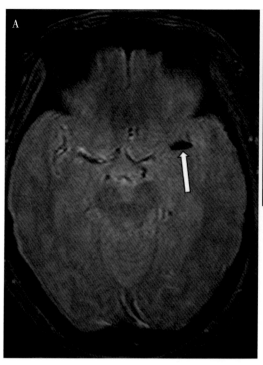
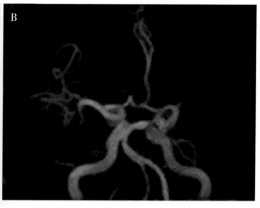

图 4.3 患者女性,86 岁,罹患急性 MCA 闭塞和心房颤动的颅脑影像学资料。A. 轴向梯度回波 MR 图像显示左 MCA 的 M1 节段呈阳性易感血管征(箭头)。B.3D TOF MR 血管造影显示左 MCA 近端 M1 段闭塞。C. 显微镜下观察发现血栓大部分由苏木精 - 伊红染色的红细胞组成(放大 100 倍)。D. CD61 免疫染色显示血栓周围有小范围血小板浸润(棕色;放大 100 倍)

样硬化性血栓中纤维蛋白比例高于心脏栓塞性血栓的 3 倍[10]。

Liebeskind 等对 50 例接受血管内取栓的急性缺血性脑卒中患者的血栓进行组织病理学分析,发现血栓成分与脑卒中病因无关,但没有提供详细的数据[8]。当 Niesten 等研究了通过机械取栓术从 22 例急性缺血性脑卒中患者的血管内获得的血栓,与 kim 的研究不同,他们报道与其他脑卒中亚型相比,源于大动脉粥样硬化的血栓红细胞比例最高,不同脑卒中患者的亚型纤维蛋白和血小板比例差异没有统计学意义[7]。他们的研究主要局限是患者数较少,仅包含 8 例大动脉粥样硬化和 6 例心内膜硬化患者。Boeckh-Behrens 等对 34 例急性前循环脑卒中的血栓

进行组织学研究,发现心脏栓塞患者的血栓中白细胞比例显著高于其他脑卒中亚型[9],但没有提供关于不同脑卒中亚型血栓中红细胞和纤维蛋白比例的详细数据[9]。

Brinjikji 等最近对急性缺血性脑卒中患者的血栓组织学特征进行了系统综述和 meta 分析[11]。根据 4 组具有可提取数据的研究,他们发现心脏栓塞和大动脉粥样硬化患者的血栓中红细胞聚集型血栓的比例没有显著差异[OR = 1.62,95% CI(0.1,28.0);P = 0.63]。心脏栓塞性卒中的红细胞平均含量为 39.3%,大动脉粥样硬化的红细胞平均含量为 29.5%[OR = 9.8,95% CI(15.9,35.5);P = 0.45]。心脏栓塞性卒中患者的纤维蛋白平均含量为28.4%,大动脉粥样硬化患者的纤维

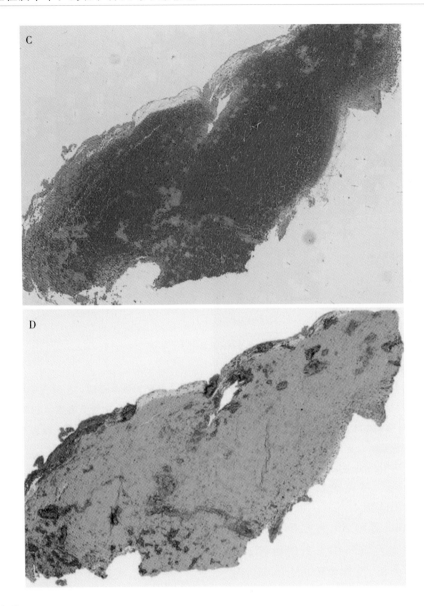

(续)图 4.3

蛋白平均含量为 40.0% [OR = 11.6,95% CI(41.8,18.7);$P = 0.46$]。所有结果的 I^2 值 > 50%,提示存在较大异质性。因此,他们目前总结血栓当前的特征主要取决于常规组织学染色技术(H-E),不能揭示关于脑卒中病因的其他任何有用信息。想要进一步研究脑卒中患者的卒中病因与血栓组成的关系需要用免疫组织化学染色方法检测细胞亚型。

4.4 血栓组成与成像特征

组织病理学分析血栓有助于了解急性缺血性脑卒中患者早期血管征的病理基础。

多项研究表明,CT 上有高衰减血管征和梯度回波(GRE)MR 图像上有敏感性血管征总是和红细胞聚集的红血栓有关,而

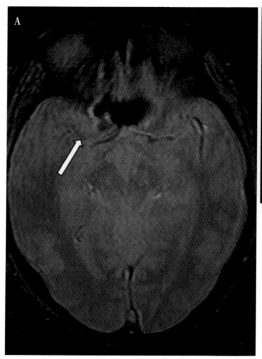
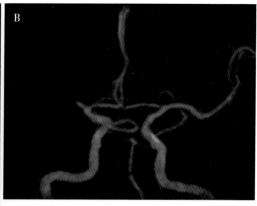

图 4.4　图示一例 74 岁男性患者的脑部影像学资料,该患者罹患急性大脑中动脉闭塞合并颅内动脉粥样硬化性狭窄。A. 轴向梯度回波 MR 图像显示右 MCA 的 M1 节段呈磁敏感血管征阴性(箭头所示)。B.3D TOF MR 血管造影显示右侧 MCA 近端 M1 段闭塞。C. 显微镜镜下观察苏木精 – 伊红染色切片(放大 100 倍)发现大部分血栓由聚集的纤维蛋白和稀疏的细胞成分组成。D. CD61 免疫染色显示血栓中央和周围有大量血小板浸润(棕色;放大 100 倍)

不是纤维蛋白聚集的白血栓(图 4.3)[6~9,12]。在急性血栓中,顺磁性的细胞内脱氧血红蛋白会导致不均匀的磁场因而发生迅速的自旋去相,从而导致GRE-MR 成像出现明显的信号丢失,即敏感血管征象[6]。针对 3 篇文章的 meta 分析结果显示 CT 上的高衰减血管征与红细胞聚集的血栓有关联,这意味着有高密度血管征的患者比没有高密度血管征的患者更有可能患上红细胞聚集的血栓[OR = 9.0,95% CI(2.6,31.2);$P < 0.01$][11]。

同时 Kim 等表明血栓成分与早期 MR 血管征有明显的相关性。分析 37 例急性 MCA 闭塞患者,对比 GRE 血管征阳性和阴性患者的红细胞、纤维蛋白、血小板和白细胞的百分比[6]。血管征阳性的血栓中红细胞的平均比例明显高于血管征阴性的血栓,而血管征阴性的血栓中纤维蛋白所占的比例明显高于血管征阳性的血栓。此外,血管征阴性的血栓中血小板比例明显高于血管征阳性的血栓。

类似情况如 Liebeskind 等将 32 例急性 MCA 卒中患者的血管信号 GRE-MR 征象和血栓组成进行了分析[8]。他们发现与纤维蛋白为主的血栓相比,红细胞为主和混合血栓的血管信号更常见,另外有易感血管征的血栓中红细胞的平均百分比要高于没有易感血管征的血栓。Niesten等也展示了用 CD31 进行免疫染色研究血栓中血小板的组成,发现血栓组成与非对比 CT 上征象衰减相关。在这种情况下,发现 CT 衰减与血小板比例呈现出一个无统计

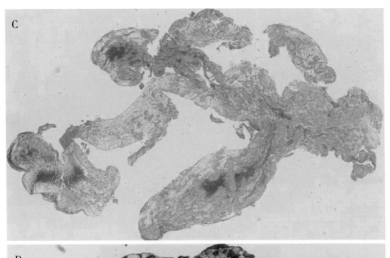

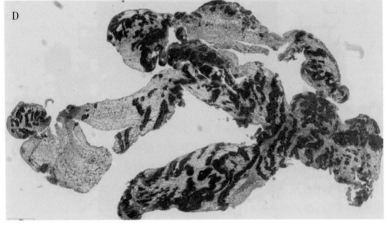

(续)图4.4

学差异的弱相关性。

最近 Kim 等提出了阴性易感血管征的概念,指在 GRE-MR 成像中,闭塞动脉内没有低信号改变,这种易感血管征对于 MCA 闭塞所致的急性缺血性脑卒中患者存在的颅内动脉粥样硬化性狭窄是一种敏感的标记物,具有较高的阴性预测值(图4.5)[13]。由于缺乏脱氧血红蛋白,在颅内动脉狭窄部位形成的纤维蛋白为主的血栓在 GRE-MR 上没有出现低信号血管征。因此所有 MCA 闭塞的颅内狭窄情况在梯度回波 MRI 上均表现为负敏感性血管征。

4.5 总结和建议

机械取栓有利于颅内动脉血栓的组织病理学检查,因此可以对颅内血栓的栓塞机制有更加明确的认识。一些研究对于血栓的组成和早期血管CT和MR成像已经建立了明确的关系,CT成像的衰减血管信号和 GRE-MR 易感性血管征通常和红血栓中的红细胞聚集而非白血栓中的纤维蛋白相关。然而目前对血栓特征的了解仅限于传统的 H-E 染色技术,并且这项技术对于血栓和卒中的病因学关系并

不能提供充分的证据[11]。因此,十分有必要利用免疫组织化学方法进行组织学检

查以探究脑卒中的病因学与血栓组成的关系。

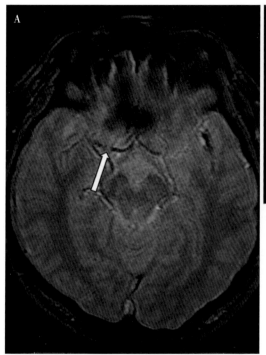
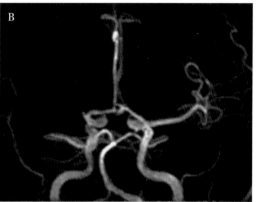

图 4.5　图示一例 30 岁男性的脑部影像学资料,该患者罹患急性大脑中动脉闭塞合并颅内动脉粥样硬化性狭窄。A. 轴向梯度回波 MR 图像显示右侧 MCA 的 M1 区呈磁敏感血管征阴性 (箭头所示)。B、C. 常规血管造影显示右侧大脑中动脉 M1 段闭塞 (箭头所示)。D. 在阻塞段放置支架回收器后,常规血管造影显示右大脑中动脉血运恢复。E. 支架修复术后血管造影显示右侧 MCA 近端 M1 段存在严重颅内狭窄 (箭头所示)。支架回收器内无可见血栓

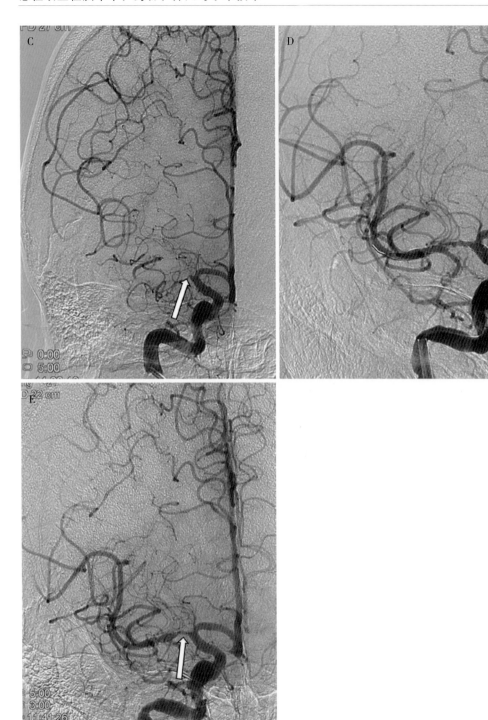

（续）图 4.5

参考文献

［1］Powers WJ, Derdeyn CP, Biller J, et al. 2015 American Heart Association/American Stroke Association focused update of the 2013 guidelines for the early management of patients with acute ischemic stroke regarding endovascular treatment: a guideline for healthcare professionals from the American Heart Association/American Stroke Association. Stroke, 2015, 46: 3020 - 3035.

［2］Badhiwala JH, Nassiri F, Alhazzani W, et al. Endovascular thrombectomy for acute ischemic stroke: a meta-analysis. JAMA, 2015, 314: 1832 - 1843.

［3］Bush CK, Kurimella D, Cross LJ, et al. Endovascular treatment with stent-retriever devices for acute ischemic stroke: a meta-analysis of randomized controlled trials. PLoS One, 2016, 11: e0147287.

［4］Caplan LR. Anticoagulants to prevent stroke occurrence and worsening. Isr Med Assoc J, 2006, 8: 773 - 778.

［5］Duffy S, Farrell M, McArdle K, et al. Novel methodology to replicate clot analogs with diverse composition in acute ischemic stroke. J Neurointerv Surg, 2016, doi: 10. 1136/neurintsurg - 2016 - 012308. ［Epub ahead of print］

［6］Kim SK, Yoon W, Kim TS, et al. Histologic analysis of retrieved clots in acute ischemic stroke: correlation with stroke etiology and gradientecho MRI. AJNR Am J Neuroradiol, 2015, 36: 1756 - 1762.

［7］Niesten JM, van der Schaaf IC, van Dam L, et al. Histopathologic composition of cerebral thrombi of acute stroke patients is correlated with stroke subtype and thrombus attenuation. PLoS One, 2014, 9: e88882.

［8］Liebeskind DS, Sanossian N, Yong WH, et al. CT and MRI early vessel signs relect clot composition in acute stroke. Stroke, 2011, 42: 1237 - 1243.

［9］Boeckh-Behrens T, Schubert M, Frschler A, et al. The impact of histological clot composition in embolic stroke. Clin Neuroradiol, 2016, 26: 189 - 197.

［10］Sato Y, Ishibashi-Ueda H, Iwakiri T, et al. Thrombus components in cardioembolic and atherothrombotic strokes. Thromb Res, 2012, 130: 278 - 280.

［11］Brinjikji W, Duffy S, Burrows A1, et al. Correlation of imaging and histopathology of thrombi in acute ischemic stroke with etiology and outcome: a systematic review. J Neurointerv Surg, 2016, doi: 10. 1136/neurintsurg - 2016 - 012391.

［12］Simons N, Mitchell P, Dowling R, et al. Thrombus composition in acute ischemic stroke: a histopatho-logical study of thrombus extracted by endovascular retrieval. J Neuroradiol, 2015, 42: 86 - 92.

［13］Kim SK, Yoon W, Heo TW, et al. Negative susceptibility vessel sign and underlying intracranial athero-sclerotic stenosis in acute middle cerebral artery occlusion. AJNR Am J Neuroradiol, 2015, 36: 1266 - 1271.

［14］Schuhmann MK, Gunreben I, Kleinschnitz C, et al. Immunohistochemical analysis of cerebral thrombi retrieved by mechanical thrombectomy from patients with acute ischemic stroke. Int J Mol Sci. 2016, 17: 298 - 308.

第Ⅱ部分

临床实践

第 5 章　急性缺血性脑卒中的一般管理和重症监护

Yang-Ha Hwang, *Yong-Won Kim*

　　关于闭塞动脉的溶栓再灌注治疗和（或）血管介内入治疗和脑卒中单元护理是改善脑卒中患者预后的唯一有效方法，目前这已经成为共识。然而只有在少数情况下，急性缺血性脑卒中患者才能实现成功的再灌注，因此探索对不适合行再灌注治疗的患者实施高效管理的策略非常重要，这些管理策略将有助于减少并发症，提高患者的治疗效果。本章我们将着重讨论临床实践措施，预防急性缺血性脑卒中的内科和神经系统并发症，改善患者的神经系统方面的预后。

5.1　一般支持治疗

　　急性缺血性脑卒中的一般管理涉及以下几项重要的生命体征及指标：①气道通畅；②患者体位；③体温；④心脏活动；⑤静脉输液；⑥血压水平；⑦血糖水平。

Y.-H. Hwang, MD, PhD (✉) · Y.-W. Kim, MD
Department of Neurology and Cerebrovascular
Center, Kyungpook National University School of
Medicine and Hospital, 130, Dongdeok-ro, Jung-gu,
Daegu 41944, Republic of Korea
e-mail: yangha.hwang@gmail.com

© Springer Science + Business Media Singapore 2017

J. Park (ed.), *Acute Ischemic Stroke*, DOI 10.1007/978-981-10-0965-5_5

5.1.1　气道管理和氧气供应

　　缺血性脑卒中是导致组织氧气供应和能量供应的局部原发性损伤的神经血管事件。对存在血氧饱和度下降或呼吸频率下降的脑卒中患者有必要实施持续监测。此外意识减退或脑干功能障碍的患者，由于口咽活动性受损和保护性反射丧失，增加了气道损伤的风险。因此，对于有意识减弱或气道功能障碍伴延髓功能障碍的急性脑卒中患者，推荐给予气道支持和通气辅助治疗[2]。一般情况下，通过鼻导管给予 2～4L/min 的氧流量就可以满足通气需求，但必要时可能需要通过面罩给氧以维持氧饱和度 >94%[2]。

　　如果有必要对患者进行气管插管，应该预先制订计划并由经验丰富的医生实施插管，因为在手术过程中导致大脑血流量减少的风险很高，这样可以减少触发不必要的自主反射和血压波动导致的颅内血压急剧变化或出血。

5.1.2　患者体位

　　当脑卒中患者处于卧位时可影响血氧饱和度、脑灌注压和颅内压（ICP），但关于脑卒中患者的理想体位目前尚不清楚。

如果患者仰卧时能维持血氧饱和度,那么仰卧位就可能促进脑灌注[3]。对有气道阻塞、吸气风险及怀疑 ICP 升高的患者,可选择将床头抬高 15°～30°的半卧位[2]。

5.1.3 体 温

约 1/3 的脑卒中住院患者在发病前几小时可出现体温升高(体温 >37.6℃)[4]。体温过高可能是脑卒中严重程度的标志,可能反映感染性并发症,或者可能是影响发病率和死亡率的独立危险因素。Reith 等的一项里程碑式的研究结果表明,入院时体温与最初的卒中严重程度、梗死面积、不佳预后和死亡率密切相关[5];此外,他们发现患者的体温每增加 1℃,不良预后的相对危险性增加 2.2 倍,这种关系与脑卒中的严重程度无关;他们还报告指出感染的存在并不是预后不良的独立预测因素。由于高体温的负面影响,通常认为维持患者体温正常或降低急性体温升高有助于提高脑卒中患者的预后。在一项大型、随机、双盲、安慰剂对照试验中,纳入了 2 500 例受试者,通过临床试验确定早期使用对乙酰氨基酚降低体温是否可以改善患者的功能预后,研究结果表明,预防发热与无发热预处理组之间没有任何统计学差异,然而由于缺乏资金,该试验提早终止(共纳入 1 400 例患者)[6]。对该临床试验的结果分析显示,当基础体温在 37℃～39℃时,对患者具有有益的影响,因此,有必要对发热(体温 >38℃)的病因进行识别和处理,必要时使用解热镇痛药降低有发热症状的脑卒中患者的体温[2]。对于急性缺血性脑卒中患者,高热与神经系统的不良后果有关,这可能与代谢需求增加、神经递质释放增加和自由基产生增多有关。

5.1.4 循环监测

脑卒中患者常继发心律失常和心肌缺血。对每一例脑卒中患者都要进行持续心电监测。心电监测被推荐用于筛查心房颤动和其他潜在的须行紧急心脏介入治疗的严重心律失常。心电监测至少应在入院前 24h 进行。

5.1.5 静脉输液治疗

急性缺血性脑卒中患者入院时都可能存在某种程度的低血容量,这与预后不佳相关[7]。低血容量可能使患者处于低灌注状态,加剧缺血性脑损伤,导致肾损伤,加重血栓形成。对于报告有低血容量的脑卒中患者,应启动快速替代治疗避免血管内低容量,以维持血管内液体容积。如果没有额外的液体丢失,成人每天的液体维持量约为 30mL/kg 体重[2]。大量低渗溶液如 5% 葡萄糖或 0.45% 生理盐水分布于细胞内,可能加重缺血性脑水肿。另一方面,等渗溶液如 0.9% 生理盐水可以更均匀地分布到细胞外间隙(间质和血管内),对于急性缺血性脑卒中患者可能比低渗溶液更好。

5.1.6 血压与动脉高血压

血压是一个简单且动态变化的生理参数,在缺血性脑卒中患者急性期可出现显著波动,并可能影响临床结局。入院时患者的血压通常最高,但在脑卒中的自然病程中则会自动下降[8,9]。动脉血压过高显然有损健康,因为这可能导致大脑、心脏相关并发症和肾功能障碍。理论上讲,当发生急性缺血性脑卒中时,适度的动脉高血压可能有助于改善缺血组织的脑灌注。因此,可能需要对任何急性缺血性脑卒中情况下,根据脑卒中亚型和其他特定患者的并发症对最佳动脉血压范围进行定义,但这个理想血压范围目前尚未明确。

缺血性脑卒中的急性期治疗结果与患者的入院血压呈 U 形关系,最佳收缩压范围为 121 ~ 200mmHg,最佳舒张压范围为 81 ~ 110mmHg[10, 11]。然而,最近的一项研究并没有发现 J 形或 U 形关系,但研究发现高血压与以下 3 项内容相关:住院期间神经系统恢复的可能性低,住院期间神经系统恶化的风险高以及此后 3 个月的功能预后较差[12]。根据目前的指南,即使在患者入院时的收缩压超过 220mmHg 和舒张压超过 120mmHg,也应该对其进行积极治疗。治疗高血压的决定还取决于患者既往的血压水平以及使用抗凝剂或溶栓治疗的情况,治疗期间及治疗后血压不应超过 180/105mmHg。目前,对于伴或不伴颅内压升高的扩张性脑梗死和脑水肿患者的治疗尚无具体的血压控制建议。

5.1.7　血糖与高血糖

缺血性脑卒中患者急性期常出现血糖升高。一些研究表明,相当一部分急性缺血性脑卒中患者入院时会出现高血糖(比例可达 40%),与血糖正常的患者相比,入院时高血糖患者的临床结局较差。这种入院时高血糖能反映出已经存在但未被发现的糖尿病,但主要是急性应激反应或“应激性高血糖”的一部分,因此仅根据入院时高血糖并不能区分应激性高血糖和糖尿病。在这种情况下,可以检测糖化血红蛋白水平,如果升高(≥ 6.5%)表示为先前存在而未诊断的糖尿病[14, 15]。

高血糖可引起一些不良反应,例如可以增加梗死面积并引起出血性变化(图

5.1)。对缺血性脑卒中患者的相对危险度和 30d 死亡率进行分析显示,与入院时血糖正常的患者相比,入院时血糖高但既往无糖尿病的患者,其相对危险度为 3.3[95% CI(2.3,4.7)];入院时血糖高且既往有糖尿病的患者,其相对危险度为 2.0[95% CI(0.04,90.1)]。当非糖尿病患者发生缺血性脑卒中时,入院时高血糖和患者的不良预后之间具有显著相关性,提示血糖水平是脑卒中发病率和死亡率的一个重要危险因素。

高血糖与缺血性脑卒中患者不良预后之间的关系引出了一个问题:是否可以通过降血糖治疗来改善脑卒中患者的预后。但到目前为止降糖治疗对脑卒中患者预后的改善作用尚未得到临床证实。而且有研究发现,专门针对脑卒中患者的随机对照试验没有显示出降糖治疗的有益作用。通过对 11 项试验中的 1 583 例急性缺血性脑卒中患者进行荟萃分析,对比行静脉注射胰岛素治疗(旨在维持葡萄糖浓度在 72 ~ 136mg/dL)和常规治疗患者的结果,未发现显著差异[OR = 1;95% CI(0.8,1.2)],且胰岛素治疗组[OR = 14.6,95% CI(6.6,32.2)]发生低血糖的风险显著高于常规治疗组。目前没有证据表明将缺血性脑卒中急性期患者的血糖控制在特定水平可以改善其临床预后。纠正急性脑卒中患者高血糖的主要风险是发生低血糖,因此我们考虑,缺血性脑卒中住院患者的合理血糖维持范围可能是 140 ~ 180mg/dL[2]。

5.2　急性缺血性脑卒中的抗栓治疗

阿司匹林是应用最广泛的抗血小板

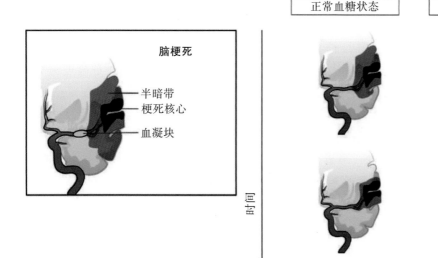

图 5.1　高血糖随时间变化对脑缺血病理生理过程的潜在影响

药物。两项大型、随机、非干预性临床试验结果显示，脑卒中发生后的 48h 内给予患者阿司匹林可降低脑卒中复发的风险（7‰）和进一步卒中导致的死亡风险（4‰）[18-20]，但阿司匹林是否会限制脑卒中本身的不利神经功能结局仍有待确定。

急性脑卒中患者使用氯吡格雷或潘生丁的证据有限。最近 Wang 等报道了氯吡格雷在高危急性非致残性脑血管事件患者中（the Clopidogrel in High-Risk Patients with Acute Nondisabling Cerebrovascular Events，CHANCE）的试验结果[21]，在 5 170 例急性小脑卒中或短暂性脑缺血发作（24h 内发病）的高危复发患者中，氯吡格雷联合阿司匹林可使 90d 内复发性脑卒中的相对危险度降低 2%，但氯吡格雷是否有助于早期神经功能恢复尚不清楚。

目前的研究文献表明，在卒中后 48h 内服用阿司匹林的患者，其死亡率和不良预后有轻度但具有统计学意义的下降。阿司匹林的主要作用是可能降低早期复发性卒中的发生率。对于急性缺血性脑卒中患者来说，包括氯吡格雷或阿司匹林等抗血小板药物的效果有限。

5.3　重症监护

目前急性缺血性脑卒中患者的治疗和管理已经取得了很大的进展，包括静脉重组组织纤溶酶原激活剂（rt-PA）治疗时间窗的延长，血管内治疗器械的改进，以及如低温诱导和开颅减压术等积极治疗手段的发展。

治疗手段不断进展的同时，需要进行

重症监护的缺血性脑卒中患者的数量也同步增加。广泛接受静脉 rt-PA 治疗或腔内灌注治疗，有大脑半球或小脑梗死，以及发生出血性并发症、意识丧失或呼吸障碍的患者，通常需要进行重症监护。正如早期识别和处理并发症可以减少继发性神经损伤，重症监护对神经系统的监测也同样非常重要。据报道，神经重症监护可减少患者的住院时间和改善患者出院后的结局[22]。

5.3.1　颅内压监测

急性缺血性脑卒中的主要并发症是缺血性脑水肿和颅内出血（ICH）。在接受静脉溶栓或动脉溶栓治疗和抗凝治疗的患者中，有症状的脑出血发生率为 3.6% ~ 7.7%[2, 23-27]。大面积脑梗死与细胞毒性或血管源性脑水肿及脑出血有关，进而导致颅内压增高。颅内压增高可减少脑血液灌注从而导致组织缺氧，最终可导致脑疝[28]。

颅内压增高可以通过神经系统症状的持续改变识别，包括瞳孔扩大、脑干反射丧失和呼吸方式改变。然而，当患者出现这些症状时，可能表明已经错过了治疗高颅内压的最佳时机。因此，AHA/ASA 指南建议对脑水肿高危患者进行早期颅内压监测[2]。建立带有外部压力计的脑室引流是目前颅内压监测的金标准[29]。这种引流系统可提供颅内压及颅内顺应性信息，可通过调整脑脊液引流控制颅内压，此压力可反映全脑的颅内压。急性缺血性脑卒中患者病灶处的颅内压测量可能精确反映区隔引起的压力变化[30]。脑实质内监测装置可以有效监测局灶性颅内压，比脑室内设备更容易使用，但该监测技术是侵入性的，存在感染、出血和技

术问题导致的并发症等风险。

由于大多数患者处于非镇静状态，所以有必要开发非侵入性的颅内压监测方法，其中包括眼底检查确定视盘水肿，然而，仅在颅内压增高几个小时才出现视盘水肿，且未出现视盘水肿也不能排除颅内压增高。眼科超声已被研究用于评估颅内压。即通过眼部图像测量视盘后的宽度距离，就可以确定神经鞘的直径（图 5.2）[31]。当颅内压 >15mmHg 时，视神经鞘增宽，这是颅内压增高比较容易测量的标志[31-33]。

经颅多普勒（TCD）也可用于监测颅内压。TCD 可以提供连续血流动力学方面的信息，包括血流速度、搏动指数（pulsatility index，PI）和主要动脉的颅内压波形。ICP 和 PI 在脑损伤患者中表现出正相关[34, 35]。然而基于 PI 的 ICP 预测应谨慎，因为存在许多可能的混杂因素，如动脉狭窄、痉挛、动脉脉搏和心率[35]。

正常的 ICP 范围为 5 ~ 15mmHg。当 ICP > 20mmHg 时通常需要进行积极治疗。脑灌注压测定为餐后动脉压与颅内压的差值。由于许多急性缺血性脑卒中患者需要进行血压管理，因此在 ICP 监测中必须考虑 ICP 和 CPP。在降低颅内压之前，维持 CPP 也很重要。据报道，维持 CPP > 60mmHg 可以防止继发性脑损伤[36]。

5.3.2　低温治疗

据报道，低温治疗具有神经保护作用，可改善缺氧、脑卒中、创伤性脑损伤患者的颅内压。一般认为，潜在的神经保护机制通常包括脑代谢耗氧、糖代谢、神经炎症、自由基的产生和细胞死亡[37]。当脑缺血发生时大脑会产生多种神经保护

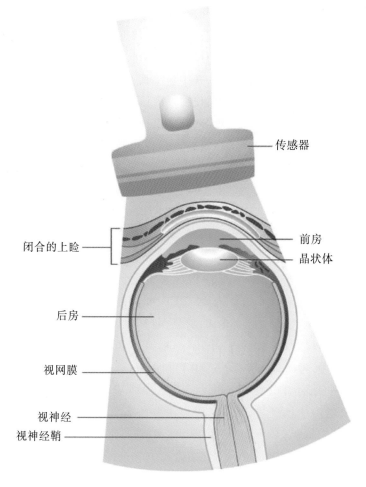

传感器

前房

晶状体

闭合的上睑

后房

视网膜

视神经

视神经鞘

图 5.2　眼超声测量视神经鞘直径

措施[38]。此外,脑血流量减少、血管源性水肿和血—脑屏障破坏已经证实可有效控制ICP[37]。研究表明,当患者出现心脏骤停,治疗性低温可改善其神经系统功能的结局,降低死亡率[39,40]。针对脑卒中的试验研究显示,对脑卒中患者进行早期低温治疗可以减少梗死体积、改善患者的功能预后。一项对脑卒中患者的小规模研究结果表明,低温治疗对神经系统的预后和降低死亡率有潜在的益处。

目前尚未确定开始进行低温诱导的最佳时机。然而,动物实验结果显示,早期开始低温治疗可产生神经保护作用。近期对再灌注治疗后立即行低温诱导治

疗的患者的试验也显示出了临床结果的改善[41](图5.3)。对急性缺血性脑卒中患者的低温治疗临床研究大多集中在亚低温水平(核心温度为32℃~35℃),冷却持续时间5~72h[41-45]。降温持续时间与低温诱导的目的不同。采用低温治疗控制水肿的研究都是长时间维持低温状态(34~72h)[42,46]。

由于存在脑水肿复发、颅内压增高及高温复发的风险,对低温治疗的患者恢复体温时应谨慎操作。逐渐复温对防止并发症很重要,速率一般控制在0.1~0.25℃/h。最近关于低温治疗对缺血性脑卒中有效性的研究见表5.1。常用的冷

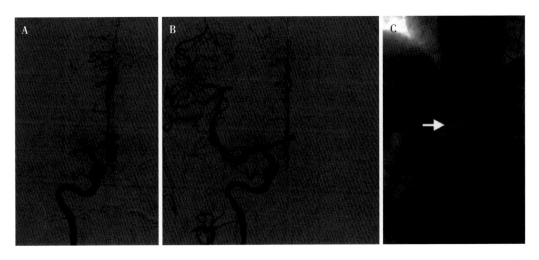

图5.3 再灌注后立即冷却。A. 基线血管造影显示右侧大脑中动脉闭塞。B. 最终血管造影显示完全再通。C. 将血管内冷却导管(白色箭头所示)插入下腔静脉

表5.1 对缺血性脑卒中患者进行低温治疗的近期研究

研究	病例数	疾病	目标体温	降温方式	降温时间	临床结局	显著特点
Martin-Schild 等[49]	20	皮质缺血性脑卒中	33℃ ~ 34.5℃	表面或血管内	24h	50% 放电 mRS 0~2	咖啡因对低体温的影响
Hemmen 等[50]	28	急性缺血性脑卒中	33℃	血管内	24h	17.9% 3 个月时 mRS 0~1	低温和常温无显著差异
Ovesen 等[51]	17	急性缺血性脑卒中	33℃	表面或血管内	24h	3 个月时中位数 MRS 3	低温的可行性
Hong 等[45]	39	前循环	34.5℃	表面或血管内	48h	48.7% 3 个月时 mRS 0~2	再通后降温
Piironen 等[52]	18	急性缺血性脑卒中	34.5℃	表面	23h (中位数)	38.9% 3 个月时 mRS 0~2	静脉 rt-PA 后降温
Hwang 等[41]	18	前循环	34℃	血管内	51h (中位数)	55.6% 3 个月时 mRS 0~2	再灌注后即刻冷却

却方法有表面冷却和血管内冷却。表面冷却系统由冷却毯或表面垫组成，具有使用方便、启动迅速、并发症发生率相对较低的优点；但这种方法的缺点是寒战频发、皮肤刺激，以及难以保持稳定的温度。血管内冷却方法是通过股动脉或锁骨下静脉引入冷却导管，通过在冷却导管内循环冷却的盐水来降温，该系统的优势是在维护期和复温期提供精确的温度控制。然而，这两种冷却方法的结果无显著差异[47]。

诱发低体温的潜在危险是感染和静脉血栓形成。最常见的并发症是寒战，它会干扰冷却过程并增加全身代谢率[48]。对意识清醒的患者，血管内冷却装置比表面冷却装置可以更有效地降低寒战频率。用"床边颤抖评估量表"评估寒战的严重程度有助于早期干预[48]。据文献报道，口服丁螺环酮和静脉注射哌替啶可发挥抗寒战效果。文献报道皮肤保暖对控制寒战有效。与低体温有关的心肺并发症包括心动过缓、心律失常、低血压、肺炎和肺水肿。已有报告显示电解质紊乱如低钾血症、低镁血症、低磷血症、低钙血症为伴随并发症。一旦对患者行诱导低温治疗，往往难以通过临床症状识别并发症。因此，通过多次拍摄胸部 X 线片和实验室检查进行持续监测对于尽早发现并发症非常重要。

结 论

了解急性脑卒中患者潜在的病理生理机制，对于制订治疗管理策略，包括重症监护非常重要。依据最新的脑卒中常规和强化治疗指南，可以帮助医生有效控制急性脑卒中的症状，改善患者的预后。

参考文献

[1] Aviv JE, Martin JH, Sacco RL, et al. Supraglottic and pharyngeal sensory abnormalities in stroke patients with dysphagia. Ann Otol Rhinol Laryngol, 1996, 105:92 – 97.

[2] Jauch EC, Saver JL, Adams HP, et al. Guidelines for the early management of patients with acute ischemic stroke: a guideline for healthcare professionals from the American Heart Association/American Stroke Association. Stroke, 2013, 44:870 – 947.

[3] Wojner-Alexander AW, Garami Z, Chernyshev OY, et al. Heads down: lat positioning improves blood low velocity in acute ischemic stroke. Neurology, 2005, 64:1354 – 1357.

[4] Azzimondi G, Bassein L, Nonino F, et al. Fever in acute stroke worsens prognosis. A prospective study. Stroke, 1995, 26:2040 – 2043.

[5] Reith J, Jrgensen HS, Pedersen PM, et al. Body temperature in acute stroke: relation to stroke severity, infarct size, mortality, and outcome. Lancet, 1996, 347:422 – 425.

[6] Hertog den HM, van der Worp HB, van Gemert HMA, et al. The Paracetamol (Acetaminophen) In Stroke (PAIS) trial: a multicentre, randomised, placebo-controlled, phase III trial. Lancet Neurol, 2009, 8:434 – 440.

[7] Bhalla A, Sankaralingam S, Dundas R, et al. Inluence of raised plasma osmolality on clinical outcome after acute stroke. Stroke, 2000, 31:2043 – 2048.

[8] Britton M, Carlsson A, de Faire U. Blood pressure course in patients with acute stroke and matched controls. Stroke, 1986, 17:861 – 864.

[9] Potter JF, Robinson TG, Ford GA, et al. Controlling hypertension and hypotension immediately post-stroke (CHHIPS): a randomised, placebo-controlled, double-blind pilot trial. Lancet Neurol, 2009, 8:48 – 56.

[10] Leonardi-Bee J, Bath PMW, Phillips SJ, et al. Blood pressure and clinical outcomes in the International Stroke Trial. Stroke, 2002, 33:1315 – 1320.

[11] Okumura K, Ohya Y, Maehara A, et al. Effects of blood pressure levels on case fatality

after acute stroke. J Hypertens, 2005, 23: 1217 – 1223.

[12] Ishitsuka K, Kamouchi M, Hata J, et al. High blood pressure after acute ischemic stroke is associated with poor clinical outcomes: Fukuoka Stroke Registry. Hypertension, 2014, 63: 54 – 60.

[13] Williams LS, Rotich J, Qi R, et al. Effects of admission hyperglycemia on mortality and costs in acute ischemic stroke. Neurology, 2002, 59:67 – 71.

[14] Dungan KM, Braithwaite SS, Preiser J-C. Stress hyperglycaemia. Lancet, 2009, 373: 1798 – 1807.

[15] Luitse MJA, Biessels GJ, Rutten GEHM, et al. Diabetes, hyperglycaemia, and acute ischaemicstroke. Lancet Neurol, 2012, 11:261 – 271.

[16] Capes SE, Hunt D, Malmberg K, et al. Stress hyper-glycemia and prognosis of stroke in non-diabetic and diabetic patients: a systematic overview. Stroke, 2001, 32:2426 – 2432.

[17] Bellolio MF, Gilmore RM, Ganti L. Insulin for glycaemic control in acute ischaemic stroke. Cochrane Database Syst Rev, 2014, 1: CD005346.

[18] International Stroke Trial Collaborative Group. The International Stroke Trial (IST): a randomised trial of aspirin, subcutaneous heparin, both, or neither among 19435 patients with acute ischaemic stroke. Lancet, 1997, 349:1569 – 1581.

[19] Chinese Acute Stroke Trial Collaborative Group. CAST: randomised placebo-controlled trial of early aspirin use in 20,000 patients with acute ischaemic stroke. Lancet, 1997, 349:1641 – 1649.

[20] Chen ZM, Sandercock P, Pan HC, et al. Indications for early aspirin use in acute ischemic stroke: a combined analysis of 40 000 randomized patients from the chinese acute stroke trial and the international stroke trial. On behalf of the CAST and IST collaborative groups. Stroke, 2000, 31:1240 – 1249.

[21] Wang Y, Wang Y, Zhao X, et al. Clopidogrel with aspirin in acute minor stroke or transient ischemic attack. N Engl J Med, 2013, 369:11

– 19.

[22] Bershad EM, Feen ES, Hernandez OH, et al. Impact of a specialized neurointensive care team on outcomes of critically ill acute ischemic stroke patients. Neurocrit Care, 2008, 9: 287 – 292.

[23] Berkhemer OA, Fransen PSS, Beumer D, et al. A randomized trial of intraarterial treatment for acute ischemic stroke. N Engl J Med, 2015, 372:11 – 20.

[24] Goyal M, Demchuk AM, Menon BK, et al. Randomized assessment of rapid endovascular treatment of ischemic stroke. N Engl J Med. 2015, 372:1019 – 1030.

[25] Jovin TG, Chamorro A, Cobo E, et al. Thrombectomy within 8 hours after symptom onset in ischemic stroke. N Engl J Med, 2015, 372:2296 – 2306.

[26] Saver JL, Goyal M, Bonafé A, et al. Stent-retriever thrombectomy after intravenous t-PA vs. t-PA alone in stroke. N Engl J Med, 2015, 372:2285 – 2295.

[27] Anderson CS, Robinson T, Lindley RI, et al. Low-dose versus standard-dose intravenous alteplase in acute ischemic stroke. N Engl J Med, 2016, 374:2313 – 2323.

[28] Mokri B. The Monro-Kellie hypothesis: applications in CSF volume depletion. Neurology, 2001, 56:1746 – 1748.

[29] Steiner LA, Andrews PJD. Monitoring the injured brain: ICP and CBF. Br J Anaesth, 2006, 97:26 – 38.

[30] Schwab S, Aschoff A, Spranger M, et al. The value of intracranial pressure monitoring in acute hemispheric stroke. Neurology, 1996, 47:393 – 398.

[31] Tayal VS, Neulander M, Norton HJ, et al. Emergency department sonographic measurement of optic nerve sheath diameter to detect indings of increased intra-cranial pressure in adult head injury patients. Ann Emerg Med, 2007, 49:508 – 514.

[32] Moretti R, Pizzi B, Cassini F, et al. Reliability of optic nerve ultrasound for the evaluation of patients with spontaneous intracranial hemorrhage. Neurocrit Care, 2009, 11:406 – 410.

[33] Rajajee V, Vanaman M, Fletcher JJ, et al.

Optic nerve ultrasound for the detection of raised intracranial pressure. Neurocrit Care, 2011,15:506 – 515.

[34] Chan KH, Miller JD, Dearden NM, et al. The effect of changes in cerebral perfusion pressure upon middle cerebral artery blood low velocity and jugular bulb venous oxygen saturation after severe brain injury. J Neurosurg, 1992, 77: 55 – 61.

[35] Bellner J, Romner B, Reinstrup P, et al. Transcranial doppler sonography pulsatility index (PI) relects intracranial pressure (ICP). Surg Neurol, 2004,62:45 – 51.

[36] Morgenstern LB, Hemphill JC, Anderson C, et al. Guidelines for the management of spontaneous intra-cerebral hemorrhage: a guideline for healthcare pro-fessionals from the American Heart Association/American Stroke Association. Stroke, 2010,41:2108 – 2129.

[37] Polderman KH. Mechanisms of action, physiological effects, and complications of hypothermia. Crit Care Med, 2009,37:S186 – 202.

[38] MD DT-CW, MD PJCG. Hypothermia for acute ischemic stroke. Lancet Neurol, 2013, 12:275 – 284.

[39] Hypothermia after Cardiac Arrest Study Group. Mild therapeutic hypothermia to improve the neurologic outcome after cardiac arrest. N Engl J Med, 2002,346:549 – 556.

[40] Bernard SA, Gray TW, Buist MD, et al. Treatment of comatose survivors of out-of-hospital cardiac arrest with induced hypothermia. N Engl J Med, 2002,346:557 – 563.

[41] Hwang Y-H, Jeon J-S, Kim Y-W, et al. Impact of immediate post-reperfusion cooling on outcome in patients with acute stroke and substantial ischemic changes. J NeuroIntervent Surg Neurintsurg, 2015 – 0122332016.

[42] Schwab S, Georgiadis D, Berrouschot J, et al. Feasibility and safety of moderate hypothermia after massive hemispheric infarction. Stroke, 2001,32:2033 – 2035.

[43] De Georgia MA, Krieger DW, Abou-Chebl A, et al. Cooling for acute ischemic brain damage (COOL AID): a feasibility trial of endovascular cooling. Neurology, 2004,63:312 – 317.

[44] Milhaud D, Thouvenot E, Heroum C, et al. Prolonged moderate hypothermia in massive hemi-spheric infarction: clinical experience. J Neurosurg Anesthesiol, 2005,17:49 – 53.

[45] Hong JM, Lee JS, Song HJ, et al. Therapeutic hypothermia after recanalization in patients with acute ischemic stroke. Stroke, 2013,45: 134 – 140.

[46] Els T, Oehm E, Voigt S, et al. Safety and therapeutical beneit of hemicraniectomy combined with mild hypo-thermia in comparison with hemicraniectomy alone in patients with malignant ischemic stroke. Cerebrovasc Dis, 2006,21:79 – 85.

[47] Gillies MA, Pratt R, Whiteley C, et al. Therapeutic hypothermia after cardiac arrest: a retrospective comparison of surface and endovascular cooling techniques. Resuscitation, 2010,81:1117 – 1122.

[48] Badjatia N, Strongilis E, Gordon E, et al. Metabolic impact of shivering during therapeutic temperature modulation: the bedside shivering assessment scale. Stroke, 2008, 39: 3242 – 3247.

[49] Martin-Schild S, Hallevi H, Shaltoni H, et al. Combined neuroprotective modalities coupled with thrombolysis in acute ischemic stroke: a pilot study of caffeinol and mild hypothermia. J Stroke Cerebrovasc Dis, 2009,18:86 – 96.

[50] Hemmen TM, Raman R, Guluma KZ, et al. Intravenous thrombolysis plus hypothermia for acute treatment of ischemic stroke (ICTuS-L): inal results. Stroke, 2010, 41: 2265 – 2270.

[51] Ovesen C, Brizzi M, Pott FC, et al. Feasibility of endovascular and surface cooling strategies in acute stroke. Acta Neurol Scand, 2013,127:399 – 405.

[52] Piironen K, Tiainen M, Mustanoja S, et al. Mild hypothermia after intravenous thrombolysis in patients with acute stroke: a randomized controlled trial. Stroke, 2014,45:486 – 491.

第 **6** 章　缺血性脑卒中发生后的心脏评估与治疗

Se Yong Jang，*Dong Heon Yang*

很大一部分缺血性脑卒中归因于心脏来源的栓塞。心血管疾病如动脉粥样硬化性冠状动脉疾病、心房颤动、瓣膜性心脏病或心力衰竭与缺血性脑卒中风险增加密切相关。

此外，最近的研究表明，大量的隐源性脑卒中起源于心脏栓塞源。即使努力阻止脑卒中复发之后，这些心源性栓塞性卒中通常在很长一段时间内早期复发并反复出现。因此，预防和管理心源性栓塞性脑卒中在实际应用中尤为重要。在预防和管理某些范围的心脏栓塞如心房颤动方面，已有基于证据的诊疗策略。同时我们对其他心源性栓子来源的病理生理

S. Y. Jang
Division of Cardiology, Department of Internal Medicine, Kyungpook National University, Daegu, Republic of Korea

D. H. Yang, MD, PhD (✉)
Division of Cardiology, Department of Internal Medicine, Kyungpook National University, Daegu, Republic of Korea

Division of Cardiology, Department of Internal Medicine, Kyungpook National University Hospital, 50, Samduk 2 - Ga, Jung-Gu, Daegu 700 - 721, Republic of Korea
e-mail: ddhyang@ knu. ac. kr

© Springer Science + Business Media Singapore 2017
J. Park (ed.), *Acute Ischemic Stroke*, DOI 10.1007/978 - 981 - 10 - 0965 - 5_6

机制和预防脑卒中方面的知识知之甚少。本章我们将专注于目前可用的方法和实用的评估以确定与心脏疾病，如心房颤动、心脏瓣膜病、心肌梗死、心力衰竭、心脏内和心脏外分流相关的心源性脑卒中和脑卒中预防。

6.1　背　景

心源性栓塞占缺血性脑卒中的15% ~30%[1-3]。心源性栓塞性脑卒中与其他类型脑卒中相比，具有更高的住院期间死亡率及更频繁的致死性复发率[4-6]。在一些患者中，识别栓塞源通常很具有挑战性，然而对脑卒中患者而言，发现心源性栓塞源是确定治疗方案和制订预防策略时的一个重要问题。心房颤动、心力衰竭、心脏瓣膜病、人工心脏瓣膜、心内膜炎的症状和体征是对患者进行心脏评估的重要关注点。

在多发性缺血性病变或伴随的系统性栓塞患者中，也应强烈考虑心源性栓塞。表6.1显示了缺血性脑卒中的潜在心源性栓子的来源。本章将讨论急性缺血性脑卒中后的心脏评估和管理。

表 6.1 缺血性脑卒中常见的心源性栓子来源

主要来源	次要来源
心房颤动	卵圆孔未闭
风湿性瓣膜病（二尖瓣狭窄）	房间隔缺损
人工瓣膜	室间隔缺损
感染性心内膜炎	钙化性主动脉瓣狭窄
非细菌栓塞性心内膜炎	二尖瓣环钙化
心房黏液瘤	纤维母细胞瘤
急性心肌梗死	兰伯赘疣
心力衰竭	二尖瓣脱垂

6.2 心脏评估

6.2.1 心电图

标准的 12 导联心电图（ECG）是所有急性脑卒中患者的必查项目。60% ~ 90% 的急性脑卒中患者的心电图异常[7,8]。ECG 不仅可以发现如心房颤动（atrial fibrillation，AF）等心律失常，还可以发现急性脑卒中后不同的心电图改变。心肌缺血样心电图改变，如 ST 段改变、T 波异常和 QTc 延长是急性脑卒中后继发性心电图改变最常见的一种，可模拟急性心肌缺血。

急性脑卒中患者的心房颤动检出率为 7% ~25%[9-11]。在标准心电图检查中没有发现心房颤动并不能排除心房颤动是脑卒中事件的原因。有意监测阵发性心房颤动可能会影响心房颤动的检出率[9-11]。一项研究表明，在脑卒中事件 72h 内进行连续的 ECG 监测可以使 AF 检出率增加 2.6 倍[12]。连续心脏监测至少

24h 以检测心房颤动和其他严重心律失常是明智的选择[13,14]。

心房颤动以外的心律失常也可能与急性脑卒中有关。严重急性心律失常如室性心动过速、室上性心动过速、不同程度的房室传导阻滞及心房颤动等在急性脑卒中患者发病前 3 天约占 25%[15]。心律失常事件在第一个 24h 尤其频繁，随着时间的推移发生率下降。

6.2.2 动态心电图监测

对于急性脑卒中患者来说，对动态心电图监测的选择、时间和持续时间没有强烈推荐。24h 动态心电图监测阵发性心房颤动的检出率为 2% ~7%[16-18]。一些有局限性的研究对常规动态心电图监测急性脑卒中后心房颤动和其他严重心律失常的有效性持怀疑态度，因为检测率低且成本效益差[16,17,19]，出现这种情况的原因可能是来自未选择的患者、监测时间差异和持续时间差异。动态心电图监护仪能有效检测栓塞性梗死、老年及伴有冠状动脉疾病患者的心律失常[20]。

大范围脑卒中和右半球卒中患者处于多种心脏病理生理学危险因素条件下，如心房颤动、心肌缺血、充血性心力衰竭和其他严重心律失常，可能需要给予严密的心脏监护和动态心电图监测[21]。一项研究表明超过 24h 的常规动态心电图每 20 例患者中可识别出 1 例心房颤动或心房扑动[18]。

6.2.3 事件记录

延长心电监测持续时间，确实可提高心房颤动和其他心律失常的检出率。表 6.2 显示了阵发性心房颤动的监测类型和检测类型[22]。

表6.2　阵发性心房颤动(AF)的监测类型

监测类型	侵袭性	持续时间	检出率
入院心电图	无创	N/A	2.7%
住院连续遥测	无创	3～5d	5.5%～7.6%
		24h	3.2%～4.8%
动态心电监测	无创	48h	6.4%
		7d	12.5%
移动式连续出院遥测	无创	21～30d	16%～25%
植入式循环记录仪	有创	6个月	9%
		36个月	30%

摘自参考文献22

使用外部事件记录 7d 的 ECG 监测,在 24h 动态心电图监测中未发现心房颤动的患者中有 16%～25% 伴有阵发性心房颤动[23,24]。在隐源性脑卒中或高度怀疑心律失常如心房颤动患者中,可考虑 1 年的长期监测或使用植入式循环记录仪。一项包含隐源性脑卒中患者的研究显示,使用植入式循环记录仪的患者中有 16% 在 1 年多的随访过程中发生阵发性心房颤动。

6.2.4　经胸壁超声心动图(TTE)

超声心动图可以提供心脏内部其至外部的功能和结构异常的信息。我们应该关注左心房(LA)和左心耳(LAA)的大小和功能,右心室和左心室(LV)功能以及局部室壁运动异常、瓣膜病、人工瓣膜、心内分流和主动脉粥样硬化栓塞源。所有具有栓塞特征或没有其他明确病因的缺血性脑卒中患者可能都需要接受经胸壁超声心动图(transthoracic echocardiography,TTE)。虽然一些数据表明,经食管超声心动图(transesophageal echocardiography,TEE)在检测栓塞源方面与经胸壁

超声心动图[26,27]相比具有更高的诊断阳性发现率,但经胸壁超声心动图仍具有较强的临床优势,包括无创性、价格相对较低、易于操作且可重复。

此外,经胸壁超声心动图通常能更好地评估天然或人工瓣膜功能,与食管超声心动图相比通常能更好地发现左心室(LV)血栓。

经胸壁超声心动图对检测左心室血栓具有很高的敏感性和特异性(图 6.1)[28],这也是确认与左心室血栓相关的全部或部分室壁运动异常存在的一个重要部分。然而在一些疑似区域周围有不良超声心动图窗或自发回声对比不良的患者中,确定血栓相当有挑战性,这种情况下超声心动图对比技术有助于血栓可视化,也可以选择 CT 和心脏 MRI。在心房颤动患者中血栓形成最常见的部位是左心耳(LAA)。与食管超声心动图相比,经胸壁超声心动图对心房颤动患者左心耳血栓的可视化有局限性。左心耳排空速度可通过脉冲多普勒经胸壁超声心动图测量左心耳收缩测得,左心耳排空速度是左心耳功能障碍的一个参数,低速(<20cm/s)与血栓形成的风险相关[29]。一些数据表明,新的二次谐波成像

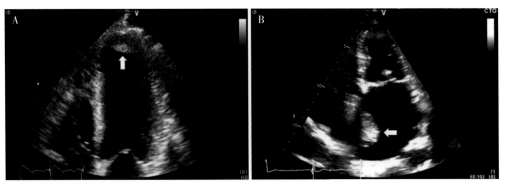

图 6.1　A. 合并急性心肌梗死和左室壁心尖部血栓的患者。B. 左心房血栓黏附于房间隔,伴有风湿性二尖瓣病变和左心房严重扩张的患者

技术使经胸壁超声心动图评估左心耳功能具有更高的敏感度[30,31]。

感染性心内膜炎(infective endocardi-tis,IE)是导致栓塞事件最严重的条件之一。临床上,感染性心内膜炎的诊断需依据临床症状、超声心动图和微生物学发现。改良 Duke 准则已广泛应用于感染性心内膜炎的诊断(表 6.3)[32]。在感染性心内膜炎患者的心脏(图 6.2)可经常观察到赘生物、脓肿、瓣膜返流和人工瓣膜开裂。超声心动图检查在感染性心内膜炎的诊断中起着关键作用。感染性心内膜炎患者可通过超声心动图的结果来评估如赘生物的大小和活动性等栓塞风险。赘生物大小与抗生素治疗相关,也与栓塞事件的风险相关[33-36]。赘生物大小 >10mm 表示有高度栓塞风险[37]。

异常栓塞起源于静脉侧,通过分流进入全身循环。超声心动图可检测到心内分流。经胸壁超声心动图通常可检测继发性或原发性房间隔缺损(atrial septal de-fect,ASD)。也应对缺损大小和肺动脉压力进行评估,以便后续治疗与管理。在静脉窦缺损的情况下,常常需要行经食管超声心动图。卵圆孔未闭(patent foramen ovale,PFO)也可引起异常栓塞。通常盐水

注射震动对比后 Valsalva 动作是检测卵圆孔未闭的金标准。然而随着技术的最新进展,通过使用二次谐波成像,经胸壁超声心动图足以替代注射盐水震动试验[38,39]。

心脏肿瘤常导致栓塞事件[40]。经胸壁超声心动图不仅为心脏肿瘤提供解剖学信息,而且提供重要的功能信息。心脏黏液瘤是最常见的心脏原发性肿瘤。约90% 的心脏黏液瘤发生在左心房[41],这可能与心源性栓塞性脑卒中高度相关(图6.3)。最常见的瓣膜相关肿瘤是纤维母细胞瘤,也与栓塞风险有关[42,43]。纤维母细胞瘤和兰伯赘疣(Lambl's Excres-cences, LE)或感染性心内膜炎的鉴别诊断通常有一定难度。

6.2.5　经食管超声心动图(TEE)

尽管 TEE 是一种侵入性、价格昂贵且需要有经验的医生操作的技术,但其并发症发生率低于 0.02%[44],其诊断灵敏度,特别是对血栓栓塞源的检测可以优于TTE[26]。经胸壁窗口效果较差的患者,TEE 可以提供更好的心内结构的空间分辨率。

因为经胸壁超声心动图(TTE)和经食

表 6.3　改良 Duke 准则治疗感染性心内膜炎

主要标准

IE 血培养阳性：

两次单独取样的血培养结果存在典型微生物符合 IE 诊断：

草绿色链球菌、牛链球菌、HACEK* 细菌组、金黄色葡萄球菌或社区获得性肠球菌，未发现原发感染灶

或

连续血培养阳性发现的微生物感染符合 IE 诊断：

相隔 >12h 取样的 2 次血培养阳性或全部 3 次或 ≥4 次独立取样血培养（首次取样和末次取样间隔 >1h）结果中多数阳性

或

单次血培养发现博纳特立克次体阳性或 I 期 IgG 抗体滴度 >1∶800

成像技术提示 IE

超声心动图提示 IE

赘生物、脓肿、人工瓣膜新发裂隙

新发瓣膜反流

次要标准

诱发心脏病倾向或静脉注射药物诱发

发热：体温 >38℃

血管征象：大动脉栓塞、化脓性肺梗死、真菌感染性动脉瘤、颅内出血、结膜出血、Janeway 损害

免疫征象：肾小球肾炎、Osler 结节、Roth 斑、类风湿因子

微生物证据：血培养阳性，但不符合满足上述有关微生物证据的主要标准或 IE 诊断的微生物活动性感染的血清学证据

确诊 IE	**可能 IE**
2 项主要标准	1 项主要标准和 1 项次要标准
1 项主要标准和 3 项次要标准	3 项次要标准
5 项次要标准	

摘自参考文献 32

* HACEK：嗜血杆菌属、聚合细菌（曾称放线菌属）、心杆菌属、埃肯菌属、金氏杆菌属

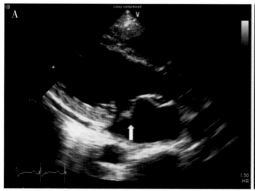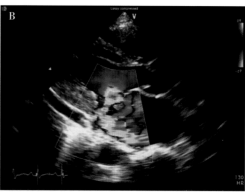

图 6.2　一例感染性心内膜炎患者的心尖双腔视图显示了二尖瓣叶脱垂（A；白色箭头所示）和严重二尖瓣反流（B）

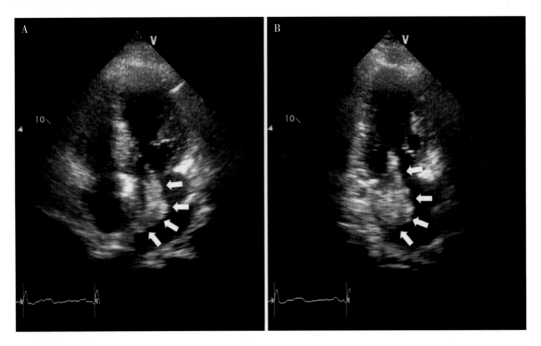

图 6.3 一位 40 岁男性的心尖双腔视图（A）和双腔视图（B）显示左心房黏液瘤（白色箭头所示），导致缺血性脑卒中和全身栓塞

管超声心动图（TEE）各有优缺点，医生应该结合临床情况以及成本效益原则做出合适的选择。经食管超声心动图可以灵敏地直接检测出左心耳血栓和血栓形成条件，如心房颤动患者的自发回声。评估心房颤动患者的血栓形成风险时，采用左心耳多普勒检测也是有效的方法之一。左心耳非不动的结构，内部可能有收缩和动态血流变化。LAA 收缩迫使血液流出，LAA 排空速度被认为是左心耳的功能参数。速度低于 20cm/s 与左心耳血栓形成的风险相关[45]。左心耳排空速度也可作为心房颤动患者复律成功的参数。

对于异常栓塞，经胸壁超声心动图往往很难找到窦静脉型或冠状窦型原发性房间隔缺损。经食管超声心动图可在下腔静脉和上腔静脉区域甚至冠状窦区域提供更高的分辨率。

经食管超声心动图也是诊断卵圆孔未闭（PFO）的金标准。经食管超声心动图在卵圆孔未闭和肺动静脉畸形间鉴别诊断反常栓子来源时可以更准确。

人工瓣膜也是血栓形成的重要条件之一。虽然经胸壁超声心动图对评价人工瓣膜功能有重要作用，但在许多情况下仍需要行经胸壁超声心动图检查。在人工瓣膜功能异常的情况下，血管翳形成和血栓形成的鉴别诊断是治疗策略的一个重要部分。高分辨率的经食管超声心动图图像可以在鉴别诊断中提供重要的附加信息[46]。

大约 60% 的 60 岁以上老年脑卒中患者存在主动脉弓粥样硬化（图 6.4）[47]。复杂型斑块破溃和不稳定性与脑栓塞密切相关。经胸壁超声心动图可以在胸骨平面窗口接近主动脉弓，但成像质量和信息往往受限。经食管超声心动图可提供升、降主动脉和主动脉弓的高清晰度图像。可以通过评估动脉粥样硬化斑块和溃疡的厚度及是否存在高度不稳定部位估测栓塞风险[45]。

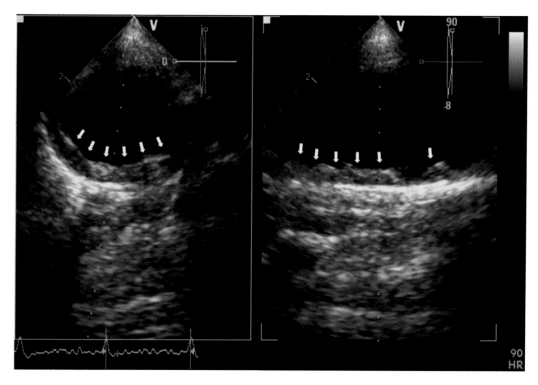

图 6.4　患者男性,60 岁,表现出急性缺血性脑卒中患者的主动脉弓,以及约 10mm 厚的弥漫性动脉粥样硬化斑块(白色箭头所示)

6.3　心源性脑卒中的管理与预防

6.3.1　心房颤动(AF)

心房颤动中左心房和左心耳的舒张和收缩功能障碍明显与血流受阻和血栓形成相关。

相较无心房颤动患者,伴有心房颤动的缺血性脑卒中患者的短期和长期生存期均比较差,且脑卒中复发率高[9]。有大量证据表明,应根据心房颤动患者的危险因素推荐抗凝治疗。

现已广泛使用 CHA2DS2 - VASC 评分进行风险分层来确定抗凝治疗(表 6.4、6.5)[48]。大量研究表明,对于伴有心房颤动和高栓塞风险患者而言,抗凝治疗的获益大于风险。因此所有伴有心房颤动的脑卒中或 TIA 患者 ≥2 分者,除非存在抗凝禁忌,否则均应进行抗凝治疗。

通常使用维生素 K 的拮抗剂华法林对心房颤动患者进行脑卒中预防。最近出现的一种阻断凝血级联反应的新型抗凝剂受到广泛应用,可替代华法林,例如达比加群、利伐沙班、阿哌沙班、依达沙班均为口服抗凝剂,为非维生素 K 拮抗剂类药物,简称 NOAC。与华法林相比,NOACs 在预防缺血性脑卒中方面表现出非劣效性,并在非瓣膜性心房颤动患者中显示出良好的安全性[49-52]。由于 NOACs 有其自身的药物代谢动力学,不同的肾脏代谢特点,不同的副作用和药物相互作用,因此选择药物时应基于患者的病情、危险因素、经济状况、耐受性和偏好。对于未提示需抗凝或不能耐受抗凝的患者,可考虑抗血小板治疗,可以选择阿司匹林单药或联合氯吡格雷治疗。然而证据并不支持阿司匹林预防心房颤动患者脑卒中的功效[53]。阿司匹林联合氯吡格雷可能优于阿司匹林单药预防脑卒中，但出血风险会增加[49]。

表 6.4　CHA2DS2-VASc 评分

CHA2DS2-VASc	评分
充血性心力衰竭	1 分
高血压	1 分
年龄≥75 岁	2 分
糖尿病	1 分
脑卒中、短暂性脑缺血发作或血栓史	2 分
血管病（既往心肌梗死、周围动脉疾病、主动脉斑块）	1 分
年龄为 65～74 岁	1 分
性别（女性）	1 分
最高分	9 分

摘自参考文献 48

表 6.5　CHA2DS2-VASC 评分对脑卒中危险性的影响

评分	未校正的缺血性脑卒中发生率
0 分	0.2%
1 分	0.6%
2 分	2.2%
3 分	3.2%
4 分	4.8%
5 分	7.2%
6 分	9.7%
7 分	11.2%
8 分	10.8%
9 分	12.2%

摘自参考文献 48

6.3.2　左心室血栓

急性心肌梗死（MI）后 3 个月内左心

室血栓发生率为 3%～16%[54-57]。近期研究表明，急性期更积极的抗血小板治疗可降低急性心肌梗死后血栓形成的发生率。伴有左心室血栓患者除非接受抗凝治疗[58,59]，有超过 10% 存在栓塞事件的发生风险。现有数据支持患者在心肌梗死后存在左心室血栓时使用华法林降低栓塞风险。一项荟萃分析数据显示，在前壁心肌梗死后出现左心室血栓患者中使用华法林可使栓塞风险降低 86%[59]。比较合理的方法是，在口服华法林之后国际标准化比值（INR）达到 2～3 之前，应尽快开始使用普通肝素或低分子肝素。关于抗凝治疗的持续时间数据有限。医生可能需要根据患者的左心室功能障碍程度、随访期间左心室重构逆转和血栓复发情况慎重决策治疗方案。关于 NOAC 可降低左心室血栓患者的栓塞风险的数据也有限。

6.3.3　二尖瓣狭窄（MS）

建议伴有二尖瓣狭窄（mitral stenosis，MS）的缺血性脑卒中患者接受华法林治疗，无须考虑是否伴有心房颤动。缺血性脑卒中患者伴有窦性心律二尖瓣狭窄、阵发性心房颤动或复杂感染性心内膜炎应被认为是加重脑卒中的危险因素。有限的数据表明，相比单独使用华法林，阿司匹林与华法林联合使用可减少重大不良事件[60]。对于二尖瓣狭窄患者使用 NOAC，大部分的 NOAC 研究都排除了有高度血栓形成条件如二尖瓣狭窄和人工瓣膜的患者，因此目前尚没有对伴有二尖瓣狭窄的患者使用 NOAC 的证据。

6.3.4　人工心脏瓣膜

机械瓣膜的存在也是高血栓形成的

条件之一。华法林常被推荐用于所有机械瓣膜患者以预防血栓栓塞事件[61,62]。根据人工瓣膜的部位确定不同的治疗强度。治疗目标 INR 2.5 ~ 3.5 和 INR 2 ~ 3 分别推荐用于二尖瓣和主动脉机械瓣膜患者[63-66]。小剂量阿司匹林（75 ~ 100mg）可能对使用华法林单药治疗的机械瓣膜患者益处更大[67,68]。除手术后的前 3 个月外，生物瓣膜通常比机械瓣膜形成血栓的概率低。人工心脏瓣膜置换术后前 3 个月进行抗凝治疗可能具有合理性，但缺乏数据支持[61,62]。心脏生物瓣膜置换术后 3 个月，除非有其他抗凝指征，通常推荐阿司匹林抗血小板治疗预防脑卒中。与华法林相比，一项对达比加群在机械瓣膜患者中作用的研究显示出不利的结果，达比加群导致血栓栓塞事件增加和出血风险更高[69]。尚没有证据显示在人工瓣膜患者中 NOAC 能预防血栓栓塞事件。在进行充分抗凝治疗的机械瓣膜患者中，当缺血性脑卒中发生时，未服用阿司匹林的患者应该增加低剂量阿司匹林。

如果患者已经服用阿司匹林，其目标 INR 值可以在密切监测情况下增加，同时应考虑个体出血的风险[62]。在接受阿司匹林单药治疗的生物瓣膜血栓患者中，当发生缺血性脑卒中时应考虑抗凝治疗。

6.3.5　房间隔异常

异常栓塞是一种起源于静脉血管的血栓穿过动脉循环，导致心内分流或肺分流出现动脉栓塞的现象。房间隔缺损的患者出现异常栓塞的风险增加。据报道，房间隔缺损患者发生异常栓塞的风险可高达 14%[70,71]。房间隔缺损闭合通常取决于右心的病理变化。然而在存在异常

栓塞的情况下，无论是手术还是经皮治疗都有理由医学干预闭合房间隔缺损[72]。

卵圆孔未闭（PFO）见于 15% ~ 25% 的成人，近期被认为是隐源性脑卒中的一个可能原因。一些数据证实，在隐源性脑卒中患者中，年轻患者比老年患者有更高的卵圆孔未闭比例[73]。对于发生缺血性脑卒中的孤立性卵圆孔未闭患者，没有足够证据显示抗凝治疗优于抗血小板治疗[74,75]。因此，对于发生缺血性脑卒中的卵圆孔未闭患者，推荐使用阿司匹林单药疗法抗凝治疗，但同时伴有深静脉血栓形成（DVT）、肺血栓栓塞症或静脉血栓形成的卵圆孔未闭脑卒中患者除外。关于卵圆孔未闭同时伴有房间隔动脉瘤（atrial septal aneurysm，ASA）是否增加缺血性脑卒中的风险仍有争议。只有一项研究表明卵圆孔未闭伴有房间隔动脉瘤可增加脑卒中风险[76]，其他数据显示并非如此[77,78]。房间隔动脉瘤在一般人群中的发病率很低（≤2%）。目前缺少孤立的房间隔动脉瘤在脑卒中风险和最佳治疗方面的研究数据。有 3 项随机试验检验了卵圆孔未闭封堵预防脑卒中患者卒中复发的疗效[79-81]。这 3 项有目的地进行卵圆孔未闭封堵治疗的试验均未表现出显著益处，而手术相关的并发症如新发病的心房颤动，比卵圆孔未闭的关闭率更高。因此，不推荐对伴有卵圆孔未闭的缺血性脑卒中患者行卵圆孔未闭封堵术，但卵圆孔未闭伴深静脉血栓形成患者例外，应根据深静脉血栓形成复发风险考虑对这些患者行卵圆孔未闭封堵术[82]。

6.3.6　感染性心内膜炎（IE）

感染性心内膜炎是致死率高、发病率高的致命性感染性疾病[83]，大约15% ~

35%的感染性心内膜炎患者有明显的全身栓塞,此外有观点认为此病患者的无症状缺血性事件或许更为频繁[62]。及时使用抗生素可显著降低栓塞风险[84],栓塞事件刚开始使用抗生素最为常见,2周后发病率逐渐降低[37,85,86]。早期手术可降低大面积赘生物和重度瓣膜病患者栓塞事件的发生率[87]。手术时机的选择应基于多学科交流,需考虑栓塞风险、心力衰竭、瓣膜病的严重程度、抗生素治疗的持续时间和并发症。由于血栓形成有转化为出血的风险,在诊断时可考虑暂停抗凝治疗[85]。

6.3.7 主动脉粥样硬化

主动脉粥样斑块可引起全身栓塞[47,88,89]。复杂的主动脉斑块定义为厚度 >4mm,或伴有溃疡,或为活动性,有高度栓塞风险。为预防缺血性脑卒中,针对主动脉粥样硬化的合适治疗尚不确定。虽然有限的数据表明了华法林治疗相对抗血小板治疗的优势[90,91],但此为观察性研究,参与患者数量有限。华法林治疗优于抗血小板治疗的益处尚不明确。一项随机试验比较了双药联合抗血小板治疗(阿司匹林 + 氯吡格雷)与华法林抗凝的疗效,结果显示双联抗血小板治疗显著降低了严重血管事件发生率[92]。现有的数据表明,双药物联合抗血小板治疗相较于阿司匹林单药治疗没有额外获益。目前,单一药物抗血小板治疗似乎是治疗主动脉粥样硬化的合理选择。尽管数据有限[93],对动脉粥样硬化患者给予他汀类药物治疗可能有助于稳定动脉粥样硬化斑块和预防栓塞事件。没有数据显示对动脉粥样硬化患者进行 NOAC 治疗可预防栓塞事件。关于经皮腔内斑块旋切术的

数据也有限。一项研究显示,与未进行粥样硬化斑块切除的患者相比,接受动脉粥样硬化切除术的患者发生卒中的概率更高[94]。

6.4 总结和建议

心源性卒中通常与复发率高、预后差有关。不同的心脏疾病都可导致缺血性脑卒中。对于这类患者,很有必要评价其基本心脏状况以进行正确的治疗管理和预防。目前对于不同的心脏状况,心脏评估、治疗管理和预防卒中的方法存在很大的争议。尽管研究者努力探寻缺血性脑卒中的病因,但仍有约30%的脑卒中患者发生隐源性卒中。基于对心脏评估技术的了解,仍需要系统的方法来改善缺血性脑卒中患者的预后。

参考文献

[1] Ferro JM. Cardioembolic stroke：an update. Lancet Neurol,2003,2(3):177 - 188.

[2] Goldstein LB, Adams R, Alberts MJ, et al. Primary prevention of ischemic stroke：a guideline from the american heart association/american stroke association stroke council：cosponsored by the atheroscle-rotic peripheral vascular disease interdisciplinary working group, cardiovascular nursing council, clinical cardiology council, nutrition, physical activity, and metabolism council, and the quality of care and outcomes research interdisciplinary working group：the american academy of neurology afirms the value of this guideline. Stroke, 2006,37(6):1583 - 1633.

[3] Adams Jr HP, Bendixen BH, Kappelle LJ, et al. Classiication of subtype of acute ischemic stroke. Deinitions for use in a multicenter clinical trial. TOAST. Trial of org 10172 in acute stroke treatment. Stroke, 1993,24(1):35 -

41.

[4] Kolominsky-Rabas PL, Weber M, Gefeller O, et al. Epidemiology of ischemic stroke subtypes according to TOAST criteria: incidence, recurrence, and long-term survival in ischemic stroke subtypes: a population-based study. Stroke, 2001,32(12):2735 – 2740.

[5] Eriksson SE, Olsson JE. Survival and recurrent strokes in patients with different subtypes of stroke: a fourteen-year follow-up study. Cerebrovasc Dis, 2001,12(3):171 – 180.

[6] Arboix A, Garcia-Eroles L, Massons J, et al. Predictive clinical factors of in-hospital mortality in 231 consecutive patients with cardioembolic cerebral infarction. Cerebrovasc Dis, 1998, 8(1):8 – 13.

[7] Khechinashvili G, Asplund K. Electrocardiographic changes in patients with acute stroke: a systematic review. Cerebrovasc Dis, 2002, 14(2):67 – 76.

[8] Bozluolcay M, Ince B, Celik Y, et al. Electrocardiographic indings and prognosis in ischemic stroke. Neurol India, 2003, 51 (4): 500 – 502.

[9] Marini C, De Santis F, Sacco S, et al. Contribution of atrial ibrillation to incidence and outcome of isch-emic stroke: results from a population-based study. Stroke, 2005, 36 (6): 1115 – 1119.

[10] CAST: randomised placebo-controlled trial of early aspirin use in 20,000 patients with acute ischemic stroke. CAST (Chinese Acute Stroke Trial) Collaborative Group. Lancet, 1997, 349(9066):1641 – 1649.

[11] Tsang TS, Petty GW, Barnes ME, et al. The prevalence of atrial ibrillation in incident stroke cases and matched population controls in Rochester, Minnesota: changes over three decades. J Am Coll Cardiol, 2003, 42 (1): 93 – 100.

[12] Douen AG, Pageau N, Medic S. Serial electrocardiographic assessments signiicantly improve detection of atrial ibrillation 2.6 – fold in patients with acute stroke. Stroke, 2008, 39(2):480 – 482.

[13] Sulter G, Elting JW, Langedijk M, et al. Admitting acute ischemic stroke patients to a stroke care monitoring unit versus a conventional stroke unit: a randomized pilot study. Stroke, 2003,34(1):101 – 104.

[14] Cavallini A, Micieli G, Marcheselli S, et al. Role of monitoring in management of acute ischemic stroke patients. Stroke, 2003, 34 (11):2599 – 2603.

[15] Kallmunzer B, Breuer L, Kahl N, et al. Serious cardiac arrhythmias after stroke: incidence, time course, and predictors-a systematic, prospective analysis. Stroke, 2012, 43 (11):2892 – 2897.

[16] Schaer BA, Zellweger MJ, Cron TA, et al. Value of routine holter monitoring for the detection of paroxysmal atrial ibrillation in patients with cerebral ischemic events. Stroke, 2004,35(3):e68 – 70.

[17] Koudstaal PJ, van Gijn J, Klootwijk AP, et al. Holter monitoring in patients with transient and focal ischemic attacks of the brain. Stroke,1986,17(2):192 – 195.

[18] Liao J, Khalid Z, Scallan C, et al. Noninvasive cardiac monitoring for detecting paroxysmal atrial ibrillation or lutter after acute ischemic stroke: a systematic review. Stroke, 2007,38(11):2935 – 2940.

[19] Schaer B, Sticherling C, Lyrer P, et al. Cardiological diagnostic work-up in stroke patients-a comprehensive study of test results and therapeutic implications. Eur J Neurol, 2009, 16(2):268 – 273.

[20] Lazzaro MA, Krishnan K, Prabhakaran S. Detection of atrial ibrillation with concurrent holter monitoring and continuous cardiac telemetry following ischemic stroke and transient ischemic attack. J Stroke Cerebrovasc Dis, 2012,21(2):89 – 93.

[21] Jauch EC, Saver JL, Adams Jr HP, et al. Guidelines for the early management of patients with acute ischemic stroke: a guideline for healthcare professionals from the american heart association/american stroke association. Stroke, 2013,44(3):870 – 947.

[22] Yaghi S, Elkind MS. Cryptogenic stroke: a diagnostic challenge. Neurol Clin Pract, 2014, 4(5):386 – 393.

[23] Barthelemy JC, Feasson-Gerard S, Garnier P, et al. Automatic cardiac event recorders reveal paroxysmal atrial ibrillation after unexplained

strokes or transient ischemic attacks. Ann Noninvasive Electrocardiol, 2003, 8（3）: 194 – 199.

［24］Jabaudon D, Sztajzel J, Sievert K, et al. Usefulness of ambulatory 7-day ECG monitoring for the detection of atrial ibrillation and lutter after acute stroke and transient ischemic attack. Stroke, 2004, 35（7）:1647 – 1651.

［25］Christensen LM, Krieger DW, Hojberg S, et al. Paroxysmal atrial ibrillation occurs often in cryptogenic ischaemic stroke. Final results from the SURPRISE study. Eur J Neurol, 2014, 21（6）:884 – 889.

［26］de Bruijn SFTM, Agema WRP, Lammers GJ, et al. Transesophageal echocardiography is superior to transthoracic echocardiography in management of patients of any age with transient ischemic attack or stroke. Stroke, 2006, 37（10）:2531 – 2534.

［27］McNamara RL, Lima JA, Whelton PK, et al. Echocardiographic identiication of cardiovascular sources of emboli to guide clinical management of stroke: a cost-effectiveness analysis. Ann Intern Med, 1997, 127（9）:775 – 787.

［28］Stratton JR, Lighty Jr GW, Pearlman AS, et al. Detection of left ventricular thrombus by two-dimensional echocardiography: sensitivity, speciicity, and causes of uncertainty. Circulation, 1982, 66（1）:156 – 166.

［29］Handke M, Harloff A, Hetzel A, et al. Left atrial appendage low velocity as a quantitative surrogate parameter for thromboembolic risk: determinants and relationship to spontaneous echocontrast and thrombus formation-a transesophageal echocardiographic study in 500 patients with cerebral ischemia. J Am Soc Echocardiogr, 2005, 18（12）:1366 – 1372.

［30］de Luca I, Colonna P, Sorino M, et al. New monodimensional transthoracic echocardiographic sign of left atrial appendage function. J Am Soc Echocardiogr, 2007, 20（3）:324 – 332.

［31］Moreira FC, Miglioransa MH, Hartmann IB, et al. Left atrial appendage assessment by second harmonic transthoracic echocardiography after an acute ischemic neurologic event. J Am Soc Echocardiogr, 2005, 18（3）:206 – 212.

［32］Li JS, Sexton DJ, Mick N, et al. Proposed modiications to the Duke criteria for the diagnosis of infective endocarditis. Clin Infect Dis, 2000, 30（4）:633 – 638.

［33］Rohmann S, Erbel R, Darius H, et al. Prediction of rapid versus prolonged healing of infective endocarditis by monitoring vegetation size. J Am Soc Echocardiogr, 1991, 4（5）: 465 – 474.

［34］Erbel R, Liu F, Ge J, et al. Identiication of high-risk subgroups in infective endocarditis and the role of echocardiography. Eur Heart J, 1995, 16（5）:588 – 602.

［35］Sanilippo AJ, Picard MH, Newell JB, et al. Echocardiographic assessment of patients with infectious endocarditis: prediction of risk for complications. J Am Coll Cardiol, 1991, 18（5）:1191 – 1199.

［36］Mugge A, Daniel WG, Frank G, et al. Echocardiography in infective endocarditis: reassess – ment of prognostic implications of vegetation size determined by the transthoracic and the transesophageal approach. J Am Coll Cardiol, 1989, 14（3）:631 – 638.

［37］Thuny F, Di Salvo G, Belliard O, et al. Risk of embolism and death in infective endocarditis: prognostic value of echocardiography: a prospective multicenter study. Circulation, 2005, 112（1）:69 – 75.

［38］Daniels C, Weytjens C, Cosyns B, et al. Second harmonic transthoracic echocardiography: the new reference screening method for the detection of patent foramen ovale. Eur J Echocardiogr, 2004, 5（6）:449 – 452.

［39］Kuhl HP, Hoffmann R, Merx MW, et al. Transthoracic echocardiography using second harmonic imaging-diagnostic alternative to transesophageal echocar-diography for the detection of atrial right to left shunt in patients with cerebral embolic events. J Am Coll Cardiol, 1999, 34（6）:1823 – 1830.

［40］Elbardissi AW, Dearani JA, Daly RC, et al. Embolic potential of cardiac tumors and outcome after resection: a case-control study. Stroke, 2009, 40（1）:156 – 162.

［41］Knepper LE, Biller J, Adams Jr HP, et al. Neurologic manifestations of atrial myxoma. A 12 – year experience and review. Stroke, 1988, 19（11）:1435 – 1440.

[42] Santos AF, Pinho J, Ramos V, et al. Stroke and cardiac papillary ibroelastoma: mechanical thrombectomy after thrombolytic therapy. J Stroke Cerebrovasc Dis, 2014,23(5):1262 – 1264.

[43] Abbasi AS, Da Costa M, Hennessy T, et al. Cardiac papillary ibroelastoma presenting as acute stroke. BMJ Case Rep, 2013.

[44] Peterson GE, Brickner ME, Reimold SC. Transesophageal echocardiography-clinical indications and applications. Circulation, 2003, 107(19):2398 – 2402.

[45] Transesophageal echocardiographic correlates of thromboembolism in high-risk patients with nonvalvular atrial ibrillation. The Stroke Prevention in Atrial Fibrillation Investigators Committee on Echocardiography. Ann Intern Med, 1998, 128(8):639 – 647.

[46] Roudaut R, Serri K, Laitte S. Thrombosis of prosthetic heart valves: diagnosis and therapeutic consid-erations. Heart, 2007,93(1): 137 – 142.

[47] Amarenco P, Cohen A, Tzourio C, et al. Atherosclerotic disease of the aortic arch and the risk of ischemic stroke. N Engl J Med, 1994, 331(22):1474 – 1479.

[48] Friberg L, Rosenqvist M, Lip GY. Evaluation of risk stratiication schemes for ischaemic stroke and bleeding in 182 678 patients with atrial ibrillation: the swedish atrial ibrillation cohort study. Eur Heart J, 2012, 33(12): 1500 – 1510.

[49] Connolly SJ, Ezekowitz MD, Yusuf S, et al. Dabigatran versus warfarin in patients with atrial ibrillation. N Engl J Med, 2009, 361 (12):1139 – 1151.

[50] Granger CB, Alexander JH, McMurray JJ, et al. Apixaban versus warfarin in patients with atrial ibrillation. N Engl J Med, 2011, 365(11):981 – 992.

[51] Patel MR, Mahaffey KW, Garg J, et al. Rivaroxaban versus warfarin in nonvalvular atrial ibrillation. N Engl J Med, 2011, 365(10): 883 – 891.

[52] Giugliano RP, Ruff CT, Braunwald E, et al. Edoxaban versus warfarin in patients with atrial ibrillation. N Engl J Med, 2013,369(22): 2093 – 2104.

[53] Hart RG, Pearce LA, Aguilar MI. Meta-analysis: anti-thrombotic therapy to prevent stroke in patients who have nonvalvular atrial ibrillation. Ann Intern Med,2007,146(12): 857 – 867.

[54] Zielinska M, Kaczmarek K, Tylkowski M. Predictors of left ventricular thrombus formation in acute myocardial infarction treated with successful primary angioplasty with stenting. Am J Med Sci, 2008,335(3):171 – 176.

[55] Osherov AB, Borovik-Raz M, Aronson D, et al. Incidence of early left ventricular thrombus after acute anterior wall myocardial infarction in the primary coronary intervention era. Am Heart J, 2009,157(6):1074 – 1080.

[56] Solheim S, Seljelot I, Lunde K, et al. Frequency of left ventricular thrombus in patients with anterior wall acute myocardial infarction treated with percutaneous coronary intervention and dual antiplatelet therapy. Am J Cardiol, 2010,106(9):1197 – 1200.

[57] Gianstefani S, Douiri A, Delithanasis I, et al. Incidence and predictors of early left ventricular thrombus after ST-elevation myocardial infarction in the contemporary era of primary percutaneous coronary intervention. Am J Cardiol, 2014,113(7):1111 – 1116.

[58] Stratton JR, Resnick AD. Increased embolic risk in patients with left ventricular thrombi. Circulation, 1987,75(5):1004 – 1011.

[59] Vaitkus PT, Barnathan ES. Embolic potential, prevention and management of mural thrombus complicating anterior myocardial infarction: a meta-analysis. J Am Coll Cardiol, 1993, 22 (4):1004 – 1009.

[60] Perez-Gomez F, Salvador A, Zumalde J, et al. Effect of antithrombotic therapy in patients with mitral stenosis and atrial ibrillation: a sub-analysis of NASPEAF randomized trial. Eur Heart J, 2006,27(8):960 – 967.

[61] Joint Task Force on the Management of Valvular Heart Disease of the European Society of C, European Association for Cardio-Thoracic S, Vahanian A, et al. Guidelines on the management of valvular heart disease (version 2012). Eur Heart J, 2012,33(19):2451 – 2496.

[62] Nishimura RA, Otto CM, Bonow RO, et al.

2014 AHA/ACC guideline for the management of patients with valvular heart disease: a report of the american college of cardiology/american heart association task torce on practice guidelines. J Am Coll Cardiol, 2014, 63 (22): e57 – 185.

[63] Torella M, Torella D, Chiodini P, et al. LOWERing the INtensity of oral anticoaGulant therapy in patients with bilealet mechanical aortic valve replacement: results from the "LOWERING-IT" Trial. Am Heart J, 2010, 160(1):171 – 178.

[64] Hering D, Piper C, Bergemann R, et al. Thromboembolic and bleeding complications following St. Jude Medical valve replacement: results of the german experience with low-intensity anticoagulation study. Chest, 2005, 127(1):53 – 59.

[65] Acar J, Iung B, Boissel JP, et al. AREVA: multicenter randomized comparison of low-dose versus standard-dose anticoagulation in patients with mechanical prosthetic heart valves. Circulation, 1996,94(9):2107 – 2112.

[66] Horstkotte D, Scharf RE, Schultheiss HP. Intracardiac thrombosis: patient-related and device-related factors. J Heart Valve Dis,1995, 4(2):114 – 120.

[67] Meschengieser SS, Fondevila CG, Frontroth J, et al. Low-intensity oral anticoagulation plus low-dose aspirin versus high-intensity oral anticoagulation alone: a randomized trial in patients with mechanical prosthetic heart valves. J Thorac Cardiovasc Surg, 1997, 113 (5): 910 – 916.

[68] Turpie AG, Gent M, Laupacis A, et al. A comparison of aspirin with placebo in patients treated with warfarin after heart-valve replacement. N Engl J Med, 1993,329(8):524 – 529.

[69] Eikelboom JW, Connolly SJ, Brueckmann M, et al. Dabigatran versus warfarin in patients with mechanical heart valves. N Engl J Med, 2013,369(13): 1206 – 1214.

[70] Bannan A, Shen R, Silvestry FE, et al. Characteristics of adult patients with atrial septal defects presenting with paradoxical embolism. Catheter Cardiovasc Interv, 2009, 74(7): 1066 – 1069.

[71] Geva T, Martins JD, Wald RM. Atrial septal defects. Lancet, 2014, 383 (9932): 1921 – 1932.

[72] Warnes CA, Williams RG, Bashore TM, et al. ACC/AHA 2008 guidelines for the management of adults with congenital heart disease: a report of the american college of cardiology/american heart association task force on practice guidelines (writing committee to develop guidelines on the management of adults with congenital heart disease). Developed in collaboration with the american society of echocardiography, heart rhythm society, international society for adult congenital heart disease, society for cardiovascular angi-ography and interventions, and society of thoracic surgeons. J Am Coll Cardiol, 2008, 52 (23): e143 – 263.

[73] Kent DM, Ruthazer R, Weimar C, et al. An index to identify stroke-related vs incidental patent foramen ovale in cryptogenic stroke. Neurology, 2013,81(7):619 – 625.

[74] Kent DM, Dahabreh IJ, Ruthazer R, et al. Anticoagulant vs. antiplatelet therapy in patients with cryptogenic stroke and patent foramen ovale: an individual participant data meta-analysis. Eur Heart J, 2015, 36 (35): 2381 – 2389.

[75] Shariat A, Yaghoubi E, Farazdaghi M, et al. Comparison of medical treatments in cryptogenicstroke patients with patent foramen ovale: a randomized clinical trial. J Res Med Sci, 2013,18(2):94 – 98.

[76] Lamy C, Giannesini C, Zuber M, et al. Clinical and imaging indings in cryptogenic stroke patients with and without patent foramen ovale: the PFO-ASA study. Atrial Septal Aneurysm Stroke, 2002,33(3):706 – 711.

[77] Serena J, Marti-Fabregas J, Santamarina E, et al. Recurrent stroke and massive right-to-left shunt: results from the prospective Spanish multicenter (CODICIA) study. Stroke, 2008, 39(12):3131 – 3136.

[78] Homma S, Sacco RL, Di Tullio MR, et al. Effect of medical treatment in stroke patients with patent foramen ovale: patent foramen ovale in cryptogenic stroke study. Circulation, 2002,105(22):2625 – 2631.

［79］Furlan AJ, Reisman M, Massaro J, et al. Closure or medical therapy for cryptogenic stroke with patent foramen ovale. N Engl J Med, 2012,366(11):991 - 999.

［80］Meier B, Kalesan B, Mattle HP, et al. Percutaneous closure of patent foramen ovale in cryptogenic embolism. N Engl J Med, 2013, 368(12):1083 - 1091.

［81］Carroll JD, Saver JL, Thaler DE, et al. Closure of patent foramen ovale versus medical therapy after cryptogenic stroke. N Engl J Med,2013,368(12): 1092 - 1100.

［82］Kernan WN, Ovbiagele B, Black HR, et al. Guidelines for the prevention of stroke in patients with stroke and transient ischemic attack: a guideline for healthcare professionals from the American Heart Association/American Stroke Association. Stroke, 2014,45(7): 2160 - 2236.

［83］Baddour LM, Wilson WR, Bayer AS, et al. Infective endocarditis: diagnosis, antimicrobial therapy, and management of complications: a statement for health-care professionals from the Committee on Rheumatic Fever, Endocarditis, and Kawasaki Disease, Council on Cardiovascular Disease in the Young, and the Councils on Clinical Cardiology, Stroke, and Cardiovascular Surgery and Anesthesia, American Heart Association: endorsed by the Infectious Diseases Society of America. Circulation, 2005, 111(23):e394 - 434.

［84］Chu VH, Sexton DJ, Cabell CH, et al. Repeat infective endocarditis: differentiating relapse from reinfection. Clin Infect Dis,2005, 41(3):406 - 409.

［85］Vilacosta I, Graupner C, San Roman JA, et al. Risk of embolization after institution of antibiotic therapy for infective endocarditis. J Am Coll Cardiol, 2002,39(9): 1489 - 1495.

［86］Steckelberg JM, Murphy JG, Ballard D, et al. Emboli in infective endocarditis: the prognostic value of echocardiography. Ann Intern Med, 1991,114(8): 635 - 640.

［87］Kang DH, Kim YJ, Kim SH, et al. Early surgery versus conventional treatment for infective endocarditis. N Engl J Med, 2012,366(26): 2466 - 2473.

［88］Tunick PA, Kronzon I. Atheromas of the thoracic aorta: clinical and therapeutic update. J Am Coll Cardiol,2000,35(3):545 - 554.

［89］Amarenco P, Duyckaerts C, Tzourio C, et al. The prevalence of ulcerated plaques in the aortic arch in patients with stroke. N Engl J Med, 1992,326(4): 221 - 225.

［90］Ferrari E, Vidal R, Chevallier T, et al. Atherosclerosis of the thoracic aorta and aortic debris as a marker of poor prognosis: beneit of oral anticoagulants. J Am Coll Cardiol, 1999, 33(5):1317 - 1322.

［91］Dressler FA, Craig WR, Castello R, et al. Mobile aortic atheroma and systemic emboli: eficacy of anticoagulation and inluence of plaque morphology on recurrent stroke. J Am Coll Cardiol, 1998,31(1): 134 - 138.

［92］Amarenco P, Davis S, Jones EF, et al. Clopidogrel plus aspirin versus warfarin in patients with stroke and aortic arch plaques. Stroke, 2014,45(5):1248 - 1257.

［93］Tunick PA, Nayar AC, Goodkin GM, et al. Effect of treatment on the incidence of stroke and other emboli in 519 patients with severe thoracic aortic plaque. Am J Cardiol, 2002, 90(12):1320 - 1325.

［94］Stern A, Tunick PA, Culliford AT, et al. Protruding aortic arch atheromas: risk of stroke during heart surgery with and without aortic arch endarterectomy. Am Heart J. 1999, 138(4 Pt 1):746 - 752.

第 7 章　静脉溶栓治疗

Man-Seok Park

本章回顾了静脉溶栓治疗急性缺血性脑卒中的历史和现状。自从 1995 年重组组织纤溶酶原激活物（rtPA，alteplase）被美国 FDA 批准以来，静脉溶栓治疗的应用越来越多。通过大量成功的临床试验，将 tPA 的治疗窗从脑卒中发病开始延长到 4.5h。最近，几项随机对照试验证实了血管内机械再通治疗大血管闭塞性缺血性脑卒中的疗效。因此，静脉滴注 tPA 并辅以血管内治疗有望在未来的脑卒中综合中心得到广泛应用。本章提供了有关静脉溶栓治疗的信息，包括静脉溶栓药物的介绍、每种药物的作用机制和临床试验、tPA 的使用方案和纳入标准，以及 tPA 使用期间和使用之后的管理指南。此外，本章也讨论了静脉溶栓和其他治疗方法的联合治疗方案。

7.1　简　介

急性脑血流阻塞所致缺血性脑卒中时，及时的血管重建再通可挽救半暗带内的低灌注组织。与无血管再通重建相比，恢复缺血脑组织的血流可改善机体功能并降低发病后 3 个月的死亡率[1]。因此，脑缺血组织的紧急再灌注是急性缺血性脑卒中治疗的主要靶点。目前美国 FDA 只批准在 4.5h 的时间窗内静脉应用 tPA，超过这一时间窗，颅内出血的风险可能会增加。然而，由于临床表现的延迟性，许多患者仍没有机会接受溶栓治疗；在美国，只有 3.4% ~ 5.2% 的急性缺血性脑卒中患者接受了静脉 tPA 治疗[2]。

静脉 tPA 溶栓治疗自美国 FDA 批准以来，被广泛用作急性缺血性脑卒中的一线治疗药物，脑出血风险、治疗时间窗狭窄以及大血管闭塞较低的再通率的缺点。目前为扩大治疗窗口、提高静脉溶栓治疗效果，研究者已经付出了很大的努力，新的溶栓药物具有更高的纤维蛋白特异性和更好的安全性，同时他们也在尝试静脉溶栓与其他方法的联合治疗方案。

7.2　血栓形成机制

生理性血栓形成是正常止血过程中的一个重要环节，可以防止任何血管损伤引起的出血。它被内源性抗血栓反应和纤溶蛋白所溶解，因此，在正常情况下，血

M. -S. Park, MD, PhD

Department of Neurology, Chonnam National University Medical School, 8 Hak-dong, Dong-gu, Gwangju 501 – 757, South Korea

e-mail: mspark@ jnu. ac. kr

© Springer Science + Business Media Singapore 2017

J. Park (ed.), *Acute Ischemic Stroke*, DOI 10.1007/978 – 981 – 10 – 0965 – 5_7

栓不会引起血流阻塞。然而,在病理条件下,血栓会导致血管腔内形成血块,阻碍血液流向组织[3]。内皮细胞损伤、血小板活化和凝血酶生成是血栓形成的典型过程。在这些因素中,凝血酶在血凝块形成中起着主要作用:它将纤维蛋白原分解成纤维蛋白,从而形成凝块基质。凝血酶也激活因子XⅢ,结果在纤维蛋白内(interfibrin)交联[3,4]。图 7.1 显示了凝血途径[5]。外源性和内源性凝血途径会引发基础反应,生成凝血酶并产生纤维蛋白。

除了循环抗凝物(活化蛋白 C 和蛋白 S)外,包括纤溶酶在内的内源性纤溶系统也能调节血栓的生长。内源性 tPA 是一种天然循环的纤溶酶原激活剂,介导纤溶酶原到纤溶酶的形成。在血栓表面,纤维蛋白促使内源性 tPA 与其底物纤溶酶原相邻,从而加速纤溶酶的形成,并继续血栓的重塑。纤溶酶的半衰期很短,约为0.1 s,内源性纤溶由多种纤溶酶抑制剂控制,如 α_2 - 抗纤溶酶、凝血酶素和纤溶酶原激活物抑制物 - 1(PAI - 1)。血栓形成的潜在风险取决于这些抑制剂的相对浓度和内源性tPA。内源性tPA、

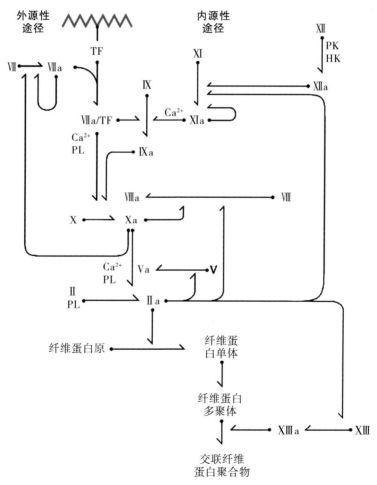

图 7.1　凝血级联放大。凝血级联有两个路径形成纤维蛋白。接触激活途径(内源性途径)和组织因子途径(外源性途径)。这两种途径都能引起产生纤维蛋白的基础性反应。HK:红细胞己糖激酶高分子量激肽原;PK:激肽释放酶原;PL:磷脂(摘自参考文献5)

纤维蛋白和纤溶酶原形成的复合物加速了纤溶酶原的激活，增加了凝血选择性纤溶。因此，纤溶主要发生在血栓内，当使用外源性 tPA 时，血栓溶解可以获得相对较低的出血风险。目前使用的溶栓药物都是内源性或外源性纤溶酶原激活剂，它们作用于纤维蛋白和凝血酶。

7.3 静脉给药溶栓

7.3.1 组织型纤溶酶原激活物（tPA）

链激酶和尿激酶是第一代溶栓药。链激酶来源于纯化的链球菌，没有纤维蛋白特异性，因此其作用并不限于在血栓形成的位置。链激酶在急性缺血性脑卒中试验中与安慰剂相比死亡率和出血率均高，所以试验提前终止[6]。尿激酶由肾脏形成，并见于尿液中，由纤维蛋白生成，其临床应用受到限制。在急性脑血栓栓塞Ⅱ期试验（PROACT Ⅱ，1999 年）中，向 180 例患者的动脉内注入重组尿激酶，尽管症状性颅内出血（ICH）的发生率增加，但发病 90d 时显示出较好的疗效[7]。迄今为止，PROACT Ⅱ期研究是唯一获益的动脉内尿激酶试验。然而，链激酶和尿激酶对纤溶酶原结合纤维蛋白的特异性远远低于第二代和第三代溶栓药物（阿替普酶、去氨普酶或替奈普酶）。

tPA 是第二代溶栓剂，是在血管内皮细胞中发现的一种 70kDa 的丝氨酸蛋白酶。tPA 的血浆半衰期为 4 ~ 8min。图 7.2 描绘了 tPA 的氨基酸序列。它有 4 个结构域，纤溶酶原裂解的活性位点位于 COOH – 端丝氨酸蛋白酶结构域。利用重组 DNA 技术可以生产出工业用的 tPA。由于 tPA 具有纤维蛋白选择性，故被归类为纤维蛋白特异性试剂。还有其他纤维蛋白特异性溶栓药物，其特点见表 7.1。tPA（阿替普酶）是目前美国 FDA 批准的唯一用于急性心肌梗死、急性缺血性脑卒中和急性肺栓塞的溶栓药。

7.3.2 应用 tPA 的大型临床试验

1995 年美国国家神经障碍和脑卒中研究所（NINDS）进行的 tPA 试验导致了急性缺血性脑卒中管理模式的转变[10]，强调了快速评估和启动 tPA 管理的重要性。随后进行了 6 项随机试验，比较 tPA 和安慰剂在脑卒中发病后 0 ~ 6h 的不同时间窗。如果不考虑脑卒中的严重程度或患者年龄，tPA 在发病后 4.5h 的益处变得明显；然而超过 4.5h 的疗效和安全性仍未得到证实[11]。表 7.2 总结了 tPA 的研究成果。

7.3.2.1 ECASS I

1995 年欧洲急性脑卒中合作研究（the European Cooperative Acute Stroke Study，ECASS）的结果得到了报道。ECASS 是第一个大型、随机、双盲、安慰剂对照的临床试验，大剂量静脉应用 tPA 旨在研究这种溶栓疗法对急性脑卒中患者是否有益和安全[12]。本研究纳入了 620 例急性缺血性脑卒中患者，随机分为两组，在症状出现后 6h 内，每组给予 1.1mg/kg 体重的 tPA 或安慰剂。然而，治疗意向分析的临床疗效无显著差异，而按方案人口分析显示，改良的 Rankin 量表（modified rankin scale，MRS）评分有利于采用 tPA 治疗的患者，因此，结果认为缺血性脑卒中症状出现后 6h 的患者不能接受静脉溶栓治疗。

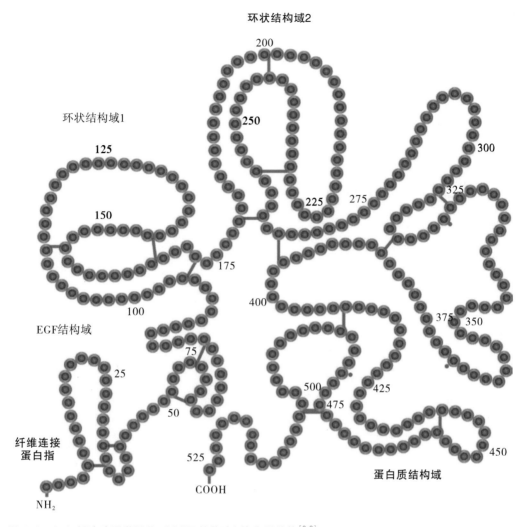

图 7.2　组织纤溶酶原激活物 tPA(阿替普酶)的分子结构[8,9]

表 7.1　溶栓剂的比较

药物	半衰期(min)	纤维蛋白选择性	PAI - 1 抑制性
尿激酶	15	—	+ + +
tPA(阿替普酶)	4 ~ 8	+ +	+ + +
替奈普酶	11 ~ 20	+ + +	—
去氨普酶	138	+ + + + +	?

表 7.2　tPA 研究的总结

年份	研究名称	病例数	发作时间（h）	年龄 > 80 岁的患者数	tPA（mg/kg 体重）	结果（tPA vs. 安慰剂）	症状性脑出血（tPA vs. 安慰剂）
1995	NINDS	624	0 ~ 3	54	0.9	43% vs. 27% [a†]	6.4% vs. 0.6%
1995	ECASS	620	0 ~ 6	0	1.1	45% vs. 40% [b]	19.8% vs. 6.5%
1997	ECASS Ⅱ	800	0 ~ 6	0	0.9	54% vs. 46% [b†]	8.8% vs. 3.4%
1999	ATLANTIS-A	142	0 ~ 6	0	0.9	35% vs. 25% [c]	11.3% vs. 0 [†]
1999	ATLANTIS-B	547	3 ~ 5	0	0.9	34% vs. 32% [c]	7% vs. 1.1% [†]
2008	EPITHET	100	3 ~ 6	25	0.9	47% vs. 41% [b]	7.7% vs. 0 [†]
2009	ECASS Ⅲ	821	3 ~ 4.5	0	0.9	52% vs. 45% [a†]	2.4% vs. 0.2% [†]
2012	IST – 3	3035	0 ~ 6	1696	0.9	37% vs. 35% [d]	7% vs. 1% [†]

tPA：tissue plasminogen activator，组织纤溶酶原激活物

NINDS：National Institute of Neurological Disorders and Stroke，国家神经障碍和脑卒中研究所

ECASS：European Cooperative Acute Stroke Study，欧洲合作急性脑卒中研究

ATLANTIS：Alteplase Thrombolysis for Acute Noninterventional Therapy in Ischemic Stroke，急性非介入治疗缺血性脑卒中的阿替普酶溶栓

EPITHET：Echoplanar Imaging Thrombolytic Evaluation，超声成像溶栓评价

IST：International Stroke Trial，国际脑卒中试验

mRS：modified Rankin Scale，Rankin 量表

NIHSS：National Institute of Health Stroke Scale score，国家卫生研究院卒中量表

OHS：Oxford Handicap Score，牛津残疾评分

† $P < 0.05$

a 90d mRS 0 ~ 1

b 90dmRS 0 ~ 2

c 90dNIHSS 0 ~ 1

d 180dOHS 0 ~ 2

7.3.2.2　NINDS

1995 年美国 NINDS 发表了他们的研究结果[10]。本研究以脑卒中症状出现后 3h 内的缺血性脑卒中患者为研究对象，与 ECASS Ⅰ 不同，tPA 剂量为 0.9mg/kg 体重。试验分为两部分：第一部分共注册了

291 例患者,第二部分共注册了 333 例患者。第一部分研究 tPA 是否具有临床益处,如从 NIHSS 基线评分提高 4 分或卒中后 24h 内神经功能缺损的恢复。第二部分根据 Barthel 指数、mRS、格拉斯哥预后量表(GOS)和 NIHSS 评分,对 3 个月的功能结果进行评估。在第一部分研究中,tPA 组与安慰剂组患者在 24h 神经功能改善的比例方面没有显著差异。在第二部分中,在 3 个月内对所有 4 项结果进行测量,观察 tPA 组的长期临床优势。与安慰剂治疗组患者相比,tPA 治疗组患者在 3 个月内的神经状态评估中显示出最小或无残疾的概率至少高出 30%。治疗后 36h 内 tPA 组的症状性脑出血发生率高于安慰剂组(6.4% $vs.$ 0.6%),但两组的死亡率相似。NINDS 的研究因此得出结论,尽管症状性脑出血发生率增加,但在症状出现后 3h 内静脉滴注 tPA 可改善患者发病后 3 个月内的临床结果(图 7.3)。

7.3.2.3　ECASS Ⅱ

ECASS Ⅱ 研究评价 tPA(剂量为 0.9mg/kg 体重)在脑卒中症状出现后 6h 内静脉溶栓治疗的安全性和有效性,其中包括 800 例缺血性脑卒中患者,并用 CT 排除主要梗死征象[13]。本研究排除了 1/3 以上大脑中动脉(MCA)阻塞、昏迷、偏瘫伴眼球偏斜的早期缺血性改变的患者。抗凝血药和抗血小板药物在患者随机治疗后的第一个 24h 内不使用,结果没有证实 tPA 具有统计学意义。包含 165 例患者(40.3%)的 tPA 治疗组和 143(36.6%)例患者的安慰剂组的 mRS(0~1)预后良好($P = 0.277$)。尽管颅内出血的风险会增加,但在选定的患者中使用 tPA(剂量为 0.9mg/kg 体重)溶栓可能会导致临床相关的预后改善(尽管统计学上没有显著性)。

7.3.2.4　ATLANTIS

1999 年,采用阿替普酶溶栓对缺血性脑卒中进行急性非介入治疗(ATLANTIS)的研究结果发表。这是一项随机双盲试验,评估静脉滴注剂量为 0.9mg/kg 体重的 tPA 对急性缺血性脑卒中患者在症状出现后 6h 内的疗效和安全性(A 部分)[14]。经过临时安全分析后,时间窗改为 0~5h,并决定重新开始注册,作为一项单独的研究(B 部分)[15]。由于缺乏有益的效果,该试验提前终止。B 部分治疗时间中位数为 4.5h。两组疗效无显著差异。然而,tPA 治疗组的症状性脑出血发生率明显升高。2002 年对 ATLANTIS 的数据进行了亚组分析,对 61 例参加 ATLANTIS 研究的患者的临床结果进行了分析,他们被随机分为静脉滴注 tPA 组或安慰剂组,在脑卒中症状出现后 3h 内接受治疗。主要终点是患者完全康复的百分比,即治疗后 90d 的 NIHSS 评分≤1 分。尽管症状性脑出血的发生率明显增加,但采用 tPA 治疗的患者显示出了 3 个月后的良好预后(NIHSS 评分≤1 分;$P = 0.01$)。这些数据支持基于 NINDS 的建议,在症状出现后 3h 内给缺血性脑卒中患者静脉滴注 tPA 溶栓治疗。

7.3.2.5　NINDS、ECASS 和 ATLANTIS 数据的汇总分析

2004 年 ATLANTIS、ECASS Ⅱ 和 NINDS 试验的研究人员对 tPA 的 6 个随机对照试验(最长 6h)进行了综合分析,以评估治疗时间对功能恢复的影响[16]。分析

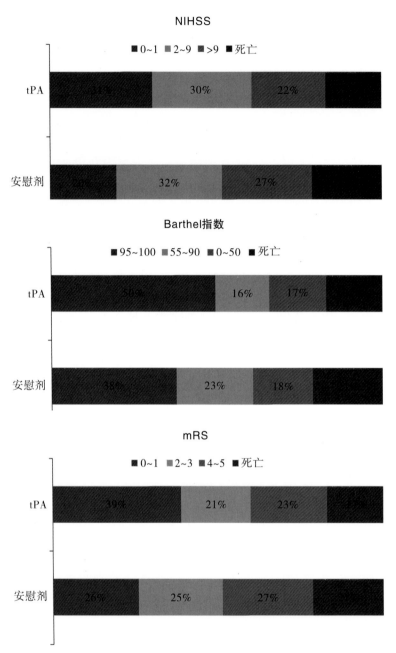

图 7.3 采用静脉组织型纤溶酶原激活剂（tPA）和安慰剂治疗的患者在 NINDS 研究所的三项评估量表中表现出显著差异。由于四舍五入，值总数不等于 100%。3 个月时的 NIHSS、Barthel 指数和 mRS 评分显示，与安慰剂相比 tPA 治疗的患者在统计学上有了显著的改善

结果表明治疗时间与功能恢复之间有很强的相关性。随着治疗时间的增长，有利结果（mRS < 2）的比值（OR）会下降（$P <$ 0.005），其 OR 值分别为 2.80（0 ~ 90min）、1.6（91 ~ 180min）、1.4（180 ~ 270min）和 1.2（271 ~ 360min）。5.9% 的

患者出现症状性脑出血,而安慰剂治疗组症状性脑出血的发生率为 1.1%（$P < 0.0001$）。本研究结果还表明,tPA 的时间间隔与治疗效果之间存在明显相关性,但也表明发病 3h 后 tPA 可能有潜在的疗效。此综合分析中最重要的发现是当患者发生脑卒中后,每分钟时间的延迟都会导致患者良好转归的概率下降。

7.3.2.6　ECASSⅢ

2008 年 ECASSⅢ研究评估了脑卒中发病后 3～4.5h 内使用 tPA 的安全性和有效性。该研究共纳入 821 例患者,将其随机分为 tPA 组（418 例）和安慰剂组（403 例）。该试验排除了 80 岁以上的患者、基线 NIHSS > 25 分的患者,以及服用抗凝血剂或有脑卒中史的患者。tPA 的中位给药时间为 3h 59min。更多的患者显示 tPA 比安慰剂更有临床疗效（52.4% vs. 45.2%；$P = 0.04$）。tPA 组的脑出血发生率高于安慰剂组（任何类型的脑出血,27.0% vs. 17.6%,$P = 0.001$；症状性脑出血,2.4% vs. 0.2%,$P = 0.008$）。尽管症状性脑出血增加了 10 倍,但在死亡率方面 tPA 组和安慰剂组之间没有显著差异（7.7% vs. 8.4%）。ECASSⅢ研究结果显示,静脉滴注 tPA 的有益时间窗超过了在 NINDS 试验中建立的常规 3h 时间窗,有效将 tPA 的时间延长到 4.5h（图 7.4）。

7.3.2.7　IST–3

第三次国际脑卒中试验（the third International Stroke Trial, IST–3）的目的是确定是否有更多的患者在脑卒中发病后 6h 内获益[18]。在这个国际性多中心、随机、开放标签的临床治疗试验中,患者被分为静脉滴注剂量为 0.9mg/kg 体重的 tPA 组或对照组。纳入标准广泛,不存在年龄上限,3035 例患者中有一半以上年龄 > 80 岁。主要分析结果是患者在发病后 6 个月时的存活和独立生活的比例,按牛津残疾评分（Oxford Handicap Score, OHS）0～2 分的定义。12 个国家的 156 所医院对 3035 例患者进行了注册。6 个月时 tPA 组有 554（37%）例患者和对照组为 534（35%）例患者存活和有独立能力［OHS0 – 2；校正 OR = 1.13；95% CI（0.95,1.35）；$P = 0.181$］。尽管早期出现致死性脑出血,6h 内使用 tPA 并不影响患者的长期生存并改善其功能。发病后

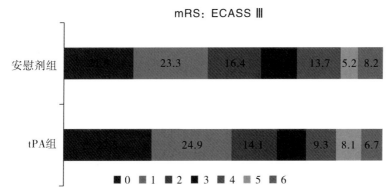

图 7.4　ECASSⅢ期临床试验意向治疗组 3 个月的试验结果（矫正后的 mRS）。组织型纤溶酶原激活剂（tPA）组患者的预后优于（mRS≤1 分）安慰剂组［52.4% vs. 45.2%；OR = 1.34；95% CI（1.02, 1.76）；$P = 0.04$］

3h 内接受治疗的患者获益最大,老年或重度脑卒中患者无明显下降。与没有接受 tPA 治疗的患者相比,3h 内使用 tPA 的患者中每 1 000 例中有 80 例独立生活能力更强。症状性脑出血发生第 1 周的早期死亡风险增加。上述结果鼓励医生考虑为更多的患者(特别是年龄 > 80 岁的患者)进行溶栓治疗,并治疗脑卒中引起的更严重的神经功能缺陷,也有助于提高发病后 3h 内缺血性脑卒中的治疗比例。

7.3.2.8 SITS-MOST 和 SITS-NEW

2002 年 9 月,欧洲药品评价机构(the Evaluation of Medicinal Products,EMEA)有条件批准使用 tPA,即在症状出现后 3h 内可采用 tPA 治疗缺血性脑卒中。这项批准的条件之一是治疗安全应根据研究方案[脑卒中患者溶栓治疗的安全实施——监测研究,Safe Implementation of Thrombolysis in Stroke-Monitoring Study(SITS-MOST)]进行监测[19]。欧盟规定要求 SITS-MOST 通过与既往随机对照试验的结果进行比较,来评估 tPA 在临床应用中的安全性。2002—2006 年,来自 14 个国家 285 个中心的 6 483 例患者参加了这项前瞻性观察研究。SITS-MOST 患者的基本临床特征大多数与集合随机对照试验中的患者相似。发病后 24h,症状性脑出血患者的比例为 1.7%;7d 时,符合循证医学相同条件的患者比例为 7.3%,而在合并的随机对照试验中为 8.6%。SITS-MOST 的 3 个月死亡率为 11.3%,而在合并的随机对照试验为 17.3%。本研究证实,在脑卒中发病后 3h 内使用 tPA 是有益和安全的,甚至在之前很少采用溶栓治疗急性缺血性脑卒中的医院也是如此。2014 年在非欧盟国家的脑卒中患者中进行了安全的溶栓治疗[Safe Implementation of Thrombolysis in Stroke-Non-European Union World(SITS-NEW)],与以往随机对照试验的 SITS-MOST 和合并分析的结果进行了比较,以评估亚洲人群静脉应用 tPA 的安全性[20]。标准剂量 tPA(0.9 mg/kg 体重)在亚洲人群中安全有效,正如以前的研究所观察到的情况,tPA 在脑卒中发作后 3h 内常规应用是安全有效的。

7.3.2.9 增强 tPA 的溶栓活性试验

在大脑近端动脉闭塞的情况下,tPA 治疗后不容易实现再通。tPA 早期再通率在大脑中动脉(MCA)近端闭塞组为 25%,颈内动脉(ICA)闭塞组为 10%。使用 tPA 后,血栓破裂和迁移导致远端动脉再闭塞率高达 30%[22]。因此,必须提高溶栓活性,以提高血管再通率,减少远端血管的再闭塞。

超声强化溶栓在体外和体内均已被尝试,以提高溶栓药物的活性[23]。超声所产生的血管微泡诱导血液微流走向闭塞位置作为 tPA 的输送途径。超声也可增强纤维蛋白网,促进 tPA 结合并渗透入血栓[24]。2MHz 连续经颅超声可显著提高 tPA 治疗患者的早期再通率[25]。然而,这些研究不能保证评估再通程度方面的有效性,因为本研究只使用经颅多普勒改变而不是血管造影。一项Ⅲ期超声溶解试验(CLOTBUST-ER;超声联合全身 tPA 溶栓急诊治疗血管再通)已经完成了患者的登记,将于不久开始[26]。静脉注射微泡作为造影剂,目的是增加超声的可用体积,有望提高 tPA 的溶栓活性。

7.3.3 其他溶栓剂

7.3.3.1 替奈普酶(Tenecteplase)

替奈普酶是一种惰性的基因工程突

变体 tPA,旨在提高溶栓效果和安全性。tPA 分子原氨基酸序列的三次特异性改变导致半衰期延长 17min($s=7$),对纤维蛋白的特异性增强,对内源性 PAI–1 的抗性增强。与 tPA(阿替普酶)相比,替奈普酶具有更好的溶栓效果和更安全的溶栓作用。两个比较替奈普酶和阿替普酶对急性缺血性脑卒中治疗效果的随机、前瞻性临床试验已经或正在进行中。第一项是于 2011 年完成的 2B 期开放标签结果试验,75 例患者在缺血脑卒中发病后 6h 时间窗内被随机分配,接受阿替普酶(0.9mg/kg 体重)或替奈普酶(0.1mg/kg 或 0.25mg/kg 体重)治疗[27]。两组共同的治疗终点主要为灌注加权磁共振成像(MRI;24h 时 CT 灌注缺损的比例)和 NIHSS 评分在 24h 时的临床改善程度。两组的共同治疗终点结果均为阳性。两种不同剂量的替奈普酶组 24h 后再灌注情况比阿替普酶组均有明显改善($P=0.004$),临床疗效明显更好($P<0.001$)。两组在颅内出血或其他严重不良事件上无显著差异。高剂量替奈普酶(0.25mg/kg 体重)的疗效优于低剂量组和阿曲普拉酶组。研究的次级终点为:24h 和 90d 梗死进展,24h 完全或部分再通,24h 重要神经功能改善情况(NIHSS 减少 8 例),90d 恢复完好或良好比例[27]。挪威的替奈普酶治疗脑卒中的Ⅲ期临床试验(NORTEST)也在进行,该试验随机抽取了 954 例患者,以 0.4mg/kg 体重的剂量静脉注射替奈普酶,与标准剂量的阿替普酶相比确保最佳治疗效果方面有 9% 或更多的差异[28]。这项研究的主要终点结果计量是 90d 时的 mRS 评分,次要终点是 24h 的 NIHSS 评分和血管再通率。

7.3.3.2 去氨普酶(Desmoteplasse)

去氨普酶是一种纤溶酶原激活剂,来源于吸血蝙蝠的唾液。1991 年研究者们对吸血蝙蝠唾液中纤溶酶原激活剂的 DNA 序列进行了完整的分析,其中,$α_1$(rDSPA$α_1$,去氨普酶)的活性最高,与人 tPA 的同源性为 72%[29]。去氨普酶具有很高的纤维蛋白特异性和较长的半衰期(138min),对血—脑屏障无影响,是一种很有前途的溶栓剂。第一个应用去氨普酶治疗缺血性脑卒中的临床试验表明,与安慰剂相比,低体重调整的去氨普酶剂量的再灌注率更高,患者的功能结果更好[30,31]。对急性缺血性脑卒中患者的去氨普酶剂量递增试验(DEDAS)也证实了 125μg/kg 体重剂量的去氨普酶治疗急性缺血性脑卒中的有效性和安全性[31,32]。然而在Ⅲ期试验中,DIAS 2 在卒中发生后 3～9h 未显示出去氨普酶的有益效果[31,33]。本研究的局限性在于样本容量小,缺乏标准的影像选择标准。随后对 DIAS 和 DIAS2 数据的分析表明,与安慰剂相比大脑近端动脉闭塞或高度狭窄患者的组织体积更大,对去氨普酶的反应也更积极。2009 年开始进行 DIAS 3 和 DIAS 4 的Ⅲ期临床试验,试验纳入了 400 例急性缺血性脑卒中患者;在脑卒中症状出现后 3～9h 内静脉滴注去氨普酶 90μg/kg 体重;仅选择经 MRI 或 CT 血管造影来评估的大脑近端动脉闭塞或高度狭窄患者;可以进行附加的灌注加权和(或)弥散加权成像。然而,这两项附加的Ⅲ期试验,加上先进的影像学选择标准,未能显示去氨普酶对急性缺血性脑卒中患者的益处。在患者的主要脑动脉闭塞症状发生 3～9h 后,DIAS 3 没有显示出任何优势,因此,DIAS 4 试验提前终止[34]。

7.3.3.3 安克洛酶(Ancrod)

静脉应用安克洛酶可降低血清纤维蛋白原水平,从而产生抗凝作用。它降低了血液黏度,增加了脑缺血区的血流量。安克洛酶是一种丝氨酸蛋白酶,是从马来西亚毒蛇的毒液中提取的[35]。在脑卒中发病后3h内开始治疗急性缺血性脑卒中显示出有益的结果[31,36,37]。脑卒中安克洛酶治疗试验(the Stroke Treatment with Ancrod Trial,STAT)时间为1993年8月至1998年1月,该试验为随机、双盲、安慰剂对照试验,将500例缺血性脑卒中患者随机分为两组,安克洛酶组248例,安慰剂组252例,在症状出现后3h内持续72h静脉滴注。安克洛酶组患者的功能良好恢复率(42.2%)明显高于安慰剂组(34.4%;$P = 0.04$),两组的死亡率无显著差异。安克洛酶组与安慰剂组相比,症状较多的ICH病例出现了下降趋势(5.2% $vs.$ 2.0%;$P = 0.06$)[36]。随后的研究将治疗时间窗延长至脑卒中发病后6h,但未显示临床结果有任何明显改善[31,37,38]。

7.3.3.4 糖蛋白Ⅱb/Ⅲa拮抗剂

糖蛋白(glycoprotein,GP)Ⅱb/Ⅲa拮抗剂可以抑制血小板活化,防止血管再闭塞、血栓破裂[39]。ADP激活血小板会引起血小板GPⅡb/Ⅲa受体的构象变化,从而诱导其与纤维蛋白原结合。在大型临床试验中,GPⅡb/Ⅲa拮抗剂是治疗急性冠状动脉综合征的有效药物。然而,在替罗非班治疗急性缺血性脑卒中的安全性研究(the Safety of Tirofiban in acute Ischemic Stroke,SaTIS)完成之前,它们的安全性和有效性一直不确定[40]。替罗非班是一种高选择性、快速作用的GPⅡb/Ⅲa血小板受体抑制剂。SaTIS试验中,将纳入的260例急性缺血性脑卒中(NIHSS评分4~18分)患者随机分为两组,分别在卒中发病后3~22h内静脉注射替罗非班或安慰剂。两组脑出血转化率无显著差异。使用替罗非班治疗5个月后患者的死亡率明显降低。本研究证实了替罗非班的安全性,但5个月后两组的神经和功能结果无差异。另一种GBⅡb/Ⅲa拮抗剂阿昔单抗,旨在检验在脑卒中急救试验(AbESTT-Ⅱ)时5h内使用阿昔单抗治疗急性缺血性脑卒中的效果。不论研究的终点或人群如何,本试验没有体现出静脉注射阿昔单抗治疗急性缺血性脑卒中患者的有效性或安全性。相反,阿昔单抗组的致死性或症状性脑出血明显增加[41]。

替非罗班是GPⅡb/Ⅲa的第三种抑制剂。联合应用替罗非班和tPA治疗急性缺血性脑卒中的强化方案(CLEA-ER)评价了联合应用tPA和替罗非班溶栓与单独使用tPA治疗的有效性和安全性。联合治疗组队列的症状性脑出血发生率较低,且有良好的功能恢复趋势(mRS 0~1;49.5% $vs.$ 36%)[42]。

7.3.3.5 阿加曲班(Argatroban)

阿加曲班是一种直接的凝血酶抑制剂,半衰期较短,为45min,2003年开展的阿加曲班抗凝治疗急性缺血性脑卒中试验(ARGIS-1)证明了其安全性,但未显示其有效性。该试验注册纳入了脑卒中发病后12h内的患者。试验结果显示,阿加曲班组症状性脑出血的发生率并不明显高于安慰剂组,阿加曲班并没有显示出比安慰剂更好的临床效果。阿加曲班联合tPA治疗急性脑卒中(the Argatroban with tPA for Acute Stroke,ARTSS)的研究报道了阿加曲班与tPA联合治疗脑卒中患者,其24h时完全再通率为63%[31,44]。AR-

TSS - 2 试验的第二个阶段被设计为随机分配高或低剂量的阿加曲班联合 tPA 静脉输注 48h,并与单独静脉滴注 tPA 进行对比,该阶段于 2015 年完成了患者的招募[45]。静脉滴注 tPA 联合阿加曲班的治疗似乎是安全的,但其可以观察到的临床益处需要在未来的临床试验中进一步研究。

7.4　静脉滴注 tPA 在急性缺血性脑卒中患者中的应用

7.4.1　静脉应用 tPA 治疗方案

建议对急性缺血性脑卒中患者在发病后 3h 内静脉滴注 tPA(剂量为0.9mg/kg 体重,最大剂量为 90mg)。表 7.3 和 7.4 分别列出了应用 tPA 的纳入和排除标准。表 7.5 说明了采用静脉滴注 tPA 治疗患者的推荐方案。tPA 的有益作用具有时间依赖性,因此应尽快开始应用。入院后的治疗时间应在 60min 内。对于不能在 3h 内接受治疗的患者,如果确定脑卒中发病后的时间窗为 3～4.5h 内,也应考虑静脉滴注 tPA(剂量 0.9mg/kg,最大剂量为 90mg;表 7.4),这与美国心脏协会(AHA)与美国脑卒中协会最近的指南一致[46]。在此延长时间窗内的患者与发病后 3h 内患者的治疗标准相同,但应排除以下患者:①年龄超过 80 岁的患者;②口服抗凝血剂且不考虑国际标准化比率(INR)的患者;③基准NIHSS > 25 分的患者;④有影像证据显示缺血性损伤涉及超过 1/3 大脑中动脉(MCA)的患者;⑤有脑卒中和糖尿病病史的患者(表 7.4)。总体而言,静脉滴注 tPA 前和静脉滴注 tPA 时,患者的血压应控制在 185/110mmHg 以下。在静脉滴注

tPA 的患者中,临床医生应注意 tPA 的潜在副作用,如出血问题和可能导致气道阻塞的血管性水肿。如果有证据证明残余神经功能障碍是由于脑卒中而不是癫痫发作后状态导致的,则可在脑卒中发作时静脉给予 tPA。对急性缺血性脑卒中患者应用 tPA 治疗可迅速改善其症状,如果患者在 3 个月内有较大的手术史或者近期发生过心肌梗死等情况,应慎重考虑,并对应用 tPA 的风险及益处进行评估。在临床试验中,脑卒中症状快速改善(rapidly improving stroke symptoms,RISS)的患者应避免使用 tPA,以避免短暂性脑缺血发作时使用 tPA 治疗,然而最近的共识是对 RISS 患者不推荐使用 tPA,但药物应用剂量很高又不致残的患者除外[47]。医生应在密切监测患者神经功能缺损的同时制订出治疗方案。尽管有限的证据表明,若患者从缺血性脑卒中(不明原因的发作性脑卒中)中恢复意识,且早期头颅 CT 未显示早期缺血性改变,那么也能从静脉溶栓中获益[48, 49]。

凝血异常的评估是治疗溶栓药物的关键。然而根据目前的指南,在 tPA 治疗之前,凝血研究和血小板计数的评估并非强制性的,除非临床怀疑凝血功能异常。增加了 tPA 的使用貌似安全,但根据观察研究,过去使用华法林并不是禁忌的前提是 INR < 1.7。直接凝血酶抑制剂达比加群和直接因子 Xa 抑制剂利伐沙班、阿哌沙班和依度沙班在实践中得到了广泛应用。对于决定使用溶栓药物的医生来说,挑战性在于评估溶栓治疗后出血并发症的潜在风险,然而这些新的抗凝血剂没有适当的工具来监测其抗凝效果。根据 2013 年 AHA 关于急性缺血性脑卒中的治疗指南,在使用直接凝血酶抑制剂或因子

表 7.3　Ⅳ 型组织纤溶酶原激活因子在脑卒中发生后 3h 内的纳入和排除标准

入选标准

缺血性脑卒中的诊断产生了可测量的神经缺损

出现症状 <3h 后开始治疗

年龄 ≥18 岁

排除标准

在前 3 个月内发生过头部外伤或脑卒中

有蛛网膜下腔出血症状

在前 7d 内在不可压缩点进行过动脉穿刺

ICH 史

颅内肿瘤、动静脉畸形或动脉瘤

近期进行过颅内或脊柱内手术

血压升高(收缩压 >185mmHg 或舒张压 >110mmHg)

内出血活跃

急性出血因素,包括但不限于

血小板计数 <100 000/mm³

48h 内进行过肝素治疗,导致 aPTT 异常升高,高于正常的上限

目前正在使用 INR >1.7 或 PT >15s 的抗凝剂

目前正在进行使用直接凝血酶抑制剂或直接因子 Xa 抑制剂的高敏感性实验室检测(如 APTT、INR、血小板计数、ECT;TT;或适当因子 Xa 活性测定)

血糖浓度 <50mg/dL(2.7mmol/L)

CT 显示多叶性梗死(低密度区超过 1/3 个大脑半球)

相对排除标准

最近的经验表明,在某些情况下,仔细考虑风险而非利益

尽管有 1 或多个相对禁忌证,患者仍可接受纤溶(rtPA)治疗。如果有任何相关的禁忌证存在,则应仔细考虑风险与收益比

仅轻微或迅速改善脑卒中症状(自行清除)

怀孕

癫痫发作时伴有足部残余神经损伤

在过去 14d 内接受过重大手术或发生严重创伤

21d 内近期胃肠道或尿路出血

近期急性心肌梗死(过去 3 个月内)

APTT:activated partial thromboplastin time,激活部分凝血活酶时间;ECT:ecarin clotting time,凝血时间;INR:international normalized ratio,国际标准化比值;PT:partial throboplastin time,部分凝血活酶时间;rtPA:recombinant tissue plasminogen activator,重组组织纤溶酶原激活剂;TT:thrombin time,凝血酶时间(摘自参考文献 46)

表 7.4 在发病后 3~4.5h 内 IV 型 rtPA 的附加纳入和排除标准

入选标准
缺血性脑卒中的可测量神经功能缺损
症状出现 3~4.5h 内进行治疗
相对排除标准
年龄超过 80 岁
严重脑卒中（NIHSS >25 分）
口服抗凝剂,不监测 INR
有糖尿病和缺血性脑卒中病史

INR:国际标准化比值;IV:静脉注射;NIHSS:国际卫生研究院脑卒中量表;rtPA:重组组织纤溶酶原激活剂(摘自参考文献 46)

表 7.5 静脉滴注 tPA 治疗急性缺血性脑卒中

在 60min 内注射,剂量为 0.9mg/kg 体重(最大剂量 90mg),其中 10% 的剂量给药时间为 1min
将患者送入重症监护病房或脑卒中病房进行监测
如果患者出现严重的头痛、急性高血压、恶心、呕吐或神经功能恶化,应停止输液(如果静脉注射 rt-PA),并紧急行 CT 扫描
测量血压并在静脉注射后前 2h 每 15min 进行一次神经功能评估,随后 6h 每 30 min 评估一次,然后改为每小时,直到 tPA 治疗 24h 后
如果收缩压 >180mmHg 或舒张压 >105mmHg,应增加血压测量频率,并给予降压药维持血压低于这一水平(表 7.6)
如果患者没有置入鼻胃管、留置膀胱导管或动脉内压力导管,可以安全治疗和管理,应该延迟留置这些导管
在使用抗凝剂或抗血小板药物前,在应用 rtPA 后 24h 应进行 CT 或 MRI 扫描

Xa 抑制剂的患者中,静脉滴注 tPA 可能是有害的而不建议使用,除非有敏感的凝血参数［例如活化部分凝血活酶时间（APTT）、血小板计数和凝血时间（ECT）］,凝血酶时间（TT）或适当的直接因子 Xa 活性测定正常,或患者至少 2d 没有服用这些药物。最近,接受直接凝血酶抑制剂或 Xa 因子抑制剂治疗的患者静脉滴注 tPA 的阳性经验已有报道[50-53]。然而在缺乏这些非维生素 K 口服抗凝剂经验的情况下,建议应该偏保守治疗。对于

需要动脉内注射 tPA 的患者也应给予类似的考虑[15]。

7.4.2 溶栓治疗期间及治疗后处理

接受 tPA 治疗的患者应在一个特殊的单元病房如脑卒中单元或 ICU 进行治疗和管理,每天 24h 密切观察。溶栓后 24h 内应持续监测心血管,控制血压,经常进行神经系统检查。根据 AHA 指南,从 tPA 治疗开始后前 2h 每 15min 监测一次血压,然后接下来 6h 每 30min 监测一次,然后在

tPA 开始输注后 24h 后剩余时间（16h）每隔 60min 监测一次血压[54]。溶栓后血压控制方案见表 7.6。表中所列的推荐药物起效迅速，效果可预测，超剂量使用的可能性很小。

输注 tPA 后 24h 应避免放置中心导管和动脉穿刺。然而考虑到 tPA 的血清半衰期短，如果临床情况需要采用中心静脉导管进行心血管监测，溶栓治疗结束后 1h 或更长时间即可进行安全插管。膀胱留置导管（Foley 导管）应避免在 tPA 治疗期间使用或至少在 tPA 治疗 30min 后再使用。在 tPA 治疗开始后的前 24h，也应避免放置鼻胃管；然而，与中心静脉置管和动脉穿刺一样，如有必要，可定期提前放置[55]。

ICH 是溶栓治疗期间和之后的一个重要问题。如果患者出现严重头痛、恶心或呕吐，或有急性高血压或神经功能恶化，应停止注射 tPA，并进行紧急 CT 扫描。预防出血并发症的最佳方法是仔细选择符合条件的患者，细致的护理和密切观察，以及对高血压患者进行监测（图 7.5）。

7.5 影响溶栓疗效的因素

急性缺血性脑卒中溶栓治疗的目的是在血栓溶解后，使缺血组织迅速恢复血流。溶栓效果受多种因素的影响，如血栓的类型、部位、范围，侧支循环程度，潜在的并发症，患者年龄，开始输注 tPA 的时间，再通时间等。

7.5.1 血栓的位置、成分和负荷

研究表明，直径较大的近端动脉对静脉溶栓有抗药性[21,31,56]。经颅超声检查

表 7.6 急性缺血性脑卒中急性再灌注治疗中动脉高压的潜在治疗途径

如果患者有资格接受急性再灌注治疗，排除血压 >185/110mmHg：
拉贝洛尔 10~20mg 静脉滴注 1~2 min，可重复 1 次；尼卡地平 5mg/h 静脉滴注，每 5~15min 滴注 2.5mg/h，最高 15mg/h。当达到期望的血压值时，调整以保持适当的血压限制。其他药物（肼屈嗪、依那普利等）可酌情考虑
如果血压不保持在或低于 185/110mmHg：
不给予 rtPA
在 rtPA 或其他急性再灌注治疗期间，维持血压低于 180/105mmHg：
从 rtPA 治疗开始，每 15min 监测一次血压，然后改为每 30min，之后每小时监测一次，监测 16h
如果收缩期血压 >（180~230）mmHg，或舒张期血压 >（105~120）mmHg：
拉贝洛尔 10mg 静脉滴注，连续静脉滴注 2~8mg/min；或尼卡地平 5mg/h 静脉滴注，至达到预期效果，每 5~15min 一次，最多 15mg/h
如果血压不受控制或舒张压 >140mmHg：
考虑静脉滴注硝普钠

BP：血压；rtPA：重组组织纤溶酶原激活剂（摘自参考文献 46）

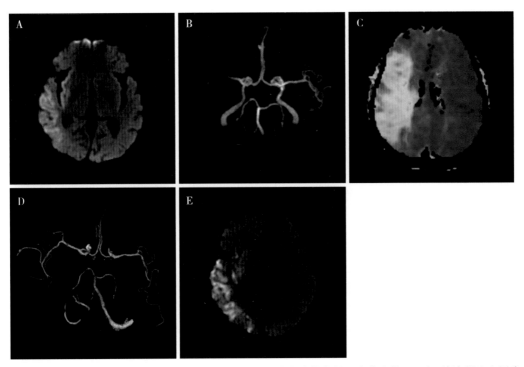

图 7.5　一个采用组织纤溶酶原激活物（tPA）静脉溶栓成功的案例。患者女性,61 岁,被诊断为左侧半身偏瘫、病感失认症和眼球右偏。国家健康卒中量表（NIHSS）评分 13 分,在卒中症状发作后 4h 给予静脉滴注 0.9mg/kg 体重的 tPA。在最初的 MRI 图像上,右侧大脑中动脉（MCA）区主要累及皮层,出现了扩散受限病变。A. 磁共振血管造影显示右侧大脑中动脉 M1 段闭塞。B. 灌注加权图像显示右侧大脑中动脉区延迟平均通过时间。C. 静脉溶栓 3d 后 CT 血管造影显示右侧大脑中动脉再通。D. 追踪弥散加权图像,显示先前扩散受限病灶的轻微延伸（E）。患者出院时的 NIHSS 评分为 6 分

显示,静脉溶栓治疗对远端 MCA（M2）闭塞的再通率为 44.2%,近端 MCA（M1）和远端 ICA 的再通率分别为 30% 和 6%[31,56]。再通成功率与血栓负荷呈负相关。长度 <8mm 的血栓更可能对溶栓药物有反应[57,58]。另一项近期研究还表明,根据 CT 灌注数据可以得出,近端 MCA 闭塞患者,M1 段截断长度为 12mm,这是静脉应用 tPA 后 24h 再通效果和 3 个月后临床效果的独立预测指标[59]。溶栓药物的疗效也与血栓的形成时间和组成成分有关。静脉滴注 tPA 的作用机制很可能是用红细胞破坏栓塞性血块,然而其他类型的血栓性栓塞如钙化对溶栓治疗无效。一项研究表明,富含纤维蛋白的心脏栓塞凝块与大动脉粥样硬化闭塞相比,静脉滴注 tPA 的再通速度更快[60]。近期血栓栓塞凝块可能比旧凝块更适合采用静脉溶栓药物治疗,因为随着时间的推移,凝血酶中的纤维蛋白和纤溶酶原成分对 tPA 有很高的亲和力,其对溶栓药物的降解和反应也会减弱。对采用静脉滴注 tPA 治疗的脑卒中患者,完全性或部分再通患者中有 20% 会发生早期再闭塞,其危险因素包括基线 NIHSS 评分高（ >16 分）和同侧颈动脉重度狭窄（ >70%）[61]。

7.5.2　高血糖

高血糖对缺血组织有不利影响,与静脉 tPA 治疗后的梗死面积增加及预后不良

密切相关。另外,高血糖是溶栓药物再通失败的一个强有力的独立因素[22]。虽然这些发现表明,在再灌注前控制高血糖,对于静脉滴注 tPA 产生的有益效果比较重要,但目前尚无临床试验数据来验证这一假说。

7.5.3　血压和血压的变化

在溶栓治疗前和溶栓过程中,高血压可增加 ICH 的风险。据报道,血压变异性对溶栓治疗的结果有负面影响[62]。然而,对于这一报道还没有大量的临床试验数据来证实。IST - 3 是一项大的随机对照试验,即在缺血性脑卒中发病后 6h 内进行溶栓治疗。这项研究记录了血压、血压变异性,以及在前 24h 使用降压药的情况。在本试验中,在前 24h 内,高血压和高血压变异性似乎与预后不良有关,而在前 24h 大幅度降压和使用降压治疗与良好的临床效果有关[63]。

7.5.4　年　龄

尽管死亡率很高,但是静脉溶栓似乎对年龄≥80 岁的患者有益。老年患者静脉滴注 tPA 后,症状性脑出血的发生率也可能增加,但目前尚无确切证据。2012 年对 1 711 例患者(年龄 >80 岁)和 5 174 例患者(年龄≤80 岁)进行了静脉溶栓试验的荟萃分析[64]。年龄≥80 岁的患者与年龄 <80 岁的患者表现出相似的治疗效果,尤其是在早期治疗时。在 0 ~ 3h 时间窗内对两组患者进行溶栓治疗,两组患者临床疗效良好的 OR 值相近[年龄 >80 岁, OR = 1.68,95% CI(1.20,2.34);年龄≤80 岁,OR = 1.51,95% CI(1.18,1.93)]。在 SITS-ISTR 研究注册接受静脉溶栓治疗的患者(23 062 例)和在 VISTA 注册纳入对照组(6 166 例)的临床研究中,患者在静脉滴注 tPA 治疗后 3 个月获得良好临床疗效的 OR 值,年龄 >80 岁者[1.4,95% CI(1.3,1.6)]的与年龄≤80 岁者[1.6,95% CI(1.5,1.7)]相似。根据这些研究结果应重新考虑排除老年急性缺血性脑卒中患者接受静脉溶栓治疗这一条件[65]。

7.5.5　溶栓治疗时间

症状出现后 3h 内应开始溶栓治疗,但许多先前的研究表明,在此时间窗内早期给予 tPA 治疗患者的获益更大。症状发作后 90min 内治疗的患者在 24h 有较高的症状改善率,90d 后较 91 ~ 180min 的患者有较好的转归。3h 内治疗次数与脑出血的发生无关。对所有急性缺血性脑卒中静脉滴注 tPA 研究的综合分析表明,与安慰剂相比,溶栓治疗对临床预后好的患者的 OR 值随着出现症状到开始治疗时间的增加而降低(图 7.6)[16]。当 OR >1 时,tPA 的益处大于安慰剂。

7.5.6　tPA 的剂量

长期以来,tPA 的剂量一直是其安全性方面的顾虑。急性缺血性脑卒中患者静脉滴注 tPA 的剂量(0.6mg/kg 体重)低于标准剂量(0.9mg/kg 体重)可能是安全的,因为脑出血的风险会降低。对韩国急性缺血性脑卒中患者来说,0.6mg/kg 体重的 tPA 静脉滴注剂量与标准剂量(0.9mg/kg)相比,临床疗效相当[20]。低剂量 tPA 治疗在东亚并不罕见,因为有 ICH 的发生风险。强化高血压控制和溶栓脑卒中的研究(the Enhanced Control of Hypertension and Thrombolysis Stroke Study, ENCHANTED)比较了标准剂量(0.9mg/kg)tPA 和低剂量(0.6mg/kg)tPA 在 4.5 h 时

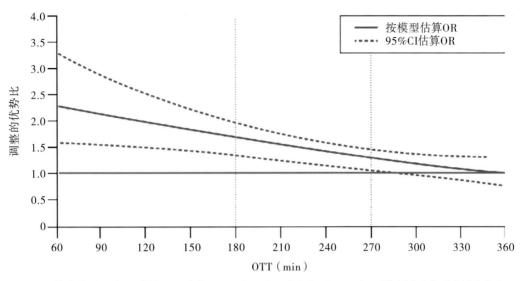

图 7.6　从发病后 3 个月时的汇总分析 NINDS 1 和 NINDS 2（0～3h），ECASS Ⅰ 和 ECASS Ⅱ（0～6h），ATLANTIS A（0～6h），和 ATLANTIS（3～5h）得出有益结果的 OR 值（OTT：开始治疗时间；NINDS：国家神经障碍和脑卒中研究所；ECASS：欧洲合作急性脑卒中研究；ATLANTIS：急性非介入治疗缺血性脑卒中的阿替普酶溶栓治疗；OR：优势比；引自参考文献 16）

间窗内的 3 310 例急性缺血性脑卒中患者[66]。患者的中位年龄为 67 岁，63% 为亚洲人。该研究的主要观察目标为低剂量与标准剂量 tPA 相比，90d 内死亡或残疾的主要结果（mRS 2～6）。研究结果发现低剂量组死亡率为 53.2%，标准剂量组死亡率为 51.1%［OR = 1.09；95% CI（0.95，1.25）］。然而，结果显示低剂量组的症状性脑出血的风险大大降低（1.0% vs. 2.1%；P = 0.01）。7d 死亡率也降低（0.5% vs. 1.5%；P = 0.01）。两组 90d 死亡率无显著差异（8.5% vs. 10.3%；P = 0.07）。这项以亚洲急性缺血性脑卒中患者为主的 ENCHANTED 试验并没有证明低剂量（0.6mg/kg）与标准剂量（0.9mg/kg）tPA 在 90d 死亡率和致残率方面的优劣，但结果显示了低剂量 tPA 的症状性 ICH 的风险明显降低。

7.6　溶栓治疗的并发症

7.6.1　溶栓相关颅内出血

　　tPA 治疗后 ICH 的风险增加，静脉滴注 tPA 可改变损伤部位血管基底板的通透性和完整性，导致血—脑屏障溶解，导致脑水肿和脑出血。表 7.7 列出了与使用 tPA 后脑出血风险增加有关的临床和神经放射学因素，这些预测因素包括年龄增加、脑卒中严重程度、血压升高和血糖升高、大弥散加权成像病变大小、脑微出血和白细胞增多[67,68]。然而没有任何单一因素能准确地识别缺血性脑卒中的高危脑出血患者。全身溶栓后的 ICH 通常发生在治疗开始后的 24～36h 内。症状性 ICH 的发生率为 5%～7%，而大多数 tPA 研究显示了相近的发生率[10]。急性缺血性脑卒中溶栓治疗后的脑出血称为出血转化，临床分为症状性和无症状性。ECASS 组也将其分为出血性梗死形成（hemorrhage infarction，HI）和实质出血（parenchymal hemorrhage，PH）[69]。每类又分为两种类型：HI－1 为梗死边缘的小点状出血；HI－2 为梗死区内汇合性点状出血，无占位效应。PH－1 为梗死区血块 <30%，具有占位作用；PH－2 为梗死区 >30% 的血凝块，具有占位效应。在 6 个试验的综合分析中，tPA 组溶栓后出现症状性出血性转化的风险为 5.9%，而对照组为 1.1%[16]。

表7.7　缺血性脑卒中患者溶栓治疗后发生的症状性脑出血的预测因子

临床因素：
年龄增加
入院时 NIHSS 评分
血压升高、血糖升高
治疗前单独或者联合使用阿司匹林和氯吡格雷
高血压病史和(或)他汀类处方药使用史
充血性心力衰竭
缺血性心脏病
肾功能损害
神经影像学因素：
脑成像可见缺血性病变或 ASPECTS ≤7
脑白质疏松症
弥散加权成像显示大病灶
脑微出血[T2*加权梯度回波（T2* GRE）MR]
磁共振液体衰减反转恢复扫描的高强度急性再灌注标记物
在 MRI T2* GRE 扫描中可见经脑静脉异常（AVV）
超低的脑血容量

AVV：abnormal visibility of transcerebral vein；摘自参考文献 68

预测 tPA 相关脑出血的风险评分系统已经开发出来。然而最近对这些风险检测装置进行的荟萃分析包括：GRASPS（血糖、种族、年龄、性别、压力、脑卒中严重程度）、DRAGON（致密动脉、Rankin 评分、年龄、血糖、开始治疗时间、NIHSS）、SEDAN（血糖、早期梗死体征、致密动脉、年龄、NIHSS）、HAT（溶栓后出血），以及 THRIVE（血管事件中的总体健康风险），结果发现在鉴别 ICH 高风险患者方面只有适当的预测价值[70-75]。风险预测评分系统包括临床和 CT 影像这些变量在内的低预测价值表明，我们对 tPA 相关症状性脑出血的基本机制尚缺乏了解，这可能很复杂，并与个别患者的特点有关。研发新的方法来识别 tPA 相关脑出血的高危患者，或找出降低出血性风险的新措施是急性脑卒中治疗研究中的真正挑战。

在治疗的前 24h，如果患者出现神经症状突然恶化，意识丧失，严重头痛，恶心、呕吐，或血压突然升高，此时应考虑症状性脑出血。在这种情况下应停止静脉滴注 tPA 并进行头颅 CT 检查。应通过交叉匹配采集血样，测定凝血时间、血小板计数、凝血酶原时间和纤维蛋白原。如果 CT 检查发现有症状性 ICH，应考虑使用冷沉淀和浓缩血小板[76]；也可以选择使用凝血酶原复合物、重组因子Ⅶa、氨基己酸和氨甲环酸[77,78]；也可以考虑使用神经外科手术清除血肿，但这项技术目前仍存在争议（图 7.7）。

7.6.2　系统性出血

静脉输液点渗漏、瘀点和牙龈出血是典型的轻度系统性出血并发症，此时不需要停用 tPA。胃肠道或泌尿生殖系统出血是严重的全身出血并发症，在这种情况下

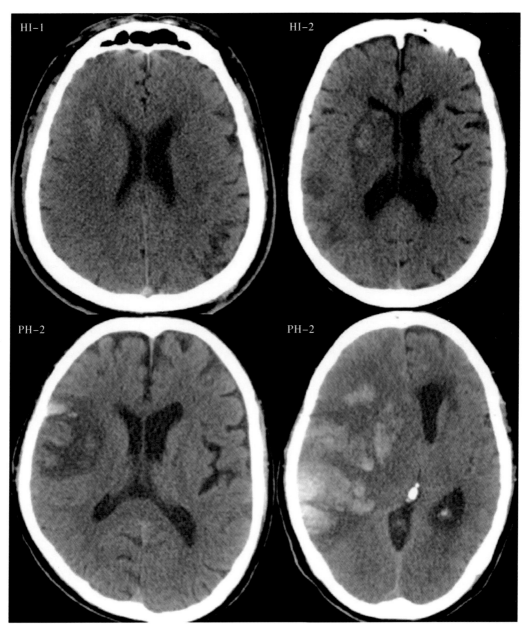

图 7.7　根据欧洲合作急性脑卒中研究分类,非对比度 CT 扫描显示与溶栓相关的颅内出血的放射学类型(HI－1:出血性梗死 1 型;HI－2 型:出血性梗死 2 型;PH－1 型:实质出血 1 型;PH－2 型:实质出血 2 型)

应该停用 tPA。由于近期发生了心肌梗死患者行 tPA 治疗时出现了心包出血这种罕见的并发症,因此对 tPA 治疗后出现低血压的患者应立即行超声心动图进行评估。

7.6.3　血管性水肿

在 1% ~ 8% 例接受 tPA 治疗的患者中,血管性水肿常发生在舌区[79,80],通常比较温和而短暂。

7.6.4 再灌注损伤

再灌注损伤也是一种严重的并发症，闭塞的血管再通会加重脑卒中的损害。再灌注损伤减弱了急性缺血性脑卒中溶栓治疗后脑血流恢复的受益。为了理解这种自相矛盾的损伤，需要强调的是血液再灌注到缺血区可能导致谷氨酸等兴奋性神经递质增加，从而导致钙的迅速流入和兴奋性毒性[81]。恢复的血流量可使自由基形成[82]。再灌注损伤的另一个主要原因是无再流现象，即在自然循环恢复后，缺血组织的血流仍未改善[83]。它是由局部活化血小板、白细胞、凝血信号级联和组织水肿、内皮细胞肿胀所致的微血管腔塌陷所致。此外，tPA 引起的血栓可能引起远端栓塞。由于对复杂机制的认识不足和缺乏有效的治疗方法，脑缺血再灌注损伤给内科医生和科研人员提出了巨大的挑战。随着对再灌注损伤的分子和细胞反应的进一步了解和先进的神经影像学技术的进一步发展，可能对脑卒中的治疗产生显著的改善。

7.7 静脉溶栓和其他治疗方案的结合

静脉溶栓和其他治疗方案的结合在临床研究中尚未显示出有益的效果。链激酶和肝素联合治疗的 MAST-E 试验评估了溶栓联合抗凝治疗方案[84]。联合治疗组因 ICH 升高导致试验提前终止，无明显疗效。在 MASE-I 研究中，链激酶与抗血小板联合治疗导致 ICH 的风险也较高[85]。因此在 tPA 治疗的 24h 内不允许使用抗血栓药物。

脑卒中动物模型和临床试验中，研究

了神经保护剂和溶栓联合治疗。谷氨酸拮抗剂 MK-801 与 tPA 相比，其对脑缺血后的神经损伤有更好的保护作用[86]。1999 年张等还证明了抗 CD18 抗体溶栓后，溶栓治疗时间从 2h 延长到 4h[87]。神经保护剂可稳定血管内皮，减轻再灌注损伤，减少溶栓不良反应。然而这些结果并没有被临床研究证实。另有两项联合治疗的临床研究分别检测了芦贝鲁唑和氯美噻唑。芦贝鲁唑抑制谷氨酸激活的一氧化二氮途径，而氯美噻唑则增强 GABA 神经递质的作用。这些药物在急性脑卒中患者中和 tPA 一起使用[88, 89]。联合用药组与单纯 tPA 组在 BI、死亡率、脑出血及严重不良事件的主要预后指标上无显著差异。研究表明这种联合治疗方案安全可行。

7.8 静脉溶栓后行血管内机械血栓切除术

动脉腔内机械血栓切除术的成功率高于单纯静脉溶栓治疗，但这只能在综合卒中中心使用，并且需要时间来激活血管内治疗小组。因为在准备血管内治疗的过程中静脉给予 tPA，因此联合使用静脉溶栓和动脉内血管再通治疗急性大动脉闭塞可能有效。如果输注 tPA 后患者仍存在神经功能缺损，则可考虑动脉内血管治疗以完成血管再通。最近的随机对照试验（MR CLEAN、ESCAPE、SWIFT PRIME、EXTEND-IA 和 REVASCAT）支持血管内机械再通治疗的优越性，包括使用第二代机械血栓清除器（支架回收器）联合或不联合静脉滴注 tPA 治疗急性大动脉阻塞。静脉应用 tPA 和血管内治疗现在已经越来越多地应用于临床实践[90-94]（图 7.8）。

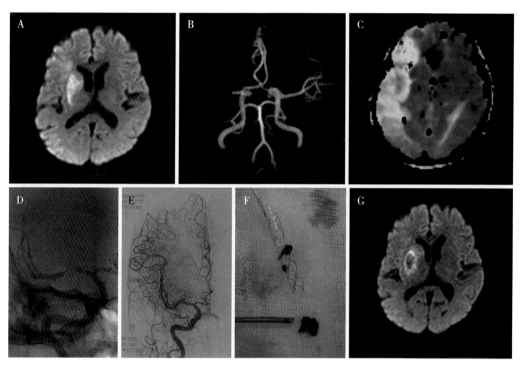

图7.8 静脉应用 tPA 和血管内机械血栓切除术联合治疗的病例。患者男性,67 岁,被诊断为右侧半身偏瘫,右眼偏右,其 NIHSS 评分为 12 分,3h 前开始出现脑卒中症状,脑卒中发作后 220min 开始静脉滴注 tPA。初始扩散加权图像显示右侧基底神经节和额叶皮层的扩散受限。A. 磁共振血管造影显示大脑中动脉在 M1 段闭塞。B. 灌注加权图像显示右侧大脑中动脉区的平均通过时间延迟。C. tPA 治疗后神经功能缺损无明显改善。因此,随后行血管内机械血栓切除术(D)成功去除血栓,实现完全再通(E、F)。G. 随访扩散加权图像显示之前的病变无明显扩展,但右侧基底神经节发生出血性转变。患者出院时的 NIHSS 评分为 3 分

结 论

在脑卒中症状明确出现后 3h 内,应对符合条件的急性缺血性脑卒中患者开始静脉滴注 tPA。虽然有额外的相对排除标准,但对急性缺血性脑卒中患者来说,如果明确症状出现 3 ~ 4.5h 内开始治疗,也可给予静脉滴注 tPA。急性缺血性脑卒中溶栓治疗中最关键的因素是迅速开始治疗。溶栓治疗的益处在脑卒中发生后随着时间的推移而不断降低。患者在发生急性缺血性脑卒中后越早开始静脉滴注 tPA,其受益的可能性越大。tPA 的禁忌证需要用溶栓治疗的益处 – 风险比来讨论。血管再通与急性缺血性脑卒中的功能改善和死亡率降低密切相关。影响溶栓治疗成功的因素有闭塞部位、侧支血流程度、血栓大小、成分和来源等。脑卒中伴大血管闭塞显示静脉溶栓治疗效果差,对于这类脑卒中患者,结合血管内机械溶栓术和静脉溶栓治疗将大大提高神经功能疗效的前景。

参考文献

[1] Rha JH, Saver JL. The impact of recanalization on ischemic stroke outcome: a meta-analysis. Stroke, 2007, 38:967 – 973.

[2] Adeoye O, Hornung R, Khatri P, et al. Re-

combinant tissue-type plasminogen activator use for ischemic stroke in the United States：a doubling of treatment rates over the course of 5 years. Stroke，2011，42：1952 - 1955.

［3］Furie B，Furie BC. Mechanisms of thrombus formation. N Engl J Med，2008，359：938 - 949.

［4］De Cristofaro R，De Candia E. Thrombin domains：structure，function and interaction with platelet receptors. J Thromb Thrombolysis，2003，15：151 - 163

［5］Ferguson JJ，Waly HM，Wilson JM. Fundamentals of coagulation and glycoprotein IIb/IIIa receptor inhibition. Eur Heart J，1998，19（Suppl D）：D3 - 9.

［6］Donnan GA，Davis SM，Chambers BR，et al. Streptokinase for acute ischemic stroke with relationship to time of administration：Australian Streptokinase（ASK）Trial Study Group. JAMA，1996，276：961 - 966.

［7］Furlan A，Higashida R，Wechsler L，et al. Intra-arterial prourokinase for acute ischemic stroke. The PROACT II study：a randomized controlled trial. Prolyse in Acute Cerebral Thromboembolism. JAMA，1999，282：2003 - 2011.

［8］Nordt TK，Bode C. Thrombolysis：newer thrombo-lytic agents and their role in clinical medicine. Heart，2003，89：1358 - 1362.

［9］Bivard A，Lin L，Parsonsb MW. Review of stroke thrombolytics. J Stroke，2013，15：90 - 98.

［10］Tissue plasminogen activator for acute ischemic stroke. The National Institute of Neurological Disorders and Stroke rt-PA Stroke Study Group. N Engl J Med，1995，333：1581 - 1587.

［11］Emberson J，Lees KR，Lyden P，et al. Effect of treatment delay，age，and stroke severity on the effects of intravenous thrombolysis with alteplase for acute ischaemic stroke：a meta-analysis of individual patient data from randomised trials. Lancet，2014，384：1929 - 1935.

［12］Hacke W，Kaste M，Fieschi C，et al. Intravenous thrombolysis with recombinant tissue plasminogen activator for acute hemispheric stroke. The European Cooperative Acute Stroke Study（ECASS）. JAMA，1995，274：1017 - 1025.

［13］Hacke W，Kaste M，Fieschi C，et al. Randomised double-blind placebo-controlled trial of thrombolytic therapy with intrave-nous alteplase in acute ischaemic stroke（ECASS II）. Second European-Australasian Acute Stroke Study Investigators. Lancet，1998，352：1245 - 1251.

［14］Clark WM，Albers GW，Madden KP，et al. The rtPA（alteplase）0 - to 6 - hour acute stroke trial，part A（A0276g）：results of a double-blind，placebo-controlled，multicenter study. Thromblytic therapy in acute ischemic stroke study investigators. Stroke. 2000，31：811 - 816.

［15］Clark WM，Wissman S，Albers GW，et al. Recombinant tissue-type plasminogen activator（Alteplase）for ischemic stroke 3 to 5 hours after symptom onset. The ATLANTIS Study：a randomized controlled trial. Alteplase thrombolysis for Acute Noninterventional Therapy in ischemic stroke. JAMA，1999，282：2019 - 2026.

［16］Hacke W，Donnan G，Fieschi C，et al. Association of outcome with early stroke treatment：pooled analysis of ATLANTIS，ECASS，and NINDS rt-PA stroke trials. Lancet，2004，363：768 - 774.

［17］Hacke W，Kaste M，Bluhmki E，et al. Thrombolysis with alteplase 3 to 4. 5 hours after acute ischemic stroke. N Engl J Med，2008，359：1317 - 1329.

［18］Group ISTc，Sandercock P，Wardlaw JM，et al. The beneits and harms of intra-venous thrombolysis with recombinant tissue plasminogen activator within 6 h of acute ischaemic stroke（the third international stroke trial［IST - 3］）：a randomised controlled trial. Lancet，2012，379：2352 - 2363.

［19］Wahlgren N，Ahmed N，Davalos A，et al. Thrombolysis with alteplase for acute ischaemic stroke in the safe implementation of throm-bolysis in stroke-monitoring study（SITS-MOST）：an observational study. Lancet，2007，369：275 - 282.

［20］Rha JH，Shrivastava VP，Wang Y，et al. Thrombolysis for acute ischaemic stroke with alteplase in an Asian population：results of the multi-center, multinational Safe Implementation of throm-bolysis in Stroke-Non-European Union World (SITS-NEW). Int J Stroke, 2014,9(Suppl A100): 93 – 101.

[21] del Zoppo GJ, Poeck K, Pessin MS, et al. Recombinant tissue plasminogen activator in a-cute thrombotic and embolic stroke. Ann Neurol. 1992,32:78 – 86.

[22] Alexandrov AV, Grotta JC. Arterial reocclusion in stroke patients treated with intravenous tissue plasminogen activator. Neurology. 2002,59:862 – 867.

[23] Cintas P, Nguyen F, Boneu B, et al. Enhancement of enzymatic ibrinolysis with 2 – MHz ultrasound and microbubbles. J Thromb Haemost. 2004,2:1163 – 1166.

[24] Everbach EC, Francis CW. Cavitational mechanisms in ultrasound-accelerated thrombolysis at 1 MHz. Ultrasound Med Biol, 2000, 26: 1153 – 1160.

[25] Eggers J, Konig IR, Koch B, et al. Sono-thrombolysis with transcranial color-coded sonography and recombinant tissue-type plasminogen activator in acute middle cerebral artery main stem occlusion: results from a randomized study. Stroke, 2008, 39: 1470 – 1475.

[26] Schellinger PD, Alexandrov AV, Barreto AD, et al. Combined lysis of thrombus with ultrasound and systemic tissue plasminogen activator for emergent revascularization in acute ischemic stroke (CLOTBUST – ER): design and methodology of a multinational phase 3 trial. Int J Stroke, 2015,10:1141 – 1148.

[27] Parsons M, Spratt N, Bivard A, et al. A randomized trial of tenecteplase versus alteplase for acute ischemic stroke. N Engl J Med, 2012,366:1099 – 1107.

[28] Logallo N, Kvistad CE, Nacu A, et al. The Norwegian tenecteplase stroke trial (NOR-TEST): randomised controlled trial of tenecteplase vs. alteplase in acute ischaemic stroke. BMC Neurol,2014,14:106.

[29] Bringmann P, Gruber D, Liese A, et al. Structural features mediating ibrin selectivity of vampire bat plasminogen activators. J Biol Chem,1995,270: 25596 – 25603.

[30] Hacke W, Albers G, Al-Rawi Y, et al. The desmoteplase in acute ischemic stroke trial (DIAS): a phase II MRI-based 9-hour window acute stroke thrombolysis trial with intravenous desmoteplase. Stroke, 2005,36:66 – 73.

[31] Barreto AD, Alexandrov AV. Adjunctive and alternative approaches to current reperfusion therapy. Stroke,2012,43:591 – 598.

[32] Furlan AJ, Eyding D, Albers GW,et al. Dose escalation of desmoteplase for acute ischemic stroke (DEDAS): evidence of safety and eficacy 3 to 9 hours after stroke onset. Stroke, 2006,37:1227 – 1231.

[33] Hacke W, Furlan AJ, Al-Rawi Y, et al. Intravenous desmoteplase in patients with acute ischaemic stroke selected by MRI perfusion – diffusion weighted imaging or perfusion CT (DIAS – 2): a prospective, randomised, double-blind, placebo – controlled study. Lancet Neurol. 2009,8: 141 – 150.

[34] von Kummer R, Albers GW, Mori E, et al. The desmoteplase in acute ischemic stroke (DIAS) clinical trial program. Int J Stroke, 2012,7:589 – 596.

[35] Kirmani JF, Alkawi A, Panezai S, et al. Advances in thrombolytics for treatment of acute ischemic stroke. Neurology,2012,79:S119 – 125.

[36] Sherman DG, Atkinson RP, Chippendale T, et al. Intravenous ancrod for treatment of acute ischemic stroke: the STAT study: a randomized controlled trial. Stroke Treatment with Ancrod Trial. JAMA, 2000,283:2395 – 2403.

[37] Levy DE, del Zoppo GJ, Demaerschalk BM, et al. Ancrod in acute ischemic stroke: results of 500 subjects beginning treatment within 6 hours of stroke onset in the ancrod stroke program. Stroke. 2009,40:3796 – 3803.

[38] Hennerici MG, Kay R, Bogousslavsky J, et al. Intravenous ancrod for acute ischaemic stroke in the European Stroke Treatment with Ancrod Trial: a randomised controlled trial. Lancet, 2006,368: 1871 – 1878.

[39] Eisenberg PR, Sobel BE, Jaffe AS. Activation of pro-thrombin accompanying thrombolysis with recombinant tissue-type plasminogen activator. J Am Coll Cardiol, 1992,19:1065 –

1069.

[40] Siebler M, Hennerici MG, Schneider D, et al. Safety of tiroiban in acute Ischemic stroke: the SaTIS trial. Stroke, 2011, 42:2388 – 2392.

[41] Adams Jr HP, Effron MB, Torner J, et al. Emergency administration of abciximab for treatment of patients with acute ischemic stroke: results of an international phase III trial: Abciximab in Emergency Treatment of Stroke Trial (AbESTT – II). Stroke, 2008, 39:87 – 99.

[42] Pancioli AM, Adeoye O, Schmit PA, et al. Combined approach to lysis utilizing eptiibatide and recombinant tissue plasminogen activator in acute ischemic stroke-enhanced regimen stroke trial. Stroke, 2013, 44:2381 – 2387.

[43] LaMonte MP, Nash ML, Wang DZ, et al. Argatroban anticoagulation in patients with acute ischemic stroke (ARGIS – 1) -a randomized, placebo-controlled safety study. Stroke, 2004, 35:1677 – 1682.

[44] Barreto AD, Alexandrov AV, Lyden P, et al. The argatroban and tissue-type plas-minogen activator stroke study inal results of a pilot safety study. Stroke, 2012, 43:770 – 775.

[45] Rahbar MH, Dickerson AS, Cai C, et al. Methodological issues for designing and conducting a multicenter, international clinical trial in acute stroke: experience from ARTSS – 2 trial. Contemp Clin Trials, 2015, 44:139 – 148.

[46] Jauch EC, Saver JL, Adams Jr HP, et al. Guidelines for the early management of patients with acute ischemic stroke: a guideline for healthcare professionals from the American Heart Association/American Stroke Association. Stroke, 2013, 44:870 – 947.

[47] Re-examining Acute Eligibility for Thrombolysis Task F, Levine SR, Khatri P, et al. Review, historical context, and clariications of the NINDS rt-PA stroke trials exclusion criteria: part 1: rapidly improving stroke symptoms. Stroke, 2013, 44:2500 – 2505.

[48] Barreto AD, Martin-Schild S, Hallevi H, et al. Thrombolytic therapy for patients who wake-up with stroke. Stroke, 2009, 40:827 – 832.

[49] Manawadu D, Bodla S, Jarosz J, et al. A case-controlled comparison of thrombolysis outcomes between wake-up and known time of onset ischemic stroke patients. Stroke, 2013, 44: 2226 – 2231.

[50] Govindarajan R, Galvez N. Is intravenous recombinant tissue plasminogen activator (rtPA) safe in patients on dabigatran. J Vasc Interv Neurol, 2014, 7:21 – 22.

[51] Shang J, Yamashita T, Kono S, et al. Effects of pretreatment with warfarin or rivaroxaban on neuro-vascular unit dissociation after tissue plasminogen activator thrombolysis in ischemic rat brain. J Stroke Cerebrovasc Dis, 2016, 25 (8):1997 – 2003.

[52] Kono S, Yamashita T, Deguchi K, et al. Rivaroxaban and apixaban reduce hemorrhagic transformation after thrombolysis by protection of neurovascular unit in rat. Stroke, 2014, 45: 2404 – 2410.

[53] De Smedt A, Cambron M, Nieboer K, et al. Intravenous thrombolysis with recombinant tissue plasminogen activator in a stroke patient treated with apixaban. Int J Stroke, 2014, 9:E31.

[54] Adams Jr HP, del Zoppo G, Alberts MJ, et al. Guidelines for the early management of adults with ischemic stroke: a guideline from the American Heart Association/American Stroke Association Stroke Council, Clinical Cardiology Council, Cardiovascular Radiology and Intervention Council, and the Atherosclerotic Peripheral Vascular Disease and Quality of Care Outcomes in Research Interdisciplinary Working Groups: the American Academy of Neurology afirms the value of this guideline as an educational tool for neurologists. Circulation, 2007, 115:e478 – 534.

[55] Adams Jr HP, del Zoppo G, Alberts MJ, et al. Guidelines for the early management of adults with ischemic stroke: a guideline from the American Heart Association/American Stroke Association Stroke Council, Clinical Cardiology Council, Cardiovascular Radiology and Intervention Council, and the Atherosclerotic Peripheral Vascular Disease and Quality of Care Outcomes in Research Interdisciplinary Working Groups: the American Academy of Neurology afirms the value of this guideline as

an educational tool for neurologists. Stroke, 2007,38:1655 – 711.

[56] Saqqur M, Uchino K, Demchuk AM, et al. Site of arterial occlusion identiied by transcranial Doppler predicts the response to intravenous thrombolysis for stroke. Stroke, 2007, 38:948 – 954.

[57] Blackham KA, Meyers PM, Abruzzo TA, et al. Endovascular therapy of acute ischemic stroke: report of the standards of Practice Committee of the Society of NeuroInterventional Surgery. J Neurointerv Surg, 2012,4:87 – 93.

[58] Riedel CH, Zimmermann P, Jensen-Kondering U, et al. The importance of size: successful recanalization by intravenous throm-bolysis in acute anterior stroke depends on thrombus length. Stroke, 2011,42:1775 – 1777.

[59] Rohan V, Baxa J, Tupy R, et al. Length of occlusionpredicts recanalization and outcome after intravenous thrombolysis in middle cerebral artery stroke. Stroke, 2014,45:2010 – 2017.

[60] Molina CA, Montaner J, Arenillas JF, et al. Differential pattern of tissue plasminogen activator – induced proximal middle cerebral artery recanalization among stroke subtypes. Stroke, 2004,35:486 – 490.

[61] Rubiera M, Alvarez-Sabin J, Ribo M, et al. Predictors of early arterial reoc-clusion after tissue plasminogen activator-induced recanalization in acute ischemic stroke. Stroke, 2005, 36:1452 – 1456.

[62] Liu K, Yan S, Zhang S, et al. Systolic blood pressure variability is associated with severe hemorrhagic transformation in the early stage after throm – bolysis. Transl Stroke Res,2016, 7(3):186 – 191.

[63] Berge E, Cohen G, Lindley RI, et al. Effects of blood pressure and blood pressure-lowering treatment during the irst 24 hours among patients in the third international stroke trial of thrombolytic treatment for acute ischemic stroke. Stroke, 2015,46:3362 – 3369.

[64] Wardlaw JM, Murray V, Berge E, et al. Recombinant tissue plasminogen activator for acute ischaemic stroke: an updated systematic review and meta-analysis. Lancet, 2012,379:

2364 – 2372.

[65] Mishra NK, Ahmed N, Andersen G, et al. Thrombolysis in very elderly people: controlled comparison of SITS International Stroke Thrombolysis Registry and Virtual International Stroke Trials Archive. BMJ, 2010, 341: c6046.

[66] Anderson CS, Robinson T, Lindley RI, et al. Low-dose versus standard-dose intravenous alteplase in acute ischemic stroke. N Engl J Med, 2016,374:2313 – 2323.

[67] Whiteley WN, Slot KB, Fernandes P, et al. Risk factors for intracranial hemorrhage in acute ischemic stroke patients treated with recom-binant tissue plasminogen activator: a systematic review and meta-analysis of 55 studies. Stroke, 2012,43:2904 – 2909.

[68] Karaszewski B, Houlden H, Smith EE, et al. What causes intracerebral bleeding after thrombolysis for acute ischaemic stroke. Recent insights into mechanisms and potential biomarkers. J Neurol Neurosurg Psychiatry, 2015, 86:1127 – 1136.

[69] Larrue V, von Kummer R, del Zoppo G, et al. Hemorrhagic transformation in acute ischemic stroke. Potential contributing factors in the European Cooperative Acute Stroke Study. Stroke,1997,28:957 – 960.

[70] Whiteley WN, Thompson D, Murray G, et al. Targeting recombinant tissue-type plasminogen activator in acute ischemic stroke based on risk of intracranial hemorrhage or poor functional outcome: an analysis of the third international stroke trial. Stroke, 2014,45:1000 – 1006.

[71] Johnston KC, Hall CE, Kissela BM, et al. Glucose Regulation in Acute Stroke Patients (GRASP) trial: a randomized pilot trial. Stroke,2009,40:3804 – 3809.

[72] Turc G, Aguettaz P, Ponchelle-Dequatre N, et al. External validation of the MRI-DRAGON score: early prediction of stroke outcome after intravenous thrombolysis. PLoS One, 2014,9: e99164.

[73] Lyden PD. Stroke: haemorrhage risk after thrombolysis-the SEDAN score. Nat Rev Neurol, 2012,8:246 – 247.

[74] Derex L, Nighoghossian N. Intracerebral

haemorrhage after thrombolysis for acute ischaemic stroke: an update. J Neurol Neurosurg Psychiatry, 2008, 79: 1093 – 1099.

[75] Flint AC, Faigeles BS, Cullen SP, et al. THRIVE score predicts ischemic stroke outcomes and thrombolytic hemorrhage risk in VISTA. Stroke, 2013, 44: 3365 – 3369.

[76] Broderick J, Connolly S, Feldmann E, et al. Guidelines for the management of spontaneous intracerebral hemorrhage in adults: 2007 update: a guideline from the American Heart Association/American Stroke Association Stroke Council, High Blood Pressure Research Council, and the Quality of Care and Outcomes in Research Interdisciplinary Working Group. Circulation, 2007, 116: e391 – 413.

[77] Yaghi S, Eisenberger A, Willey JZ. Symptomatic intracerebral hemorrhage in acute ischemic stroke after thrombolysis with intravenous recombinant tissue plasminogen activator: a review of natural history and treatment. JAMA Neurol, 2014, 71: 1181 – 1185.

[78] French KF, White J, Hoesch RE. Treatment of intrace-rebral hemorrhage with tranexamic acid after throm – bolysis with tissue plasminogen activator. Neurocrit Care, 2012, 17: 107 – 111.

[79] Hill MD, Lye T, Moss H, et al. Hemiorolingual angioedema and ACE inhibition after alteplase treatment of stroke. Neurology, 2003, 60: 1525 – 1527.

[80] Hurford R, Rezvani S, Kreimei M, et al. Incidence, predictors and clinical characteristics of orolingual angio-oedema complicating thrombolysis with tissue plasminogenactivator for ischaemic stroke. J Neurol Neurosurg Psychiatry, 2015, 86: 520 – 523.

[81] Wang X, Lo EH. Triggers and mediators of hemorrhagic transformation in cerebral ischemia. Mol Neurobiol, 2003, 28: 229 – 244.

[82] Saito A, Maier CM, Narasimhan P, et al. Oxidative stress and neuronal death/survival signaling in cerebral ischemia. Mol Neurobiol, 2005, 31: 105 – 116.

[83] Rezkalla SH, Kloner RA. No-relow phenomenon. Circulation, 2002, 105: 656 – 662.

[84] Donnan GA, Hommel M, Davis SM, et al. Streptokinase in acute ischaemic stroke. Steering Committees of the ASK and MAST-E trials. Australian Streptokinase Trial. Lancet, 1995, 346: 56.

[85] Randomised controlled trial of streptokinase, aspirin, and combination of both in treatment of acute ischaemic stroke. Multicentre Acute Stroke Trial-Italy (MAST – I) Group. Lancet, 1995, 346: 1509 – 1514.

[86] Tanaka Y, Marumo T, Omura T, et al. Serum S100B indicates successful combination treatment with recombinant tissue plasminogen activator and MK – 801 in a rat model of embolic stroke. Brain Res, 2007, 1154: 194 – 199.

[87] Zhang RL, Zhang ZG, Chopp M. Increased therapeutic eficacy with rtPA and anti-CD18 antibody treatment of stroke in the rat. Neurology, 1999, 52: 273 – 279.

[88] Lyden P, Jacoby M, Schim J, et al. The Clomethiazole Acute Stroke Study in tissue-type plasminogen activator-treated stroke (CLASS – T): inal results. Neurology, 2001, 57: 1199 – 1205.

[89] Grotta J. Combination Therapy Stroke Trial I: combination therapy stroke trial: recombinant tissue-type plasminogen activator with/without lubeluzole. Cerebrovasc Dis, 2001, 12: 258 – 263.

[90] Berkhemer OA, Fransen PS, Beumer D, et al. A randomized trial of intraarterial treatment for acute ischemic stroke. N Engl J Med, 2015, 372: 11 – 20.

[91] Goyal M, Demchuk AM, Menon BK, et al. Randomized assessment of rapid endovascular treatment of ischemic stroke. N Engl J Med, 2015, 372: 1019 – 1030.

[92] Saver JL, Goyal M, Bonafe A, et al. Stent-retriever thrombectomy after intravenous t-PA vs. t – PA alone in stroke. N Engl J Med, 2015, 372: 2285 – 2295.

[93] Campbell BC, Mitchell PJ, Kleinig TJ, et al. Endovascular therapy for ischemic stroke with perfusion – imaging selection. N Engl J Med, 2015, 372: 1009 – 1018.

[94] Jovin TG, Chamorro A, Cobo E, et al. Thrombectomy within 8 hours after symptom onset in ischemic stroke. N Engl J Med, 2015, 372: 2296 – 2306.

第 **8** 章　儿童急性缺血性脑卒中

Soonhak Kwon

脑卒中可在生命中的任何时期发生，但其原因、临床特征和其他临床观点因患者年龄不同而有差异。本章将集中讨论儿童动脉缺血性脑卒中的危险因素、临床表现、诊断、治疗等重要问题。

8.1　引　言

儿童动脉缺血性脑卒中（arterial ischemic stroke，AIS）是一种罕见但有严重后遗症的疾病，如永久性认知障碍、运动障碍、癫痫等。尽管目前研究者已经尽了巨大的努力来组建成人脑卒中的相关知识体系，但在儿科医生中仍然没有得到足够的重视。以往的报道表明，AIS 的病因、临床特征和预后与成人脑卒中不同。虽然成人的危险因素主要与心律失常、高血压和动脉粥样硬化相关，但在儿童 AIS 中有多种潜在的系统性因素，其中血栓前条件、感染、动脉病、镰状细胞病、先天性心脏病和遗传/代谢状况似乎在儿童 AIS 的发病机制中起主要作用[1-4]。

S. Kwon, MD
Kyungpook National University Children's Hospital
and School of Medicine, Hogook-Ro 807,
Book-Gu, Daegu 41404, South Korea
e-mail: shkwon@knu.ac.kr

© Springer Science + Business Media Singapore 2017

J. Park (ed.), *Acute Ischemic Stroke*, DOI 10.1007/978 – 981 – 10 – 0965 – 5_8

根据最近基于人口的儿童脑卒中研究数据，每年总的发病率估计为(1~3)/100 000[5-7]。根据对小于 1 月龄的新生儿进行的基于人群研究的估计，围生期卒中的发生率甚至更高，大约每 4 000 个足月儿中发生 1 例[8]。儿童 AIS 的发病年龄为 1 个月至 13 岁[9]。

儿童期 AIS 常伴有局灶性神经体征的突然发作，以大脑中动脉（MCA）最常见。围生期脑卒中与儿童和成人脑卒中在许多方面有很大不同，主要与缺氧缺血性脑病重叠。此外还表现出非特异性或模糊的症状，如呼吸暂停、嗜睡、易怒、喂养不良、低张力和癫痫。这些儿童中有许多会导致永久性神经功能缺损、癫痫以及行为和认知障碍。

儿童 AIS 的诊断往往较晚，因为最初的临床表现可能是非特异性的。因此神经影像学是确定诊断的关键。磁共振弥散加权成像被认为是鉴别早期和微小病变最敏感的工具。

由于关于改善预后的最佳治疗策略的证据仍然很少，标准治疗方法主要是从成年人的研究中推断出来的，其结果主要取决于卒中的大小和部位、合并症以及发病年龄[10]。

8.2 儿童 AIS 危险因素分析

儿童 AIS 的危险因素目前尚不清楚，主要原因是儿童 AIS 发病率较低，缺乏足够的数据，最近的研究发现了许多假设的危险因素，并与儿童 AIS 有关。Asper 以前的研究中，成人的传统危险因素如高血压、动脉粥样硬化、糖尿病，在儿童 AIS 中并不常见。在儿童 AIS 中经常发现 1 个以上的危险因素，但在大多数病例中病因仍不清楚，约 1/4 的病例仍被视为特发性或不明原因的 AIS[11]。目前已知的儿童 AIS 主要危险因素包括心脏疾病、既往感染、血管疾病（如烟雾病）、血栓前疾病（如镰状细胞病或白血病）和遗传状况（表 8.1）。

在心脏危险因素方面，8% ～ 31% 的 AIS 儿童有先天性心脏病（congentital heart disease，CHD），尤其是复杂型冠心病、瓣膜性心脏病、心律失常和心肌病[12-15]。心脏壁、瓣膜和主要血管的结构或功能改变可能导致血流异常和血栓形成，从而扩散到脑血管，特别是在从右向左分流的情况下。卵圆孔未闭（patent foramen ovale，PFO）在儿童 AIS 中的作用一直存在争议，因为 PFO 可以从右向左分流，并可能使栓子到达大脑动脉。然而只有大约 5% 的儿童报告了一种孤立的 PFO，远远低于一般人口的流行率。此外，闭合卵圆孔在隐源性儿童 AIS 中的作用和益处仍不清楚[14-17]。

中枢神经系统（central nervous system，CNS）感染如脑膜炎和脑炎，已被认为是导致儿童 AIS 的原因。与脑卒中相关的常见病原体包括人类免疫缺陷病毒（human immunodeficiency virus，HIV）、水痘带状疱疹病毒（varicella zoster virus，VZV）、日本乙型脑炎病毒、结核分枝杆菌、

表 8.1 儿童 AIS 危险因素分析

心脏疾病	先天性心脏病，尤指发绀或混合性
	心内膜炎、主动脉或二尖瓣狭窄、心律失常
传染病	脑炎、脑膜炎、鼻窦、中耳炎
血管疾病	烟雾病（Moyamoya）、高山病、川崎病
血管炎	纤维肌发育不良、SLE、JRA、结节性多动脉炎
	皮肌炎、溶血性尿毒综合征
	炎症性肠病、TCA 或 FCA、偏头痛
凝血状况	红细胞增多症，血小板增多，抗磷脂抗体
	DIC，抗凝血酶Ⅲ、蛋白 C 或蛋白 S 缺乏
	凝血因子 V 不足
镰状细胞病	
基因或代谢性疾病	同型胱氨酸血症、MELAS、戊二酸血症 I 型、Fabry 病、Menkes 综合征、尿素循环障碍
	CADASIL
创伤	动脉夹层，A-V 瘘管，假性动脉瘤
药物	可卡因、安非他命
其他	辐射，ECMO

TCA：短暂性脑动脉病；FCA：局灶性脑动脉病；DIC：弥散性血管内凝血；MELAS：线粒体脑病、乳酸酸中毒和脑卒中样发作；CADASIL：脑常染色体显性遗传性脑病伴皮质下梗死和白质脑病；ECMO：体外膜氧合

绦虫、隐球菌、曲霉病、组织胞浆菌病[18]，同样地，轻微的感染也可以与童年期 AIS 密切相关[14,19]。这种联系在单侧狭窄被称为局灶性脑动脉病（focal cerebral anteriopathy，FCA）的儿童中比其他动脉病变

（如烟雾病）的儿童中更显著[1]。轻微感染可能与脑卒中的发病机制有关，可能是血栓前病变或直接血管损伤所致。在已存在水痘带状疱疹病毒相关性动脉病的情况下，直接血管感染导致 AIS[20,21]。其他病原体如腺病毒和肺炎支原体也在儿科病例报告中提及[22,23]。

　　动脉病变是儿童 AIS 最常见的诊断结果之一[12]。最近的一项研究也显示了大多数进行动脉成像的患者存在动脉病变的证据[1]。亚型包括动脉夹层、烟雾病和 FCA。许多动脉夹层可能与严重或轻微的创伤有关[24]，有些可能与结缔组织疾病如埃勒斯 - 当洛（Ehlers-Danlos）或马方（Marfan）综合征有关，但对此并不明确[25]。动脉夹层的诊断可以通过相关的临床特征以及 MRI、MRA 或常规血管造影来进行。烟雾病是一种非炎性进展性动脉病，其特点是双侧大脑大动脉狭窄，并伴有侧支化，导致常规脑血管造影上出现"烟雾喷鼻"。烟雾病通常发生在日本、韩国和其他东亚国家的健康儿童中，可能与 RNF 213 基因有关，RNF 213 是 MMD 的易感基因[26,27]。烟雾综合征可与神经纤维瘤病、镰状细胞病、唐氏综合征、辐射等疾病有关[28]。FCA 被认为是病因不明的局灶性脑动脉狭窄。炎症或炎症过程可能有助于 FCA 的发展，因为早期轻度上呼吸道感染与 FCA 高度相关。也有人认为水痘或其他病毒性疾病可能是局灶性大脑大动脉单侧狭窄的原因[1,21,29]。

　　高凝状态可能增加儿童 AIS 的风险，因为动脉血栓或栓塞静脉血栓可以从右向左心脏分流。危险因素包括血小板增多症、抗磷脂抗体、红细胞增多症、缺铁性贫血、抗凝血蛋白 C、蛋白 S 或抗凝血酶缺乏、脂蛋白增加、因子 V 莱顿（Leiden）突变（G1691A）、凝血酶原多态性（G20210A）和亚甲基四氢叶酸还原酶突变（MTHFRC677T 和 A1298C）[10,30,31]。抗凝血剂缺乏往往发生在病毒感染后，如水痘[10]。高凝状态在儿童中相对常见，并且经常以多因素的方式与其他危险因素相互作用，而非独立因素。此外，还需要进一步可靠的研究来评估遗传多态性与儿童 AIS 之间的联系。

　　镰状细胞性贫血（sickle cell anemia，SCA）是儿童 AIS 的主要危险因素之一，可能发展为脑动脉病、烟雾病综合征和心内分流。大脑中动脉或大脑内动脉的异常经颅多普勒（transcranial Doppler，TCD；平均最大流速 ≥ 200cm/s）可预测脑卒中[32]。对患有 SCA 并且 TCD 速度异常的儿童进行慢性输血支持，可能会起到预防脑卒中的作用[33,34]。

　　尽管很罕见，许多与生俱来的代谢紊乱很可能与儿童期 AIS 有关。这些疾病包括因半胱氨酸 - β - 合成酶缺乏症、法布里病、孟克斯综合征、尿素循环紊乱、线粒体脑病、乳酸酸中毒和脑卒中样发作（mitochondrial encephalopathy，lactic acidosis，and stroke-like episodes，MELAS）[31]。

　　创伤是儿童 AIS 的常见危险因素。常见的伤害类型包括机动车事故、非意外伤害和与运动有关的伤害[19]，推测其机制可能是由颈部突然、有力的过度伸展或旋转所导致的主要动脉伸展或撕裂。这导致动脉夹层，动静脉瘘或假性动脉瘤，最终血流中断或导致血栓栓塞[35]。

　　可卡因或安非他明是儿童 AIS 的另一个可能病因，特别是在青少年中，可能是高血压或血管痉挛导致[36]。其他的交感神经药物如哌甲酯对儿童 AIS 的作用仍不清楚。

不考虑潜在的恶性肿瘤，头部放疗和化疗可能增加儿童 AIS 的风险[37-39]。

表 8.2　局部血管闭塞所致缺血性脑卒中的临床特点

大血管闭塞	
颈内动脉	轻偏瘫，单侧感觉缺失，偏盲，失语症
大脑前动脉	轻偏瘫，单侧感觉缺失（下肢）
大脑中动脉	轻偏瘫，单侧感觉缺失（面部/上肢），偏盲，失语症
椎基底动脉	昏迷，单侧运动或感觉障碍，小脑征，颅神经征，头晕
大脑后动脉	偏盲（黄斑回避），动眼神经麻痹性视觉失认症，失语症
分支血管闭塞	
ACA 分支	
MCA 分支	
PCA 分支	中脑综合征，Weber 综合征，丘脑综合征
BA 分支	SCA 综合征，AICA 综合征，PICA 综合征，Benedikt 综合征，Millard Gubler 综合征，locked-in 综合征
深穿支动脉闭塞	
豆纹动脉	单纯运动性轻偏瘫
丘脑膝状体动脉	单纯感觉缺失
BA 穿支	构音障碍/手活动笨拙，运动失调性轻偏瘫

ACA：anterior cerebral artery，大脑前动脉；MCA：middle cerebral artery，大脑中动脉；PCA：posterior cerebral artery，大脑后动脉；BA：basilar artery，椎基底动脉；SCA：superior cerebellar artery，小脑上动脉；AICA：anterior inferior cerebellar artery，小脑前下动脉；PICA：posterior inferior cerebellar artery，小脑后下动脉

表 8.3　儿童缺血性脑卒中的鉴别诊断

占位性损伤区域：脑肿瘤，颅内脓肿等
偏头痛性偏瘫
脑部静脉血栓
癫痫发作：托德瘫痪，痉挛性偏瘫发作等
感染性疾病：脑膜炎，脑炎，小脑炎等
炎症性疾病：ADEM，多发性硬化，NMO 等
RPLS
假性脑瘤
药物中毒
代谢障碍
线粒体疾病：MELAS
精神病

ADEM：acute disseminated encephalomyelitis，急性播散性脑脊髓炎；NMO：neuromyelitis optica，视神经脊髓炎；RPLS：reversible posterior leukoencephalopathy syndrome，可逆性后部脑白质病综合征；MELAS：mitochondrial encephalomyopathy，lactic acidosis，and stroke-like episodes，线粒体脑病、乳酸酸中毒和卒中样发作

8.3　临床表现

儿童 AIS 的临床表现在许多方面与成人有很大的不同，这主要取决于年龄和所涉及的动脉。婴儿和幼儿通常出现非特异性症状，如嗜睡、活动减少、癫痫发作或发病时出现轻度发热，而年龄较大的儿童和青少年往往出现更具体、特殊的症状，如偏瘫。表 8.2 总结了 AIS 的典型特征，其特征取决于所涉及的动脉区域。一般来说，偏瘫、半侧感觉缺陷、失语或偏盲的出现意味着一或多条大脑主要动脉的参与，而共济失调和多个颅神经征象则提示椎基底动脉分支血管受累。中小型事件往往以急性发作性局灶性缺损和存在意

识为主要表现,而较大的事件往往表现为更严重的局灶性缺损和意识改变。儿童深穿透动脉闭塞造成的单纯运动或感觉缺陷比较罕见。此外,急性偏瘫更可能是由于其他情况,如托德瘫痪、偏头痛和神经感染性或炎症性疾病的儿童。1/3 ~ 1/2 的儿童 AIS 病例出现了癫痫发作,这意味着在儿童 AIS 中无论年龄大小,癫痫都可以成为主要临床表现[40]。此外,在最初 24h 内发作的患者在接下来的 6 个月内将会有更高的癫痫发作风险[41]。由代谢原因引起的脑卒中如 MELAS,经常伴随着类似脑卒中发作的进展过程。

8.4 儿童 AIS 诊断方法

对儿童 AIS 的诊断并不容易,而且往往由于临床表现不明显和非特异性而延迟,表 8.3 中列出的复杂的鉴别诊断。考虑到其复杂性,对儿童突然发作的局灶性神经功能缺陷应考虑脑卒中可能,除非能证明并非如此。除偏瘫外,患儿也会发生偏身感觉障碍、失语症、视觉或平衡障碍。在取得临床病史方面,应考虑儿童 AIS 的各种危险因素,并应特别注意存在近期感染、创伤、先天性心脏病、家族史等因素。考虑到可能涉及的脑区,应对患儿进行完整的全身查体和神经功能查体。

儿童脑卒中的诊断研究由于原因和种类较多以及鉴别诊断较复杂,比成人脑卒中的诊断研究更为复杂和广泛。

神经影像学是确诊儿童 AIS 的关键。在急性发病的情况下,实验室评估包括儿童的全血细胞计数(CBC)、常规生化检查、电解质、红细胞沉降率(ESR)、C - 反应蛋白(CRP)、凝血功能检查、血脂谱、毒理学筛选和 β-hCG。应根据患儿的不同情况,进一步评价特定条件,如遗传、代谢、血管炎、感染性疾病等(表 8.4)。任何怀疑先天性心脏病或病因不明的儿童,都必须进行心电图和超声心动图检查。在某些情况下,血红蛋白电泳可被用来鉴别 SCA 或其他血红蛋白病。

要确定病灶神经缺损是否为血管源性,需要进行高级别的神经影像学检查。头颅 CT 可以排除出血性脑卒中,是诊断儿童 AIS 的一线手段,尤其是对成熟的 AIS,头颅磁共振弥散加权成像由于其更

表 8.4　缺血性脑卒中患儿的实验室评价

CBC、电解质、葡萄糖、肝功检测曲线、尿素氮或肌酐、ESR、CRP 等
凝血功能:PT 或 APTT、纤维蛋白原、D - 二聚体、蛋白 C、蛋白 S、抗凝血酶Ⅲ、因子Ⅷ、因子 V 等
抗核抗体、抗 DNA、抗磷脂抗体
必要时进行血红蛋白电泳
血脂:胆固醇、甘油三酯、低密度脂蛋白、高密度脂蛋白等
IEM 筛查:ABGA、血氨、尿液有机酸、血浆氨基酸、肉碱(如有必要)
尿液毒理学筛查
尿 β-HCG(青少年)
线粒体功能:乳酸/丙酮酸盐、线粒体 DNA 突变(如果怀疑)
必要时进行腰椎穿刺
病毒检查:如果怀疑查 VZV、HSV、EBV、肠道病毒

CBC:全血细胞计数;ESR:红细胞沉降率;CRP:C 反应蛋白;PT 或 PTT:凝血酶原时间或部分凝血活酶时间;IEM:先天性代谢障碍;ABGA:动脉;HCG:人绒毛膜促性腺激素;VZV:水痘带状疱疹病毒;HSV:单纯疱疹病毒;EBV:爱泼斯坦 - 巴尔病毒

高的敏感性和特异性，成为早期和微小梗死诊断的金标准[42]。磁共振弥散加权成像可以显示病灶在发病后半小时内和发病后 1 周内的变化情况（图 8.1、8.2）。磁共振血管造影（MRA）或 CT 血管造影（CTA）被认为是儿童 AIS 的一线成像成像方式，除非病例提示小血管闭塞，在这种情况下可以进行常规血管造影。如果

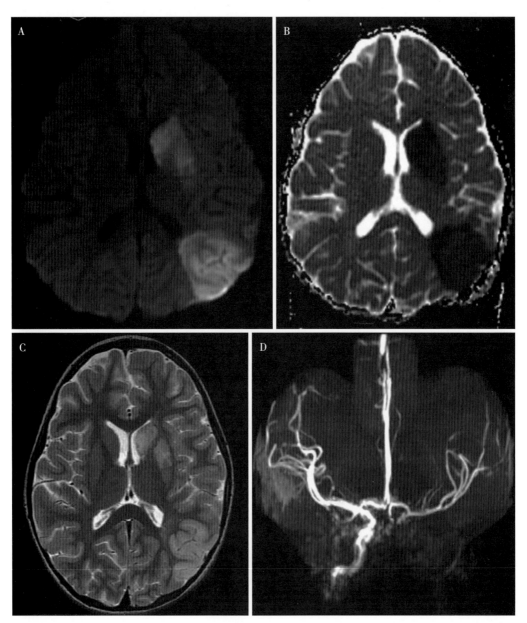

图 8.1　患者为一例 5 岁女孩，被诊断为支原体肺炎，因左肺动脉完全闭塞导致左大脑中动脉区域脑梗死。弥散加权 MRI（A）、ADC 图（B）和 T2 加权轴位图像（C）显示梗死灶累及左颞叶和左基底节。MRA（D）显示没有明显的造影剂填充，提示完全闭塞

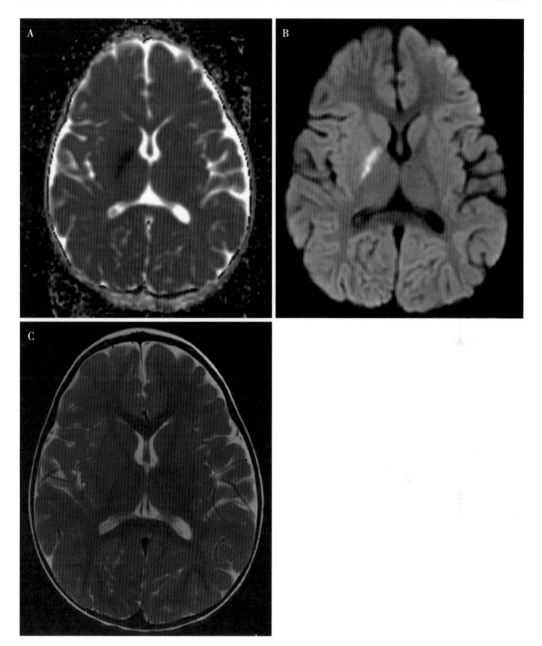

图 8.2　一个 17 月龄的女孩右基底节内病因不明的腔隙性梗死。扩散加权 MRI（A）、ADC 图（B）和 T2 加权轴位图像（C）显示累及豆状动脉区域右基底节的超急性或急性期梗死。T2 加权图像中只有一小部分细微的高强度区域。

MRA 表现为典型的脑动脉狭窄或闭塞的"烟熏"样改变以及狭窄闭塞病变周围出现异常的动脉血管网（图 8.3），则 MRA 对烟雾病的诊断就有一定的价值。然而，由于 MRA 可能低估或高估病情的严重程度，所以有必要进行常规血管造影。根据指南建议，血管成像应在出现症状后的 24h 内完成[43]。单光子发射计算机断层显像（SPECT）有助于发现梗死前低灌注区。多普勒研究包括经颅多普勒成像，可以提供有价值的血流模式的动态信息，但在儿科实践中仍然经验有限。

8.5 儿童 AIS 的治疗

儿童 AIS 治疗的主要目的是通过将各种原因造成的急性损伤降到最低来保护发育中的大脑。由于儿童 AIS 的急性治疗和二级预防的临床数据非常有限，治疗指南主要是从成人的研究中推断出来的。儿童 AIS 的初步治疗应强调支持性护理，以尽量减少急性脑损伤。这包括稳定气道，给氧，维持正常血糖，维持正常血压在适当年龄范围的变化，控制发热或癫痫发作。

成人可以选择超急性介入治疗如静脉注射或动脉内注射组织纤溶酶原激活物（tPA）和血管内凝块回收装置，但是指南并不建议在特定研究方案之外的儿童中使用。尽管缺乏应用于儿童 AIS 的安全性和有效性的证据，但这些方法已被应用于有公平结果的儿童[4,44-47]。

除了 SCA 的 AIS 外，没有关于儿童 AIS 的随机对照试验，但指南推荐在几种特殊情况下使用，如动脉夹层、心脏栓塞、血栓前病变和复发性 AIS，而抗血小板治疗则是基于专家共识、队列研究和成人研究的推断。在开始治疗前排除出血性卒中非常重要。儿童 AIS 通常使用抗血栓药物治疗，如肝素（UFH、依诺肝素或低分子量肝素），甚至阿司匹林（SCA 除外）。美国胸科学会（American College of Chest,

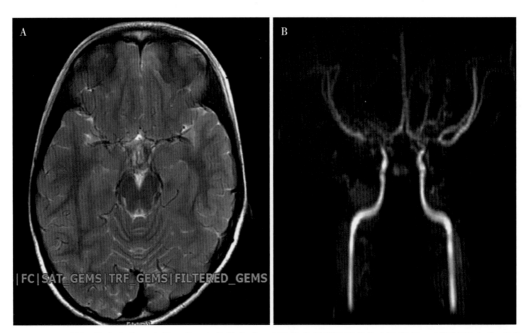

图 8.3 一例烟雾病患儿。这是一个 11 岁的女孩，可见特有的"烟雾状"动脉结构。MRI T2 加权成像（A）显示 Willis 环区域内液空信号，管腔口径减小。MRA（B）显示大脑底部颈的动脉末端和大脑中动脉 M1 段管腔口径减小

ACCP)建议排除心脏栓塞性脑卒中和动脉夹层,所有非镰状细胞儿童 AIS 患者应该使用 UFH 或 LMWH 治疗 5 ~ 7d。对于心脏栓塞性脑卒中或动脉夹层病例,应该接受抗凝治疗 3 ~ 6 个月。使用肝素类抗凝血制剂时应监测抗 Xa 因子的活性。对于初次给药或每次给药后 4h 或每次改变给药剂量后获得的未分离肝素,其抗 Xa 因子活性(活化部分凝血活酶时间 60 ~ 85s)为 0.30 ~ 0.7U/mL;皮下注射后 4h 获得的低分子肝素,其抗 Xa 因子活性为 0.5 ~ 1.0U/mL。

在停止使用抗血栓药物抗凝治疗后,所有急性脑梗死患儿均推荐长期服用阿司匹林治疗(表 8.5)[48]。在发生剂量化不良事件时将其减至 1 ~ 3mg/kg[49],建议的合理剂量为 3 ~ 5mg/(kg·d)[49]。阿司匹林治疗的最佳时长目前定义不明确,但建议至少维持 2 年的治疗。当儿童 AIS 患者由于任何原因不适合服用阿司匹林时,可口服氯吡格雷 1mg/(kg·d)作为替代。

就脑卒中而言,ACCP 建议对急性脑卒中患者长期定期输血,将血红蛋白 S 的水平降至低于 30%。根据镰状细胞性贫血的卒中预防试验(Stroke Prevention Trial in Sickle Cell Anemia,STOP)的结果,定期输血可以预防经颅多普勒时间最大速度超过 200cm/s 的 SCA 儿童原发性脑卒中事件[50]。ACCP 还建议每年对年龄在 2 岁以上的 SCA 患儿进行经颅多普勒检查。

由烟雾病或烟雾病综合征引起的儿童 AIS 通常采用手术治疗。由于复发性 AIS 和出血的风险更高,神经外科血管重建术(如脑外科血管造影或直接治疗)和颞浅动脉分支搭桥术通常是首选的一线治疗方法。

表 8.5 儿童急性 AIS 的治疗

神经保护的支持性治疗:稳定气道、控制血糖、控制体温、控制癫痫发作、维持脑灌注压
特殊情况下抗血栓治疗(UFH 或 LMWH):动脉夹层、心脏栓塞、凝血酶原状态、抗血小板治疗时复发性 AIS
ACCP 指南
(1)非 SCD:排除心脏栓塞或动脉夹层,低分子量肝素持续 5 ~ 7d[1mg/(kg·d)],2/d
(2)SCD:交换输血
(3)动脉夹层或心脏栓塞:低分子肝素治疗 3 ~ 6 个月
停用抗凝治疗后建议长期服用阿司匹林,剂量为 3 ~ 5mg/(kg·d)*

UFH:unfractionated heparin,普通肝素;LMWH:low molecularweight heparin,低分子肝素;ACCP:美国胸科协会;SCD:镰状细胞病

＊1 ~ 3mg/(kg·d),预防与剂量有关的不良事件

8.6 儿童 AIS 的康复

众所周知,与成人大脑相比,小儿发育中的大脑对外界刺激的适应性更强。儿童 AIS 后的康复通常会对儿童的康复产生良好的影响,并对长期预后有巨大的改善。多学科团队治疗是基础方案,可以有效改善心理社会模型的康复干预,同时支持 AIS 的家庭情感健康。康复治疗应该在脑卒中后尽早开始。针对儿童日常活动的任务导向训练有助于功能恢复,尤其是在患者自身环境中进行。此外一些辅助疗法如限制运动疗法、双侧训练和经颅磁性刺激等在关键时期显示了令人鼓舞的效果[51-54]。

8.7 结 果

根据前期研究，3.4%的AIS患儿在出院时死亡[55]。众所周知，儿童的长期预后比成人更好，因为儿童的神经可塑性更好。然而这项研究也显示，超过一半的儿童患者会面临长期的神经功能障碍和认知障碍。随访5年期间，儿童AIS的复发风险为20%～40%[57,58]。前期研究表明，某些危险因素如血清脂蛋白水平升高、先天性蛋白C缺乏和血管病变等都与其较高的复发风险有关[59]。此外，皮质受累、右侧大脑中动脉区、年龄较小、症状初发时出现发热等与预后不良有关[60]。

结 论

小儿动脉缺血性脑卒中（AIS）虽然是一种罕见的疾病，但可能导致严重神经系统后遗症。儿童AIS的病因、临床特征和预后与成人脑卒中有很大不同。而心律失常、高血压、动脉粥样硬化与成人AIS的发病有关，血栓前病变、感染、动脉疾病、先天性心脏病、遗传或代谢疾病与儿童AIS的发病有关。当任何儿童出现新的局灶性缺陷、言语改变、癫痫发作、精神状态改变或其他神经症状时，应考虑AIS。尽管在特殊情况下需要其他诊断技术，但磁共振弥散加权成像仍然被认为是最初评估的黄金标准。关于急性AIS治疗管理和二级预防的临床数据仍然有限，因此指南主要是从成人的研究中推断出来的。最初的治疗应强调支持性护理，以尽量减少急性脑损伤。所有非镰状细胞儿童AIS应使用UFH或LMWH治疗5～7d，或直到心脏栓塞性卒中和动脉夹层被排除。在

停止使用抗凝血药物后，推荐患儿长期服用阿司匹林治疗。AIS儿童康复后能对其健康产生良好的影响，并能显著改善长期结果。与成人脑卒中相比，一些儿童发生脑卒中后出现的功能障碍较少。

参考文献

[1] Amlie-Lefond C, Bernard TJ, Sebire G, et al. Predictors of cerebral arteriopathy in children with arterial ischemic stroke: results of the International Pediatric Stroke Study. Circulation, 2009,119(10):1417-1423.

[2] Incecik F, Ozlem Herguner M, Altunbasak S. Risk factors and treatment outcomes for children with arte-rial ischemic stroke. J Clin Neurosci: Off J Neurosurg Soc Australas, 2010, 17(8):1000-1002.

[3] Lenicek Krleza J, Ethuranovic V, Bronic A, et al. Multiple presence of prothrombotic risk factors in Croatian children with arterial ischemic stroke and transient ischemic attack. Croat Med J, 2013,54(4):346-354.

[4] Poisson SN, Schardt TQ, Dingman A, et al. Etiology and treatment of arterial ischemic stroke in children and young adults. Curr Treat Options Neurol, 2014,16(10):315.

[5] Mallick AA, Ganesan V, Kirkham FJ, et al. Childhood arterial ischaemic stroke incidence, presenting features, and risk factors: a prospective population-based study. Lancet Neurol, 2014,13(1):35-43.

[6] Laugesaar R, Kolk A, Uustalu U, et al. Epidemiology of childhood stroke in Estonia. Pediatr Neurol, 2010,42(2):93-100.

[7] Agrawal N, Johnston SC, Wu YW, et al. Imaging data reveal a higher pediatric stroke incidence than prior US estimates. Stroke, J Cereb Circ, 2009,40(11):3415-3421.

[8] Lynch JK, Nelson KB. Epidemiology of perinatal stroke. Curr Opin Pediatr, 2001,13(6):499-505.

[9] Masri A, Al-Ammouri I. Clinical presentation, etiology, and outcome of stroke in children: a hospital-based study. Brain Dev, 2015, 38

（11）:204 - 208.

［10］Bernard TJ, Goldenberg NA. Pediatric arterial ischemic stroke. Pediatr Clin N Amv ,2008,55（2）:323 - 338.

［11］Fullerton HJ, Wu YW, Sidney S, et al. Risk of recurrent childhood arterial ischemic stroke in a population-based cohort: the importance of cerebro-vascular imaging. Pediatrics, 2007, 119（3）:495 - 501.

［12］Ganesan V, Prengler M, McShane MA, et al. Investigation of risk factors in children with arterial ischemic stroke. Ann Neurol, 2003, 53（2）:167 - 173.

［13］DeVeber G. Risk factors for childhood stroke: little folks have different strokes! Ann Neurol, 2003,53（2）:149 - 150.

［14］Mackay MT, Wiznitzer M, Benedict SL, et al. Arterial ischemic stroke risk factors: the International Pediatric Stroke Study. Ann Neurol, 2011,69（1）:130 - 140.

［15］Dowling MM, Ikemba CM. Intracardiac shunting and stroke in children: a systematic review. J Child Neurol, 2011,26（1）:72 - 82.

［16］Wu LA, Malouf JF, Dearani JA, et al. Patent foramen ovale in cryptogenic stroke: current understanding and management options. Arch Intern Med, 2004,164（9）:950 - 956.

［17］Dowling MM, Hynan LS, Lo W, et al. International Paediatric Stroke Study: stroke associated with cardiac disorders. Int J Stroke: Off J Int Stroke Soc, 2013,8（Suppl A100）:39 - 44.

［18］Sanchetee P. Stroke and central nervous system infections. J Indian Med Assoc, 2009,107（6）:372 - 377.

［19］Hills NK, Johnston SC, Sidney S, et al. Recent trauma and acute infection as risk factors for childhood arterial ischemic stroke. Ann Neurol, 2012,72（6）:850 - 858.

［20］Hausler MG, Ramaekers VT, Reul J, et al. Early and late onset manifestations of cerebral vasculitis related to varicella zoster. Neuropediatrics, 1998,29（4）:202 - 7.

［21］Hayman M, Hendson G, Poskitt KJ, et al. Postvaricella angiopathy: report of a case with pathologic correlation. Pediatr Neurol, 2001, 24（5）:387 - 389.

［22］Kong M, Jiang L, Hu J, et al. Clinical characteristics of mycoplasma pneumoniae - associated ischemic stroke in children, and a literature review. Zhongguo Dang Dai Er Ke Za Zhi: Chin J Contemp Pediatr, 2012,14（11）: 823 - 826.

［23］Kutlesa M, Tesovic G, Knezovic I, et al. Ischemic stroke associated with adenoviral infection in a 4-year-old boy. Wien Klin Wochenschr, 2009,121（23 - 24）:776 - 779.

［24］Sepelyak K, Gailloud P, Jordan LC. Athletics, minor trauma, and pediatric arterial ischemic stroke. Eur J Pediatr, 2010, 169（5）: 557 - 562.

［25］Fullerton HJ, Johnston SC, Smith WS. Arterial dissection and stroke in children. Neurology, 2001,57（7）:1155 - 1160.

［26］Fujimura M, Sonobe S, Nishijima Y, et al. Genetics and biomarkers of Moyamoya disease: signicance of RNF213 as a susceptibility gene. J Stroke, 2014,16（2）:65 - 72.

［27］Jang MA, Shin S, Yoon JH, et al. Frequency of the moyamoya-related RNF213 p. Arg4810Lys variant in 1,516 Korean individuals. BMC Med Genet, 2015,16（1）:109.

［28］Scott RM, Smith ER. Moyamoya disease and moyamoya syndrome. N Engl J Med, 2009, 360（12）:1226 - 1237.

［29］deVeber G, Roach ES, Riela AR, et al. Stroke in children: recognition, treatment, and future directions. Semin Pediatr Neurol, 2000, 7（4）:309 - 317.

［30］Numis AL, Fox CK. Arterial ischemic stroke in children: risk factors and etiologies. Curr Neurol Neurosci Rep, 2014,14（1）:422.

［31］Lyle CA, Bernard TJ, Goldenberg NA. Childhood arterial ischemic stroke: a review of etiologies, anti-thrombotic treatments, prognostic factors, and priorities for future research. Semin Thromb Hemost, 2011,37（7）:786 - 793.

［32］Adams RJ, Nichols FT, Figueroa R, et al. Transcranial doppler correlation with cerebral angi-ography in sickle cell disease. Stroke, J Cereb Circ, 1992,23（8）:1073 - 1077.

［33］Lee MT, Piomelli S, Granger S, et al. Stroke prevention trial in sickle cell anemia（STOP）: extended fol-low-up and inal results. Blood,

2006,108(3):847 – 852.

[34] Kassim AA, Galadanci NA, Pruthi S, et al. How I treat and manage strokes in sickle cell disease. Blood, 2015,125(22):3401 – 3410.

[35] Griessenauer CJ, Fleming JB, Richards BF, et al. Timing and mechanism of ischemic stroke due to extracranial blunt traumatic cerebrovascular injury. J Neurosurg, 2013, 118 (2): 397 – 404.

[36] Westover AN, McBride S, Haley RW. Stroke in young adults who abuse amphetamines or cocaine: a population-based study of hospitalized patients. Arch Gen Psychiatry, 2007,64(4): 495 – 502.

[37] Bowers DC, Liu Y, Leisenring W, et al. Late-occurring stroke among long-term survivors of childhood leukemia and brain tumors: a report from the Childhood Cancer Survivor Study. J Clin Oncol Off J Am Soc Clin Oncol, 2006,24 (33):5277 – 5282.

[38] Mueller S, Fullerton HJ, Stratton K, et al. Radiation, atherosclerotic risk factors, and stroke risk in survivors of pediatric cancer: a report from the Childhood Cancer Survivor Study. Int J Radiat Oncol Biol Phys, 2013, 86(4):649 – 655.

[39] Mueller S, Sear K, Hills NK, et al. Risk of irst and recurrent stroke in childhood cancer survivors treated with cranial and cervical radiation therapy. Int J Radiat Oncol Biol Phys, 2013,86(4):643 – 648.

[40] Lopez-Vicente M, Ortega-Gutierrez S, Amlie-Lefond C, et al. Diagnosis and management of pediatric arterial ischemic stroke. J Stroke Cerebrovasc Dis: Off J Natl Stroke Assoc, 2010, 19(3):175 – 183.

[41] Singh RK, Zecavati N, Singh J, et al. Seizures in acute childhood stroke. J Pediatr, 2012,160(2):291 – 296.

[42] Ciccone S, Cappella M, Borgna-Pignatti C. Ischemic stroke in infants and children: practical management in emergency. Stroke Res Treat, 2011:736965.

[43] Brott TG, Halperin JL, Abbara S, et al. Guideline on the management of patients with extracranial carotid and vertebral artery disease: executive summary: a report of the American College of Cardiology Foundation/American Heart Association Task Force on Practice Guidelines, and the American Stroke Association, American Association of Neuroscience Nurses, American Association of Neurological Surgeons, American College of Radiology, American Society of Neuroradiology, Congress of Neurological Surgeons, Society of Atherosclerosis Imaging and Prevention, Society for Cardiovascular Angiography and Interventions, Society of Interventional Radiology, Society of NeuroInterventional Surgery, Society for Vascular Medicine, and Society for Vascular Surgery. Developed in collaboration with the American Academy of Neurology and Society of Cardiovascular Computed Tomography. Catheter Cardiovasc Interv: Off J Soc Card Angiography Interv, 2013,81(1):E76 – 123.

[44] Amlie-Lefond C, deVeber G, Chan AK, et al. Use of alteplase in childhood arterial ischaemic stroke: a multicentre, observational, cohort study. Lancet Neurol, 2009,8(6):530 – 536.

[45] Amlie-Lefond C, Fullerton HJ. Thrombolytics for hyperacute stroke in children. Pediatr Hematol Oncol, 2009,26(3):103 – 107.

[46] Ellis JA, Youngerman BE, Higashida RT, et al. Endovascular treatment strategies for acute ischemic stroke. Int J Stroke: Off J Int Stroke Soc, 2011,6(6):511 – 522.

[47] Ellis MJ, Amlie-Lefond C, Orbach DB. Endovascular therapy in children with acute ischemic stroke: review and recommendations. Neurology, 2012,79(13 Suppl 1):S158 – 164.

[48] Monagle P, Chan A, Massicotte P, et al. Antithrombotic therapy in children: the seventh ACCP conference on antithrombotic and thrombolytic therapy. Chest, 2004,126(3 Suppl): 645S – 87S.

[49] Lansberg MG, O'Donnell MJ, Khatri P, et al. Antithrombotic and thrombolytic therapy for ischemic stroke: antithrombotic therapy and prevention of thrombosis, 9th ed: American College of Chest Physicians Evidence-Based Clinical Practice Guidelines. Chest, 2012,141 (2 Suppl):e601S – 36S.

[50] Adams RJ, McKie VC, Hsu L, et al. Prevention of a irst stroke by transfusions in children

with sickle cell anemia and abnormal results on transcranial Doppler ultrasonography. N Engl J Med, 1998,339(1):5 – 11.

[51] Gordon AM, Hung YC, Brandao M, et al. Bimanual training and constraint-induced movement therapy in children with hemiplegic cerebral palsy: a randomized trial. Neurorehabil Neural Repair, 2011,25(8):692 – 702.

[52] Kirton A, Chen R, Friefeld S, et al. Contralesional repetitive transcranial magnetic stimulation for chronic hemiparesis in subcortical paediatric stroke: a randomised trial. Lancet Neurol,2008,7(6):507 – 513.

[53] Yang JF, Livingstone D, Brunton K, et al. Training to enhance walking in children with cerebral palsy: are we missing the window of opportunity? Semin Pediatr Neurol. 2013,20(2):106 – 115.

[54] Chung MG, Lo WD. Noninvasive brain stimulation: the potential for use in the rehabilitation of pediatric acquired brain injury. Arch Phys Med Rehabil, 2015,96(4 Suppl):S129 – 137.

[55] Goldenberg NA, Bernard TJ, Fullerton HJ, et al. Antithrombotic treatments, outcomes, and prognostic factors in acute childhood-onset arterial ischaemic stroke: a multicentre, observational, cohort study. Lancet Neurol, 2009, 8(12):1120 – 1127.

[56] Steinlin M, Roellin K, Schroth G. Long-term follow-up after stroke in childhood. Eur J Pediatr, 2004,163(4 – 5):245 – 250.

[57] Ganesan V, Prengler M, Wade A, et al. Clinical and radiological recurrence after childhood arterial ischemic stroke. Circulation, 2006, 114(20):2170 – 2177.

[58] Lanthier S, Carmant L, David M, et al. Stroke in children: the coexistence of multiple risk factors predicts poor outcome. Neurology, 2000,54(2):371 – 378.

[59] Strater R, Becker S, von Eckardstein A, et al. Prospective assessment of risk factors for recurrent stroke during childhood-a 5-year follow-up study. Lancet, 2002, 360 (9345): 1540 – 1545.

[60] Cnossen MH, Aarsen FK, Akker S, et al. Paediatric arterial ischaemic stroke: functional outcome and risk factors. Dev Med Child Neurol. 2010,52(4):394 – 399.

第Ⅲ部分

介入治疗

第 **9** 章 脑卒中介入治疗的历史和概述

9.1 急性脑卒中管理的概述和最新进展

全世界每年大约有 3 300 万人发生脑卒中,是仅次于缺血性心脏病的全球第二大死亡原因。在 1990—2010 年的 20 年间,尽管在全球范围内高收入国家的缺血性脑卒中死亡率降低了 37%,低收入和中等收入国家减少了 14%,但是每年仍约有 280 万例患者死于缺血性脑卒中[1]。在利用机械设备进行介入血管再通的时代之前,急性缺血性脑卒中的主要治疗方法是静脉注射重组组织纤溶酶原激活剂(rt-PA)。1995 年,美国国家神经疾病和脑卒中研究所(NINDS)进行了一项 rt-PA 脑卒中试验,这是一项研究静脉注射 rt-PA 治疗急性缺血性脑梗死的多中心、前瞻性、双盲、安慰剂对照、随机试验[2]。研究结

果显示,尽管症状性脑出血的发生率略有增加,但是在缺血性脑卒中发作 3h 内应用 rt-PA 可以改善患者发病后 3 个月的临床预后。此外,一项 meta 分析纳入了 12 项设计合理的随机研究,共包含 7 012 例患者。该研究结果发现在卒中发作后的 6h 时间窗内应用 rt-PA 可显著提高患者的生存率,同时改善其预后(mRS 0 ~ 2 分)[3]。另一种治疗选择是动脉内注射重组人尿激酶。PROACT Ⅱ期(Prolyse in Acute Cerebral Thromboembolism)研究显示,与 1999 年的对照组相比,重组人尿激酶治疗患者在血管再通率和预后方面有明显的改善[4]。

对于血栓导致血管阻塞的情况,目前已经多采用机械性取栓技术对闭塞脑动脉进行再通。但是该技术早期的尝试都是小样本研究,仅仅作为溶栓治疗的辅助或抢救策略。机械取栓的首次研究是 MERCI(Mechanical Embolus Removal in Cerebral Ischemia)试验,其结果发表于 2005 年,并证实了机械取栓术对于大的颅内动脉闭塞的有效性。在该研究中,接受 Merci 取栓器(Concentric Medical,美国 CA)治疗的患者血管再通率明显高于历史对照组(46% *vs.* 18%,$P < 0.0001$)[5]。一项对第二代 Merci 取栓器的研究显示,

D.-H. Kang
Department of Neurosurgery and Radiology,
Kyungpook National University Hospital, School of
Medicine, Kyungpook National University,
Daegu, Republic of Korea

Daegu-Gyeongbuk Cardiocerebrovascular Center,
130, Dongduk-ro, Jung-gu,
Daegu 41944, Republic of Korea
e-mail: kdhdock@ gmail.com

© Springer Science + Business Media Singapore 2017

J. Park (ed.), *Acute Ischemic Stroke*, DOI 10.1007/978 – 981 – 10 – 0965 – 5_9

其血管再通率提高到 57.3%，高于第一代 Merci 取栓器[6]。第二个获得成功的机械性取栓设备是 Penumbra 系统（Penumbra，CA，USA）。2009 年 Penumbra 系统卒中研究证明该设备可以成功进行血运重建，即在 TIMI 分级 2 ~ 3 级的 125 例符合条件的患者，在发病后的 8h 时间窗内进行治疗，其成功率为 81.6%[7]。因此，连续几代取栓设备治疗被证明其血管再通率高于普通治疗。

第一个可回收支架是 Solitaire（Medtronic Neurovascular，CA，USA），2012 年被美国食品和药品监督管理局（the USA Food and Drug Administration，FDA）批准，在 SWIFT（Solitaire With the Intention For Thrombectomy）研究之后迅速成为大多数神经介入科医生的首选，由于 Solitaire 支架的巨大成功，这项研究也被终止。血管再通成功被定义为 TIMI 2 ~ 3 级，使用 Solitaire 支架的患者成功率可达 60.7%，而使用 Merci 的患者成功率仅为 24.1%。Solitaire 支架相较于 Merci，有着良好的临床预后（90d mRS 0 ~ 2 分，58.2% *vs.* 33.6%）和更低的死亡率（17.2% *vs.* 38.2%），Solitaire 支架的效果虽然令人满意，但是还需要更多证据[8]。同样，Trevo 系统（Stryker Neurovascular，CA，USA）要优于 Merci 系统，以 TICI（Thrombolysis in CerebralIschemia）> 2 为标准，Trevo 系统血管再通成功率为 86%，而 Merci 系统仅为 60%[9]。学者们对机械取栓的前景很乐观，但是这种乐观在 2013 年受到了打击，当时有 3 项独立随机临床研究提示，机械取栓并不比单纯药物治疗效果好。

第一个是 2013 年的 IMS Ⅲ 期研究（Interventional Management of Stroke），这项研究比较了血管内治疗联合静脉注射 rt-PA 与单独静脉注射 rt-PA 的疗效对比，结果发现二者没有显著差异。因此，这项研究因其治疗无效性而提前终止（90d mRS 0 ~ 2 分：40.8% *vs.* 38.7%）[10]。在 2013 年的第二项试验中，即 MR RESCUE 研究（Mechanical Retrieval and REcanalization of Stroke Clots Using Embolectomy），试图确定成像技术是否能筛选出最有可能从血管内治疗中受益的患者，以及血管内治疗是否优于标准治疗。这项研究的结果也是阴性的（平均 mRS 在血管内 3.9 分 *vs.* 标准治疗 3.9 分；P = 0.99）。同样，影像学结果并没有显示血管内治疗的优势（平均 mRS 在有利型半暗带患者中：3.9 分 *vs.* 3.4 分，P = 0.23；在不利型半暗带患者中：4.0 分 *vs.* 4.4 分，P = 0.32）[11]。在 2013 年的第三项研究（SYNTHESIS Expansion trial）中，362 例急性缺血性脑卒中患者随机接受血管内治疗或静脉注射 rt-PA。在随后的 3 个月，血管内治疗组患者存活并不伴有残疾的概率为 30.4%，而静脉注射 rt-PA 组为 34.8%[12]。该研究再次证实尽管血管内治疗技术进步迅速，有着更好的血管再通率，但是接受血管内治疗患者的临床预后并不比单纯药物治疗的患者效果好。

然而，2013 年进行的 3 项研究均有局限性，其中包括第一代机械取栓系统血管再通率较低，血管再通的时间延迟，缺乏有效的快速影像学标准[13]。更详细地说，在 IMS Ⅲ 期研究中，最新、更有效的取栓支架或 Penumbra System 的患者使用率仅为 22%，MR RESCUE 研究为 39%，SYNTHESIS Expansion 为 19%，因此，报告的血管再通 TICI 2b 或 3 级的患者，IMS Ⅲ 中为 40%，在 MR RESCUE 中仅为 27%，而在

SYNTHESIS Expansion 中没有明确的报道。此外,缺乏对大动脉闭塞病例的常规筛查,例如,只有 MR RESCUE 常规行 CTA 或 MRA,以筛查大动脉阻塞,这可能导致没有大动脉闭塞的患者被选择进入血管内治疗组(在 IMS Ⅲ 中大约为 20%,在 SYNTHESIS Expansion 中为 10%)。2015 年,一系列的试验研究克服了上述研究的局限性,最后验证了机械取栓的效果,开创了"机械取栓术时代"(表 9.1)。

MR CLEAN(Multicenter Randomized Clinical trial of Endovascular treatment for Acute ischemic stroke in the Netherlands)是 2015 年第一项证实在发病后 6h 时间窗内行机械取栓的有效性和安全性的研究。500 例患者以 mRS 0 ~ 2 分为预后良好,血管内治疗组的患者预后良好率可达 32.6%,而标准治疗组仅为 19.1%。此外,两组死亡率和症状性脑出血率没有显著差异[14]。2015 年,第二个成功证实机械取栓有效性的研究是 EXTEND-IA(EXtending the time for Thrombolysis in Emergency Neurological Defcits with Intra-Arterial therapy),特别是 Solitaire FR stent retriever。尽管证实了其有效性,但是该项研究由于伦理学原因被提前终止。血管内治疗组患者均应用 Solitaire FR 系统,其良好预后率远远高于单独接受静脉注射 rt-PA 组(90d mRS 0 ~ 2 分:71% vs.40%;P = 0.01)[15]。2015 年第三项关于机械取栓术阳性结果的研究是 ESCAPE(Endovascular treatment for Small Core and Anterior circulation Proximal occlusion with Emphasis on minimizing CT to recanalization times),术后 90d 以 mRS 0 ~ 2 分为标准,应用机械取栓系统进行血管内介入治疗的患者达标率为 53%,而接受标准治疗的对照组

患者仅为 29.3%(P < 0.001)。此外,症状性出血的发生率两组之间没有显著差异(3.6% vs. 2.7%;P = 0.75)[16]。2015 年第四项大型研究是 SWIFT PRIME(Solitaire With the Intention For Thrombectomy as PRIMary treatment for acute ischemic stroke),该项研究结果表明,在前循环近端血管闭塞导致的急性缺血性脑卒中患者中,与接受静脉注射 rt-PA 的患者相比,在发病后的 6h 时间窗内应用支架取栓可明显改善功能预后(术后 90d mRS 0 ~ 2 分:60% vs.35%;P = 0.001)。与 2015 年的几项研究一样,症状性出血的发生率没有显著差异(0 vs. 3%;P = 0.12)[17]。REVASCAT 研究(Revascularization With Solitaire Device Versus Best Medical Therapy in Anterior Circulation Stroke Within 8 h)是第五项研究,同一年发表在《新英格兰医学杂志》(New England Journal of Medicine)上,该研究中,时间窗设置为发病后 8h 内,并验证了机械取栓的安全性和有效性(术后 90d mRS 0 ~ 2 分:43.7% vs.28.2%,两组患者症状性出血的发生率均为 1.9%)[18]。这 5 项研究都提供了强有力的证据,证实了机械取栓治疗主血管和次要血管闭塞导致的急性缺血性脑卒中是有益的,这也促使了全球范围内对急性脑卒中治疗指南的修改。此外,还有两项研究,即 THERAPY(the Randomized, Concurrent Controlled Trial to Assess the Penumbra System's Safety and Effectiveness in the Treatment of Acute Stroke)和 THRACE(Trial and Cost Effectiveness Evaluation of Intra-arterial Thrombectomy in Acute Ischemic Stroke),在 2015 年欧洲卒中会议上公布了他们的初步研究数据,结果与上述 5 项试验结果相似,研究结果将很快公布(表 9.2)。

表9.1 脑卒中血管内治疗的基本情况和近期主要研究结果总结

研究	治疗方式 血管内 vs. 对照	年龄标准（岁）	时间窗	范围	NIHSS评分标准（分）	血管成像	其他影像学检查	病例数（例）	平均年龄（岁）	NIHSS中位数（范围）/（IQR）	发病到腹股沟穿刺时间（min）Mean ± SD 或中位数（IQR）
IMS Ⅲ (2013)	IV rt-PA+IA药物或设备 vs. 获批 IV rt-PA	18~82	5h至IAT	任意	≥10或闭塞下8~9	仅有非增强CT	NR	434/222	69	17 (7~40)/16(8~30)	208±47
SYNTHESIS 扩展(2013)	IA药物或任一获批设备 vs. IV rt-PA	18~80	6h至IAT	任意	无要求	仅有非增强CT	NR	181/181	67	13 (2~26)/13 (9~18)	225 (194~260)
MR RES-CUE(2013)	IV rt-PA+IA机械取栓（Merci或Penumbra系统）vs. IV rt-PA	18~85	8h至IAT (9h停止)	前循环	6~29	CT CTA MRI	成层的多模态 CT/MR	64/54	66	18 (12~22)/18 (11~23)	381±72
MR CLEAN (2015)	IV rt-PA+IA任一获批设（82%为机械取栓）vs. IV rt-PA	>18	6h至IAT	前循环	>2	CT CTA MRI	NR	233/267	66	17 (14~21)/18 (14~22)	260 (210~313)

IV：静脉滴注

第 9 章　脑卒中介入治疗的历史和概述

研究	治疗方式 血管内 vs. 对照	年龄标准（岁）	时间窗	范围	NIHSS 评分标准（分）	血管成像	其他影像学检查	病例数（例）	平均年龄（岁）	NIHSS 中位数（范围）/（IQR）	发病到腹股沟穿刺时间（min）Mean ± SD 或中位数（IQR）
ESCAPE (2015)	IV rt-PA + IA 任一获批设（79%为机械取栓）vs. IV rt-PA	>18	12h 至随机化	前循环	>5	CT CTA	多相 CTA 鉴别核大小和络脉	165/150	71	16（13～20）/17（12～20）	发病到 CT 134（77～247）CT 到腹股沟穿刺 51（39～68）
SWIFT PRIME (2015)	IV rt-PA + IA 机械取栓 vs. IV rt-PA	18～80	6h 至 IAT	前循环	8～29	CT CTA ± CTP 或 MRI	CT/CTP 或 MRI 鉴别缺血性半暗带（最初71 pts）和 ASPECTS ≥6（剩余125 pts）	98/98	65	17（13～20）/17（13～19）	224（165～275）
EXTEND-IA (2015)	IV rt-PA + IA 机械取栓 vs. IV rt-PA	≥18	6h 至 IAT	前循环	无要求	CT CTACTP	NR	35/35	69	17（13～20）/13（9～19）	224（165～275）
REVASCAT (2015)	IV rt-PA + IA 机械取栓 vs. IV rt-PA	18～80	8h 至 IAT	前循环	≥6	CT CTA ± CTP 或 MRI	NR	103/103	66	17（14～20）/17（12～19）	269（201～340）

表 9.2　TICL 2b～3 级再再通的临床研究总结

研究	TICI 2b～3 再通	再灌注时间（min）Mean ± SD 或中位数（IQR）	3 个月功能恢复良好（mRS 0～2；血管内 vs. 对照）	症状性脑出血（血管内 vs. 对照）	3 个月死亡率（血管内 vs. 对照）
IMS Ⅲ（2013）	41%	325 ± 52	41% vs. 39%（RR = 1.0，0.8～1.2）	6.2% vs. 5.9%（P = 0.83）	19% vs. 22%（P = 0.52）
SYNTHESIS 扩展（2013）	NR	NR	42% vs. 46%（P 未报道）	6% vs. 6%（P = 0.99）	8% vs. 6%（P = 0.53）
MR RESCUE（2013）	27%	NR	平均 mRS 比较 3.9 vs. 3.9（P = 0.99）	5% vs. 4%（P = 0.24）	19% vs. 24%（P = 0.75）
MR CLEAN（2015）	58.7%	332（279～394）	33% vs. 19%（RR = 1.7，1.2～2.3）	7.7% vs. 6.4%（P = NA）	21% vs. 22%（RR = 1.0，0.7～1.3）
ESCAPE（2015）	72.4%	241（176～359）	53% vs. 29%（RR = 1.8，1.4～2.4）	3.6% vs. 2.7%（P = 0.75）	10% vs. 19%（RR = 0.5，0.3～0.8）
SWIFT PRIME（2015）	88%	252（190～300）	60% vs. 35%（RR = 1.7，1.2～2.3）	0 vs. 3.1%（P = 0.12）	9% vs. 12%（RR = 0.7，0.3～1.7）
EXTEND-IA（2015）	86%	248（204～277）	71 vs. 40%（RR = 1.8，1.1～2.8）	0% vs. 5.7%（P = 0.49）	9% vs. 20%（RR = 0.4，0.1～1.5）
REVASCAT（2015）	66%	355（269～430）	44% vs. 28%（RR = 1.6，1.1～2.3）	1.9% vs. 1.9%（P = 1.00）	18% vs. 16%（RR = 1.2，0.6～2.2）

9.2　机械性取栓的适应证和注意事项

鉴于 2013 年 3 项临床研究的失败教训,针对血管内治疗,把握合适的适应证对患者的预后来说非常重要。然而,即使最近的 5 项随机对照试验显示了机械取栓的优势,但是关于血管再通操作的适应证仍然存在一些变化。这些适应证可以在很大程度上划分为临床、放射学和解剖学上的适应证。在这一部分,我们将重新审视最近的这 5 项研究,找到其一致性,并为机械取栓的适应证提供一个可接受的标准,以应用于当代神经介入医生的临床实践中。

9.2.1　临床适应证

9.2.1.1　时间窗

关于从脑卒中发作到接受血管再通治疗的时间窗,2015 年的 5 项大型研究之间存在一些差异。CLEAN、EXTEND-IA 和 SWIFT PRIME 设置的时间窗为 6h,ES-CAPE 为 12h,REVASCAT 为 8h。但是,ESCAPE 研究中 84% 的患者时间窗为 6h,REVASCAT 试验中 90% 的患者时间窗为 6h,表明绝大多数患者在这个时间窗内。鉴于此,这几项研究的时间窗差异并没有显著意义。与此同时,还有一些正在进行的试验将这个时间窗口延长到 12h（POS-ITIVE 试验:PerfusiOn Imaging Selection of Ischemic STroke PatIents for EndoVascular ThErapy）和 24h（DAWN 试验:DWI/PWI and CTP Assessment in the Triage of Wake-Up and Late Presenting Strokes Undergoing

Neurointervention）,使用更有选择性的灌注磁共振成像。因此,预计在不久的将来,由于卒中成像技术和机械取栓技术的发展,时间窗会有一定程度的延长。

9.2.1.2　年　龄

年龄作为血管内治疗的排除标准,关于年龄上限存在很多争议,尤其是 80 岁以上的患者。尽管所有试验的最低年龄限制为 18 岁,但其中 3 项试验没有设置年龄上限。但是 SWIFT PRIME 和 REVASCAT 都将最高年龄上限设置在 80 岁。评估设定最高年龄限制对结果的影响是困难的。在功能性预后方面（术后 90d mRS 0 ～ 2分）,差异是可比较的［年龄上限为 80 岁:SWIFT PRIME （60%）, REVASCAT（44%）*vs.* 无 年 龄 限 制:MR CLEAN（33%）, EXTEND-IA（71%）, ESCAPE（53%）］。至于死亡率,差异并不显著［年龄上限为 80 岁:SWIFT PRIME（9%）,REVASCAT（18%）*vs.* 无年龄限制:MR CLEAN（21%）, EXTEND-IA（9%）, ES-CAPE（10%）］。接下来,有必要对血管内治疗的年龄上限进行进一步研究。

与老年患者有关的其他重要问题包括血管内再通治疗后的长期生活质量,以及老年患者血管迂曲导致的操作困难。80 岁以上患者即便通过介入技术血管再通,临床预后依然较差[19]。据报道,80 岁以上的患者在住院期间或在血管内治疗后的死亡率更高,这些可能与老年患者的并发症发生率较高有关。此外,在机械取栓过程中,快速和成功的再通必须要求对介入材料进行逐步、安全的改进。老年患者迂曲的血管和潜在的动脉粥样硬化可能会增加手术风险,会导致介入材料推送困难,稳定性差。老年患者这种迂曲的血管和动脉粥样硬化主要是由年龄和慢性高血压引起的。因此，对于老年患者，在家属同意手术前和术前讨论的过程中，应向患者家属解释这些问题。

2015 年的这 5 项试验也显示了 NIHSS 标准的一些差异。EXTEND-IA 没有明确的神经功能筛选，而 SWIFT PRIME 的筛选最严格（NIHSS≥8 分）。CLEAN（NIHSS≥2 分）、ESCAPE（NIHSS≥6 分）、REVASCAT（NIHSS≥6 分）筛选范围为 0 ~ 8 分。在这些研究的基础上，至少在目前可以接受的是大多数中心都使用 NIHSS≥6 分或 8 分作为前循环卒中机械取栓的手术标准。

9.2.2 影像学因素

评估脑卒中采用的主要影像学方式仍然有机构差异性。并且每种影像学方式都有其优缺点，MR 和 CT 是两种主要的应用技术。经颅多普勒（TCD）超声在一些机构也会应用，通常作为辅助方式。磁共振弥散加权成像（diffusion-weighted imaging, DWI）序列通常被认为是急性脑卒中诊断和筛选患者的金标准[20]。灌注加权成像（perfusion-weighted imaging, PWI）可显示存在神经细胞死亡风险的大脑区域。DWI 和 PWI 联合被用来确定脑半暗带，脑半暗带是血管内治疗的保护目标。其他磁共振成像方法包括 FLAIR、磁共振血管造影（MRA）和梯度回波序列（gradient recall echo, GRE）。FLAIR 可显示异常或逆行血流，预测再灌注后出血，或确定 DWI 阳性脑梗死的时期[21]。颅内 MRA 可帮助显示近端闭塞血管周围区域的异常或逆行血流。GRE 可以帮助确定血栓的位置，以及可能作为静脉或动脉溶栓禁忌证的

脑出血。另外，CT 血管成像和灌注成像有时会因其成像迅速而被采用，但其缺点是 CT 血管成像和灌注成像需要大量的对比剂，这会带来额外的风险，但头颅 CT 在大多数情况下具有很高的诊断价值。例如，虽然 CT 没有 MRI 和 DWI/PWI 错配识别那么精确，但是可以通过平均通过时间（MTT）、脑血流量（CBF）和脑血容量（CBV）评估半暗带区域[22]。CT 还可以提供血栓位置和脑出血的相关信息。但是在许多情况下，MR 仍被视为诊断脑卒中的金标准。对急性脑卒中患者，TCD 很少作为主要检查手段，却是一种有用的辅助检查方法。TCD 因其具有能对血管再通进行实时评估的优点，被广泛用于患者的监测。

9.2.3 解剖学因素

所有研究均纳入了颅内颈动脉（ICA）和大脑中动脉（MCA）M1 段。但是否需要纳入 MCA M2 段存在争议。而 MR CLEAN、EXTEND-IA 和 ESCAPE 则将 MCA M2 段纳入研究，SWIFT PRIME 和 REVASCAT 则没有。在 2015 年的五项试验中，SWIFT PRIME 的许多分类的入选标准都是最严格的。到目前为止，在临床实践中是否在 M2 节段进行血管再通手术很大程度上取决于医生根据患者的神经和解剖情况做出的经验判断。此外，虽然机械取栓术是后循环脑卒中的一种新的治疗选择，如急性基底动脉（basilar artery, BA）栓塞。目前还没有针对后循环机械取栓术的疗效进行严格的随机对照研究。迄今为止，大多数相关研究都局限于小病例系列或安全性报道。对于这些不同部位的脑卒中，需要进行有针对性的研究。

9.3　脑卒中血管内治疗的进展

虽然静脉输注 rt-PA 可以改善患者的预后[2,18]，但其时间窗较短，血管再通成功率有限。对于使用这种药物还有另一个担心，就是其会增加症状性脑出血（ICH）的风险。学者们一直尝试克服这些局限性。早期的尝试包括经动脉局部使用小剂量溶栓剂，以及使用机械方法破坏或移除血栓。下面我们将描述不同血管内治疗技术的演变，以及每个血管再通技术的概念，包括对相关数据的简要回顾。

9.3.1　血管内治疗的旧技术

9.3.1.1　机械性碎栓

机械性碎栓（mechanical clot disruption, MCD）是最早的血管内治疗技术之一，通常需要采用微导丝和微导管探测血栓，往往比单独的标准化治疗更有效果（图 9.1）。机械性碎栓的主要概念是通过破碎主体血栓使大动脉血管再通，但这种技术不可避免地导致血栓向血管远端迁移或阻塞小动脉。但是早期相关研究结果是充满希望的。在一项关于机械性碎栓的研究中，75% 的患者达到最终的血管再通，其中 59% 的患者预后良好[23]。安全性方面也是可以接受的，因为该技术没有引起即刻的手术相关性并发症，症状性 ICH 的发生率为 9.4%，总死亡率为 12.5%。

9.3.1.2　动脉内局部注射尿激酶

另一个早期尝试是动脉内注射溶栓剂[4]。在 PROACT Ⅱ 研究中，将 MCA 闭塞 6h 内的患者随机分为两组，试验组患者经动脉局部注射 9mg 重组尿激酶联合肝素（$n = 121$），对照组患者仅应用肝素（$n = 59$）。结果显示试验组患者具有更高的血管再通率（66% *vs.* 18%；$P < 0.001$）和更好的预后（mRS 0~2：40% *vs.* 25%；$P = 0.04$）。但是这项治疗技术需要关注的是症状性 ICH 的发生率，试验组患者的发生率显著增加（10% *vs.* 2%；$P = 0.06$）。

9.3.1.3　机械性碎栓联合动脉内局部注射尿激酶

随后的治疗尝试将机械性碎栓与动脉内局部溶栓相结合，即同时进行机械性碎栓[24]。在 PROACT Ⅱ 中根据研究方案，动脉内溶栓时不允许应用机械性碎栓，但是后续的研究尝试两者联合确实可以提高血管再通率（动脉内溶栓 + 机械性碎栓：79%；单纯动脉内溶栓：66%）[25,26]。

9.3.1.4　球囊血管成形术

球囊血管成形术可被认为是机械性碎栓的一种类型，这项技术是将气囊导管推进至血管阻塞部位并充气膨胀塑形，实现血管再通（图 9.2A）。由于早期研究不涉及放置支架，所以这种技术可以被看作是一种单纯的机械性碎栓，而支架植入是一种混合技术。球囊血管成形技术的应用进一步提高了血管再通率。例如，在一项研究分析中，将球囊血管成形术组和单独动脉内溶栓组进行对照，球囊血管成形术组和单纯动脉内溶栓组患者达到 TIMI 2 级或 3 级血管再通的概率分别为 91.2% 和 63.9%（$P < 0.01$）[27]。球囊血管成形术组患者的功能恢复较单纯溶栓组好（mRS 0~2 分：73.5% *vs.* 50.0%，$P = 0.04$）。

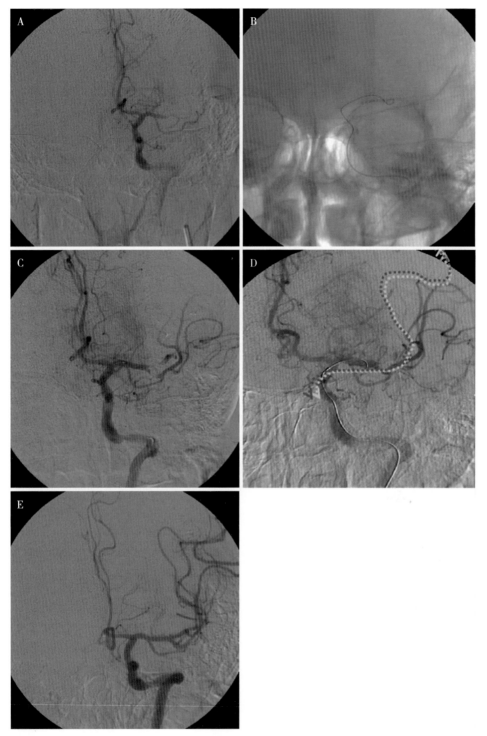

图9.1　一例行机械性碎栓患者。A. 术前血管造影显示左侧大脑中动脉 M1 段完全闭塞。B. 微导管和环形微导丝被送至血栓处。C. 首次尝试机械性碎栓后,血管造影显示部分再灌注。D. 第二次机械性碎栓尝试使用微导管和微导丝反复推拉。E. 最终的血管造影显示血管完全再通

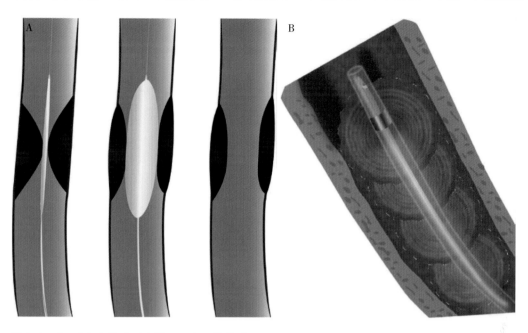

图 9.2　A. 球囊血管成形术再通阻塞血管的过程。B. EKOS 系统

此外,在球囊血管成形术组患者中,症状性 ICH 的发生率明显减少(2.9% *vs.* 19.4% ;*P* = 0.03)。

9.3.1.5　血管内超声碎栓

局部应用超声联合动脉内溶栓是一项先进的碎栓技术(图 9.2B)。在一项纳入 14 例患者的小样本研究中(前循环脑卒中 *n* = 10;后循环脑卒中 *n* = 4),尝试采用名为 EKOS MicroLys US 导管(EKOS Corporation, WA, US)技术[28]。8 例患者(57.1%)在第 1 小时内达到 TIMI 2 级或 3 级血管再通,平均血管再通时间为 46min。无导管相关性不良事件报道,但有 3 例患者在 24h 内死亡:2 例死因为出血,1 例为脑肿胀。值得注意的是,IMS Ⅱ 期试验中证实这项技术的血管再通率为 73%[29]。

9.3.1.6　激光碎栓

另一种先进的碎栓技术是血管内激光光声再通(EPAR;Endovasix Inc., CA, US),通过将激光中的光子能量转换为声能实现机械碎栓[30]。激光产生的声能可将血栓乳化。在一项涉及欧洲和北美 6 个中心的代表性研究中,共纳入 34 例患者:22 例前循环卒中患者(10 例 ICA 闭塞和 12 例 MCA 闭塞)和 12 例后循环卒中患者(11 例椎基底动脉闭塞,1 例大脑后动脉闭塞)。总体血管再通率为 41.1%(14/34)。值得注意的是,进行单纯 EPAR 治疗的 18 例患者中,术后血管再通 11 例(61.1%)。平均 EPAR 激光振荡时间为 9.65min,仅 1 例患者发生手术相关不良事件。

9.3.2　Merci 取栓器

在尝试了各种化学性溶栓或机械性碎栓治疗后,一系列新的机械性取栓装置被引入。以 Merci 试验命名的 Merci 装置(Concentric Medical)是第一个获得美国 FDA 批准的取栓装置[5,6]。具体来说,Merci 取栓系统由 Merci 取栓器、Merci 球囊导管(BGC)和 Merci 微导管组成。

Merci取栓器是一种锥形导丝，在其末端有5个螺旋环，可以捕获血栓。BGC是一种9F导管，管腔2.1mm，球囊位于其远侧尖端。操作过程是通过微导管将Merci取栓器直接推送至闭塞的颅内动脉内，并展开捕获血栓（图9.3）。如前所述，46%的患者成功再通，显著高于PROACT II试验中18%的再通率，27.7%的患者取得了良好的临床预后[31]。

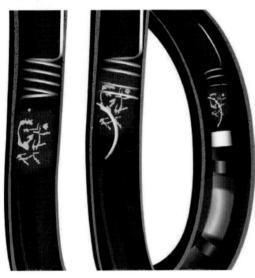

图9.3 Merci取栓器L5型是一种柔软的锥形镍钛合金丝，通过微导管推送。当微导管和取栓器穿过血栓时，后退微导管展开Merci取栓器。然后缓慢后撤取栓器使其完全套住血栓。使引导导管上的气囊膨胀以阻止血流，防止血栓脱落返流栓塞其他血管。最后将取栓器和微导管撤回导引导管中

9.3.3 Penumbra 系统

第二个获得美国FDA批准的取栓装置是2007年的Penumbra吸栓系统（Penumbra）。该Penumbra系统采用再灌注导管吸栓联合血栓分离器来移除血栓。具体来说，先将抽吸导管推送至阻塞部位，再通过抽吸导管推送分离器。随后，当分离器进出抽吸导管口时，电动泵产生负压。血栓碎片会脱落，随后被吸入导管（图9.4）。

目前有很多关于Penumbra系统的研究[7,32,33]。例如，Penumbra脑卒中前瞻性试验纳入了125例发病在8h内的患者，81.6%患者成功实现了血管再通。但是只有29%的血管再通患者取得了良好的临床预后[7]。与此同时，其他关于Penumbra系统的研究显示出了较好的结果。例如，Kulcsar等报道血管再通率为93%，48%的患者临床预后良好[34]。

9.3.4 吸栓术

一些关于机械取栓术的早期报道可以在特定情况下使用导管直接抽吸血栓[35,36]。标准的吸栓是用一个大导管（椎基底动脉采用4F或5F导管，ICA采用7F或8F导管），尝试进入血栓近端表面，然后用注射器手动抽吸造成负压。当没有血液回流时表明该血管已被血栓闭塞。一旦血栓被成功捕获，导管需要持续的负压缓慢撤回，以避免血栓脱落。取出血栓碎片后，重复这个过程，直到再通。

随着专为脑血管系统设计的新一代装置的出现，机械性吸栓新技术逐步出现。这种技术的首次出现是采用强制性动脉内吸栓（forced arterial suction thrombectomy，FAST），连续纳入了22例患者（平均NIHSS评分为18分），仅采用吸栓术治疗。该研究使用原始版的Penumbra再灌注导管抽吸血栓，负压采用20mL或50mL的注射器完成。在本研究中，81.9%的患者实现了血管再通，45.5%的患者获得了良好的临床预后[37]。之后出现了一种类似的血栓抽吸技术，称为ADAPT。这是一种直接吸引一次性通过技术，也是将大口径抽吸导管作为血管再通的主要方

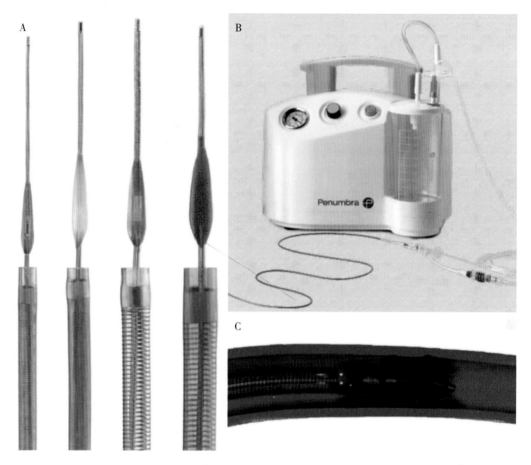

图 9.4　Penumbra 系统由再灌注导管、分离器、抽吸管、泵(A、B)组成,通过分离器破碎的血栓通过抽吸泵负压进入再灌注导管,随后将血栓碎片冲入再灌注导管(C)

法的直接抽吸技术。初步试验结果显示37 例患者的预后良好,TICI 3 的再通率为65% ,NIHSS 评分平均提高 4. 2 分[38]。FAST 和 ADAPT 之间的共性和区别将在下一章中详细描述。

9.3.5 支架取栓

本部分回顾的最后一项技术涉及支架取栓器的使用。支架取栓器是一种用于取栓的自膨性支架,使用合适的微导管(管腔直径通常为 0. 021 ~ 0. 027in)将支架放置在闭塞部位,然后展开支架以捕获血栓,血流可能会立即恢复。理论上,如果此时溶栓药达到有效血药浓度,血流恢

复可以增强全身性溶栓药物的疗效。最长 10min 后,通常为 3 ~ 5min(视血栓位置和大小而定),可通过在导管近端抽吸负压的辅助下将支架撤回导管。在支架被拉回导管时,可充起导引导管近端气囊帮助取栓。

急性缺血性脑卒中的第一个专用取栓支架是 Solitaire FR (Medtronic Neurovascular)[39-41]。Solitaire FR 可以完全展开、完全回鞘和回收。Solitaire 是美国FDA 批准的可用于缺血性脑卒中的可回收性支架。如前所述,SWIFT 试验将Merci设备与 Solitaire 进行了比较,由于 Solitaire支架的优越性逐步显现,试验提前终

止[8]。如前所述,应用 Solitaire 取栓的患者 TIMI 2 级或 3 级的血管再通率可达 60.7%,而 Merci 组为 24.1%;临床预后方面(90d mRS 0～2 分,58.2% *vs.* 33.6%)以及死亡率方面(17.2% *vs.* 38.2%),Solitaire 更有优势。

Trevo 取栓装置(Stryker Neurovascular, Stryker)是另一种可回收支架装置,可通过一根微导管到达闭塞部位,支架展开并覆盖整个血栓。与 Solitaire 技术类似,Trevo 支架放置至少 5～10min,以确保血栓完全捕获并恢复血流。随后,将近端球囊导管充盈以阻断近端血流。持续抽吸负压的情况下,将微导管和取栓支架作为一个整体缓慢拉出[42-44]。Trevo retriever 有各种套装,与一代 Trevo Provue 相比,区别这种取栓器的一个显著特征是在透视下完全可见的支架体。与 Merci 装置相比,TREVO 2 试验以与 SWIFT 试验相似的方式证明了 TREVO 装置的优势。在 Trevo 组中,TICI 2 级或 TICI 3 级的血管再通率为 86%,而 Merci 组为 60%,在手术相关性不良事件方面,两组没有统计学差异(Trevo 组为 15%,Merci 组为 23%;*P* = 0.18)[9]。

9.4 结 论

机械性取栓血管内治疗的出现是脑卒中治疗的一个里程碑,现在它已经成为一种先进的治疗方法,对全世界的脑卒中患者来说无疑具有巨大的益处。因此,指南应该推荐机械性取栓术为全球一级循证证据的治疗方法。在这种情况下,在治疗窗口内招募更多的患者进行血管内卒中治疗将是未来研究的一个重要领域。而且,院前护理的作用是非常重要的,如建立一个更快的紧急医疗服务系统,形成一个从救护车到邻近卒中中心的直接报警系统。此外,通过移动 CT 扫描仪和溶栓装置提升救护车的能力,会缩短卒中的治疗时间[45]。同样,延长时间窗是另一种有效的方法,以使更多的卒中患者接受机械取栓术。到目前为止,已经获得了对于在卒中症状出现后 6h 内开始支架取栓的血管内卒中治疗的最佳证据。有几个正在进行的研究,只要集中在扩展时间窗口到 12h(POSITIVE 试验:血管内治疗的缺血性脑卒中患者的灌注成像选择),甚至 24h(DAWN 试验:采用 DWI/PWI 和 CTP 评估将可唤醒的患者和后期出现脑卒中症状须行介入干预的患者进行分诊),两个研究都使用灌注成像。更重要的是,卒中相关性资源、人员(包括血管神经科医生、神经介入科医生、神经放射科医生、血管神经外科医生、放射科技术人员和护士)和设备(包括颈动脉超声、血管造影术、计算机断层血管造影术、MRI、经颅多普勒)都是非常必要的,运用恰当更能突显机械性取栓技术的优势。

参考文献

[1] Feigin VL, Forouzanfar MH, Krishnamurthi R, et al. Global and regional burden of stroke during 1990 - 2010: indings from the Global Burden of Disease Study 2010. Lancet, 2014,383: 245 - 254.

[2] National Institute of Neurological Disorders and Stroke rt-PA Stroke Study Group. Tissue plasminogen activator for acute ischemic stroke. N Engl J Med, 1995,333:1581 - 1587.

[3] Wardlaw JM, Murray V, Berge E, et al. Recombinant tissue plasminogen activator for acute ischaemic stroke: an updated systematic review and meta-analysis. Lancet, 2012,379:2364 - 2372.

[4] Furlan A, Higashida R, Wechsler L, et al. In-

traarterial prourokinase for acute ischemic stroke. The PROACT II study: a randomized controlled trial. Prolyse in Acute Cerebral Thromboembolism. JAMA, 1999, 282: 2003 – 2011.

[5] Smith WS, Sung G, Starkman S, et al. Safety and eficacy of mechanical embolectomy in acute ischemic stroke: results of the MERCI trial. Stroke, 2005, 36: 1432 – 1438.

[6] Smith WS, Sung G, Saver J, et al. Mechanical throm-bectomy for acute ischemic stroke: inal results of the Multi MERCI trial. Stroke, 2008, 39: 1205 – 1212.

[7] Penumbra Pivotal Stroke Trial Investigators. The penumbra pivotal stroke trial: safety and effectiveness of a new generation of mechanical devices for clot removal in intracranial large vessel occlusive disease. Stroke, 2009, 40: 2761 – 2768.

[8] Saver JL, Jahan R, Levy EI, et al. Solitaire low restoration device versus the Merci Retriever in patients with acute ischaemic stroke (SWIFT): a randomised, parallel-group, non-inferiority trial. Lancet, 2012, 380: 1241 – 1249.

[9] Nogueira RG, Lutsep HL, Gupta R, et al. Trevo versus Merci retrievers for thrombectomy revascularisation of large vessel occlusions in acute ischaemic stroke (TREVO 2): a randomised trial. Lancet, 2012, 380: 1231 – 1240.

[10] Broderick JP, Palesch YY, Demchuk AM, et al. Endovascular therapy after intravenous tPA versus tPA alone for stroke. N Engl J Med, 2013, 368: 893 – 903.

[11] Kidwell CS, Jahan R, Gornbein J, et al. A trial of imaging selection and endovascular treatment for ischemic stroke. N Engl J Med, 2013, 368: 914 – 923.

[12] Ciccone A, Valvassori L, Nichelatti M, et al. Endovascular treatment for acute ischemic stroke. N Engl J Med, 2013, 368: 904 – 913.

[13] Qureshi AI, Abd-Allah F, Aleu A, et al. Endovascular treatment for acute ischemic stroke patients: implications and interpretation of IMS III, MR RESCUE, and SYNTHESIS EXPANSION trials. J Vasc Interv Neurol, 2014, 7: 56 – 75.

[14] Berkhemer OA, Fransen PS, Beumer D, et al. A randomized trial of intraarterial treatment for acute ischemic stroke. N Engl J Med, 2015, 372: 11 – 20.

[15] Campbell BC, Mitchell PJ, Kleinig TJ, et al. Endovascular therapy for ischemic stroke with perfusion-imaging selection. N Engl J Med, 2015, 372: 1009 – 1018.

[16] Goyal M, Demchuk AM, Menon BK, et al. Randomized assessment of rapid endovascular treatment of ischemic stroke. N Engl J Med, 2015, 372: 1019 – 1030.

[17] Saver JL, Goyal M, Bonafe A, et al. Stent-retriever thrombectomy after intravenous tPA vs. tPA alone in stroke. N Engl J Med, 2015, 372: 2285 – 2295.

[18] Jovin TG, Chamorro A, Cobo E, et al. Thrombectomy within 8 hours after symptom onset in ischemic stroke. N Engl J Med, 2015, 372: 2296 – 2306.

[19] Kim D, Ford GA, Kidwell CS, et al. Intra-arterial thrombolysis for acute stroke in patients 80 and older: a comparison of results in patients younger than 80 years. AJNR Am J Neuroradiol, 2007, 28: 159 – 163

[20] Suzuki S, Kidwell CS, Starkman S, et al. Use of multimodal MRI and novel endovascular therapies in a patient ineligible for intravenous tissue plasminogen activator. Stroke, 2005, 36: e77 – 79.

[21] Hermier M, Nighoghossian N, Derex L, et al. Hypointense transcerebral veins at T2* – weighted MRI: a marker of hemorrhagic transformation risk in patients treated with intravenous tissue plasminogen activator. J Cereb Blood Flow Metab, 2003, 23: 1362 – 1370.

[22] Wintermark M, Meuli R, Browaeys P, et al. Comparison of CT perfusion and angiography and MRI in selecting stroke patients for acute treatment. Neurology. 2007, 68: 694 – 697.

[23] Noser EA, Shaltoni HM, Hall CE, et al. Aggressive mechanical clot disruption: a safe adjunct to thrombolytic therapy in acute stroke. Stroke, 2005, 36: 292 – 296.

[24] Qureshi AI, Siddiqui AM, Suri MF, et al. Aggressive mechanical clot disruption and low-dose intra-arterial third-generation thrombolytic agent for ischemic stroke: a prospective study. Neurosurgery, 2002, 51: 1319 – 1327.

[25] Arnold M, Schroth G, Nedeltchev K, et al. Intra-arterial thrombolysis in 100 patients with acute strokedue to middle cerebral artery occlusion. Stroke,2002,33:1828 – 1833.

[26] Furlan AJ, Abou-Chebl A. The role of recombinant pro-urokinase (r-pro-UK) and intra-arterial throm-bolysis in acute ischaemic stroke: the PROACT trials. Prolyse in acute cerebral thromboembolism. Curr Med Res Opin, 2002, 18:s44 – 47.

[27] Nakano S, Iseda T, Yoneyama T, et al. Direct percutaneous transluminal angioplasty for acute middle cerebral artery trunk occlusion: an alternative option to intra-arterial thrombolysis. Stroke. 2002,33:2872 – 2876.

[28] Mahon BR, Nesbit GM, Barnwell SL, et al. North American clinical experience with the EKOS MicroLysUS infusion catheter for the treatment of embolic stroke. AJNR Am J Neuroradiol, 2003,24:534 – 538.

[29] IMS II Trial Investigators. The Interventional Management of Stroke (IMS) II study. Stroke, 2007,38:2127 – 2135.

[30] Berlis A, Lutsep H, Barnwell S, et al. Mechanical throm-bolysis in acute ischemic stroke with endovascular photoacoustic recanalization. Stroke, 2004,35:1112 – 1116.

[31] Gobin YP, Starkman S, Duckwiler GR, et al. MERCI 1: a phase 1 study of mechanical embolus removal in cerebral ischemia. Stroke, 2004,35:2848 – 2854.

[32] Menon BK, Hill MD, Eesa M, et al. Initial experience with the Penumbra Stroke System for recanalization of large vessel occlusions in acute ischemic stroke. Neuroradiology, 2011, 53:261 – 266.

[33] Grunwald IQ, Walter S, Papanagiotou P, et al. Revascularization in acute ischaemic stroke using the penumbra system: the irst single center experience. Eur J Neurol, 2009, 16: 1210 – 1216.

[34] Kulcsár Z, Bonvin C, Pereira VM, et al. Penumbra system: a novel mechanical thrombectomy device for large-vessel occlusions in acute stroke. AJNR Am J Neuroradiol, 2010, 31: 628 – 633.

[35] Starck EE, McDermott JC, Crummy AB, et al. Percutaneous aspiration thromboembolecto-my. Radiology, 1985,156:61 – 66.

[36] Lutsep HL, Clark WM, Nesbit GM, et al. Intraarterial suction thrombectomy in acute stroke. AJNR Am J Neuroradiol, 2002, 23: 783 – 786.

[37] Kang DH, Hwang YH, Kim YS, et al. Direct thrombus retrieval using the reperfusion catheter of the penumbra system: forced-suction thrombectomy in acute ischemic stroke. AJNR Am J Neuroradiol. 2011,32:283 – 287.

[38] Turk AS, Spiotta A, Frei D, et al. Initial clinical experience with the ADAPT technique: a direct aspiration irst pass technique for stroke thrombectomy. J Neurointerv Surg, 2014, 6: 231 – 237.

[39] Castaño C, Serena J, Dávalos A. Use of the new solitaire (TM) AB device for mechanical thrombectomy when Merci clot retriever has failed to remove the clot. A case report. Interv Neuroradiol, 2009,15:209 – 214.

[40] Castao C, Dorado L, Guerrero C, et al. Mechanical thrombectomy with the Solitaire AB device in large artery occlusions of the anterior circulation: a pilot study. Stroke, 2010, 41: 1836 – 1840.

[41] Park H, Hwang GJ, Jin SC, et al. A retrieval throm-bectomy technique with the Solitaire stent in a large cerebral artery occlusion. Acta Neurochir, 2011,153:1625 – 1631.

[42] Mendonça N, Flores A, Pagola J, et al. Trevo system: single-center experience with a novel mechanical thrombectomy device. J Neuroimaging, 2013,23:7 – 11.

[43] Mendonça N, Flores A, Pagola J, et al. Trevo versus Solitaire a head-to-head comparison between two heavy weights of clot retrieval. J Neuroimaging, 2014,24:167 – 170.

[44] San Román L, Obach V, Blasco J, et al. Singlecenter experience of cerebral artery thrombectomy using the TREVO device in 60 patients with acute ischemic stroke. Stroke, 2012,43:1657 – 1659.

[45] Ebinger M, Winter B, Wendt M, et al. Effect of the use of ambulance-based thrombolysis on time to thrombolysis in acute ischemic stroke: a randomized clinical trial. JAMA, 2014,311: 1622 – 1631.

第 *10* 章 抽吸取栓术

Dong-Hun Kang

10.1 早期抽吸取栓的尝试

血栓抽吸术起源于大血管闭塞后手动抽吸技术[1]。这项技术是使用 4 ~ 8F 的大口径导管接近血栓近端,使用 50mL 或 60mL 注射器手动抽吸血栓。该技术的优点是费用低,开展方便,操作简单,但主要用于近端大血管的闭塞,例如海绵窦段以下的颅内颈动脉,硬、粗的导管可以到达并接近血栓。抽吸取栓术最早应用于 3 例有静脉溶栓禁忌证的患者,当时使用 7F 的导管接近血栓近端,用 60mL 注射器抽吸,3 例患者取栓成功,前向血流恢复至 TIMI 3 级[2]。另一个早期血栓抽吸研究的报道是涉及 2 例基底动脉闭塞的患者,一例患者是基底动脉闭塞,发病 20h,另一例患者是弹簧圈栓塞基底动脉尖动脉瘤时的超急性血栓形成。这两例患者使用

血栓抽吸术均使血管成功再通,但当时的血栓抽吸技术对患者自身解剖要求高,如血管无严重动脉粥样硬化和扭曲,血栓为新鲜非黏附性的血栓,由于上述这些限制,抽吸取栓术主要应用于一些基底动脉急性闭塞的患者,并没有在颅内动脉闭塞的患者中得到广泛使用。

2002 年以后,一些学者也在尝试直接血栓抽吸取栓。一项临床研究报道,对 14 例颈内动脉闭塞患者使用导引导管直接抽栓,其中 10 例使用球囊导引导管,4 例使用普通导引导管。接受普通导引导管抽栓的 4 例患者的血管均未再通;10 例接受球囊导引导管抽栓的患者中有 7 例血管完全或部分再通,其中 6 例 3 个月后获得较好的神经功能恢复[4]。另外一项临床研究包含 2 例患者,使用血栓抽吸取栓,血管均再通;前向血流恢复至 TIMI 3 级;出院时 NHISS 评分为 2 分和 4 分;3 个月后 mRS 评分为 1 分和 2 分。由于当时使用的抽吸导管较粗,管体硬,导致导管扭曲性差,从而限制了血栓抽吸技术的发展。许多研究指出粗硬的导管进入较小或扭曲的颅内血管容易导致管壁损伤,甚至穿孔,因此需要专门的颅内血管吸栓导管。前期的抽吸导管被限用于血管迂曲不严重的近端大血管闭塞。但是,自从 Penum-

D. -H. Kang, MD

Department of Neurosurgery and Radiology,
Kyungpook National University Hospital, School of
Medicine, Kyungpook National University,
Daegu, Republic of Korea

Daegu-Gyeongbuk Cardiocerebrovascular Center,
130, Dongduk-ro, Jung-gu, Daegu 41944, Republic
of Korea
e-mail: kdhdock@ gmail.com

© Springer Science + Business Media Singapore 2017

J. Park (ed.), *Acute Ischemic Stroke*, DOI 10. 1007/978 – 981 – 10 – 0965 – 5_10

bra 系统（Penumbra，CA，USA）出现后，抽吸取栓技术得到进一步发展。Penumbra 导管的管径大，但管体不硬，可以有效推进入颅内血管。神经介入医生开始尝试使用 Penumbra 导管进入颅内小血管，直接抽吸血栓。目前所采用的血栓抽吸技术包括：强制动脉血栓取栓术（forced arterial suctionthrombectomy，FAST）和直接抽吸一次通过术（a direct aspiration first pass technique，ADAPT）。FAST 技术（图 10.1）最先出现，随后出现 ADAPT 技术。下一章我们将详细阐述这两种技术[5-6]。

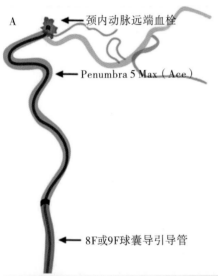

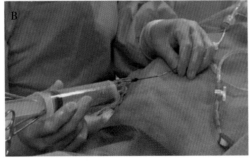

图 10.1　A. 图示颈内动脉闭塞患者的强制动脉血栓取栓术（FAST）。B. 显示 20mL 或 50mL 注射器连接抽吸导管，强力抽吸

10.2　新一代血栓抽吸技术：FAST 和 ADAPT 技术

随着 Penumbra 系统的出现，Penumbra 导管具有的柔软、大口径特性使颅内较小血管闭塞应用抽吸技术取栓成为可能。然而，在 Penumbra 临床 I 期研究中，使用 Penumbra 系统，闭塞血管再通率或前向血流恢复至 TIMI 2 级或 TIMI 3 级的概率并没有达到 100%，特别是在血栓质地坚硬或血管严重扭曲节段的血栓抽吸较为困难。因此，一些介入中心进行了技术改进，由于 Penumbra 系统抽栓技术操作简单，因此首先使用，如取栓失败，可迅速，简单转换为可回收支架行血栓切除术。

10.2.1　强制动脉抽吸血栓切除术（FAST）

2011 年一篇题目为《急性缺血性卒中患者强制抽吸血栓切除术：Penumbra 系统再灌注导管直接抽吸血栓》的论文首次报道了 FAST 技术[6]。该研究报道了 22 例发病时间在 8h 内的大动脉闭塞急性脑梗死患者使用 FAST 技术的情况，首先排除了出血风险高、脑水肿或高血压控制差的患者。FAST 技术的安全性评估指标为并发症，而成功率评估指标为血管再通率，TICI 为 2~3 分认为血管再通。入组患者从发病到动脉穿刺的平均时间是 5.3h，平均基线 NIHSS 评分为 18.1 分。入组患者中大脑中动脉闭塞 14 例（63.6%），颈内动脉闭塞 4 例（18.2%），基底动脉闭塞 4 例（18.2%）；术前闭塞血管 TICI 为 0 分；81.9% 的患者血管再通，其中 TICI 2b 分 10 例（10/22，45.5%）或 3 分 8 例（8/22，36.4%）。患者从股动脉穿刺完成到血管再通，包括脑血管造影，平均时间 40.2min。大部分患者使用 Penumbra 041 型再灌注导管，另外 2 例患者为大脑中动脉 M2 段栓塞，使用 Penumbra 032 型再灌注导管。有 4 例患者联合应用其他处理方法，1 例患者为基底动脉急性闭塞，抽栓后有原位狭窄，予以球囊血管成形术；另外 3 例患者有颈内动脉近端狭窄，予以颈动脉支架置入术。仅有 1 例患者有颈内动脉迂曲，使用球囊导引导管，在术后第 5 天脑血管 MRA 随访时发现动脉夹层。共有 7 例患者出现颅内出血（发生率为 31.8%），2 例患者症状加重（发生率为 9.1%）。10 例患者在术后 90d mRS 评分为 0 ~ 2 分（占全部患者的 45.5%）。

1 年后作者比较了 FAST 技术和机械碎栓技术在治疗颈内动脉远端急性闭塞患者的优劣性，结果显示使用 FAST 技术的患者功能恢复更好。FAST 组的血管再通率明显高于机械碎栓组（85% *vs.* 32%；$P < 0.001$）。此外，90d mRS 评分 0 ~ 2 分的患者，FAST 组为 45%，机械碎栓组为 16%。综上所述，对颈内动脉远端急性闭塞患者来说，FAST 技术优于机械碎栓，尤其是在血管再通率和神经功能恢复方面。

10.2.2 ADAPT：直接抽吸一次通过技术（ADAPT）

2013 年，一项关于手动抽栓的研究改良了标准的 Penumbra 系统，将此技术称为直接抽吸一次通过技术（ADAPT）。这项研究收纳了 37 例急性脑梗死患者，其中 30 例为前循环病变，7 例为后循环病变。ADAPT 与 FAST 技术非常相似（图 10.2）。研究中，所有患者从股动脉穿刺到血管再通时间为 28min，所有入组患者的血管均成功再通。患者的 NIHSS 评分从入院的

16.3 分下降至 4.2 分，其中 1 例患者出现技术操作并发症，2 例患者出现脑实质出血。

ADAPT 技术和 FAST 技术也有差异。FAST 技术因吸引导管技术陈旧和较小的抽吸管径，导致取栓效果较 ADAPT 技术差。FAST 技术前期使用 Penumbra 041 和 Penumbra 032 抽吸导管，近 2 年才开始使用 Penumbra 5 Max 抽吸导管。使用新型抽吸导管的 ADAPT 技术主要有两个优势：①Penumbra 5 Max 抽吸导管内径增加，从而增加了导管接触血栓的面积；②Penumbra 5 Max 抽吸导管近端较宽，增加了管腔体积，进而增加了抽吸能力。

10.2.3 球囊导引导管在 FAST 和 ADAPT 技术中的应用差异

早期的 FAST 和 ADAPT 技术在某些方面非常相似。这两种技术均将大口径的导引导管导入并与血栓接触，然后抽吸。FAST 研究者认为使用球囊导引导管是其与 ADAPT 技术相区别的特征之一。由于需要准备球囊，因此球囊导引导管比较耗时，但也有很多优点。

首先使用球囊导引导管可以减少小血栓移位或栓塞。2013 年进行的一项关于闭塞血管远端栓塞的研究发现，无论使用 Merci retriever，Solitaire FR 还是 Trevo 取栓装置，球囊导引导管可以显著减少闭塞远端血管的栓塞事件；同时发现，无论使用何种取栓装置，球囊导引导管均可减少直径 1mm 以上的血栓栓塞远端血管（$P < 0.01$）。此外，研究还发现使用球囊导引导管抽吸的反向血流量明显大于普通导引导管（$P < 0.0001$）。动物实验也证实使用球囊导引导管可减少栓塞事件[10]。缺血性脑卒中动物模型中发现在使用

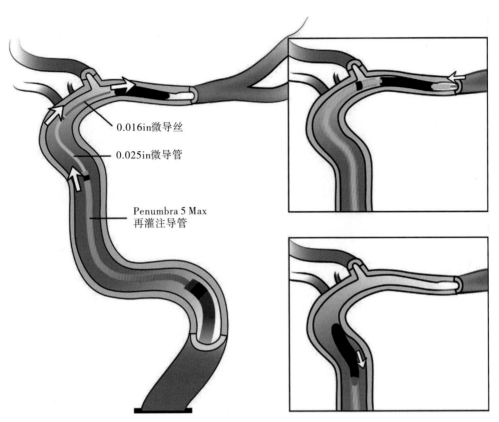

图10.2 ADAPT 技术治疗大脑中动脉闭塞。将 Neuron Max 导引导管尽可能置于颈内动脉远端。使用同轴技术 Penumbra 5 Max 再灌注导管内导入 0. 025in（1in≈2. 54cm）的微导管，微导管内再导入 0. 016in 的微导丝，然后通过导引导管到达目标血管。微导管和微导丝到达血栓远端，在微导管和微导丝的支撑下将 Penumbra 5 Max 导入血栓，当 Penumbra 5 Max 导管头端嵌入血栓中后开始抽吸，持续抽吸下将 Penumbra 5 Max 撤出

Catch retriever 取栓装置时，不使用近端球囊阻断血流，栓塞事件发生率明显比使用近端球囊阻断血流高（42% *vs.* 9% ;OR = 7.1）。第二个优点是，在使用 FAST 和 A-DAPT 技术时，如果阻断近端血流，球囊导引导管的抽吸效率明显提高。值得注意的是这是理论上的推论，并未得到研究证实。但是，远端血流已被血栓阻断，如果使用球囊导引导管再阻断近端血流，将在血管内形成负压，这已经在体外研究中得到证实。毫无疑问，这将需要进一步的研究去证实。第三个优点是，如果 FAST 取栓技术失败，可以迅速转换为支架取栓

术，这点非常重要。因为在 SWIFT（Solitaire with the intention for thrombectomy）和 SWIFT PRIME（Solitaire with the intention for thrombectomy as primary endovascular treatment for acute ischemic stroke）的研究中，均推荐在使用 Solitaire 支架取栓时使用球囊导引导管[11, 12]。有学者通过建立猪模型实验以研究球囊导引导管在可回收支架取栓中的应用价值[13]，结果发现支架网格嵌入血栓，当将支架回收入球囊导引导管头端时，部分血栓向远端逃离。抽吸血栓进入导引导管可阻止远端栓塞事件。2014 年进行了一项目的为探讨球囊

导引导管安全性和效率的研究,结果发现,Solitaire FR 取栓装置联合球囊导引导管可以提高血管再通率,缩短手术时间,改善患者的临床预后[14]。研究中 149 例患者(占入组病例的 44%)使用了球囊导引导管,其手术时间明显短于未使用球囊导引导管的患者(120 min *vs.* 161 min;*P* = 0.02)。前向血流 TICI 3 级的患者比例明显高于未使用球囊导引导管组(53.7% *vs.* 32.5%;*P* < 0.001)。虽然血管远端栓塞事件发生率在两组差异不显著,但出院时使用球囊导引导管组患者的 NIHSS 评分明显低于未使用球囊导引导管组的患者(12 分 *vs.* 17.5 分;*P* = 0.002),此外,球囊导引导管组的 90d mRS 评分也明显低于未使用球囊导引导管组(51.6% *vs.* 35.8%;*P* = 0.02)。在多因素分析中,使用球囊导引导管是良好临床预后的一个独立影响因素(OR = 2.5)。

10.2.4 FAST 技术详细操作步骤

10.2.4.1 第 1 步:股动脉穿刺和建鞘

同其他介入治疗一样,股动脉穿刺的安全穿刺点位于股动脉中段,即腹壁动脉与股浅动脉和股深动脉间,这个位置通常位于股骨头的中央部分。因此,当因患者脉搏弱或肥胖使股动脉搏动难以触及时,可以采用 X 线透视下寻找此骨性标志,确定安全穿刺点。然后将穿刺针以 30°角略高于皮肤进针点进入股动脉。此外,使用大口径鞘或血管闭合设备建立皮下通道,有利于介入器械的进入,同时有利于血液经皮下通道流出,避免血液在腿部淤积。建议使用股动脉前壁动脉穿刺技术进行穿刺,避免透壁穿刺点渗血。穿刺成功后,退出针心,将 J 型导丝导入动脉内。当导引导丝进入髂动脉后,用手压迫穿刺

点,退出穿刺针,将 J 型尾端导丝导入血管鞘中,然后沿导丝将血管鞘扩张器组件导入股动脉内,拔出鞘芯,通过鞘侧臂回抽血液,最后用肝素盐水冲洗鞘侧臂。

10.2.4.2 第 2 步:放置球囊导引导管

随后将球囊导引导管送入闭塞血管近端。取栓过程中常规造影确定球囊导引导管到达目标血管,并且稳定。FAST 技术中通常选择 8F 或 9F 的球囊导引导管,我们主要使用 9F Optimo 或 Merci 球囊导管。使用同轴导管技术,将 120cm 的 4F Headhunter 或 Simmons - 2 诊断导管插入球囊导引导管,对前循环闭塞的患者用其超选颈总动脉,对后循环闭塞的患者用其超选锁骨下动脉,然后将球囊导引导管沿诊断导管输送至目标血管。造影评估球囊导引导管的位置,以及颈内动脉或椎动脉近端狭窄情况(图 10.3A)。如果血管条件允许,通过同轴导管技术,将球囊导引导管送入颈内动脉或椎动脉。如果椎动脉直径较小,不能使用 8F 或 9F 球囊导引导管,可以选用 6F 导引导管。此外,也可首先使用诊断导管超选颈总动脉或者弓上血管,然后使用超引导丝,将诊断导管交换为球囊导引导管。上述两种方法的选择取决于患者的血管条件,同时尽可能将球囊导引导管头端置于颈内动脉远端或椎动脉近端。

10.2.4.3 第 3 步:输送大口径抽吸导管

将球囊导引导管放置到位后,连接 Y 形阀,并持续连续盐水冲洗,防止空气进入系统,同时将微导管系统通过导引导管向目标血管输送。微导管在微导丝的配合下,经导引导管到达血管闭塞段(图 10.3B)。FAST 技术推荐 2F(Excelsior 1018)或 2.3F(Prowler Select Plus)微导管

配合 0.014 in（Synchro）或 0.016in（GT）微导丝用以引导大口径抽吸导管（Penumbra 4/5 Max 或 5 Max Ace）。这些介入器械作为一个系统，经球囊导引导管被输送到血管闭塞部位。此时，建议尽量避免微导管和微导丝通过血栓，因为这样做理论上存在机械碎血栓的可能，导致血栓向闭塞血管远端迁移。因此，如果患者的血管条件允许，可将 Penumbra 导管直接输送至血栓处而不需要使用微导管或微导丝通

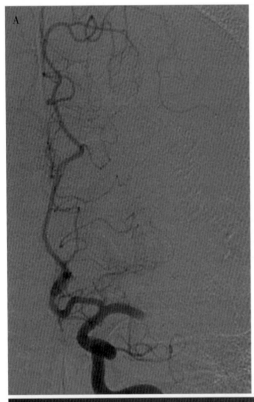

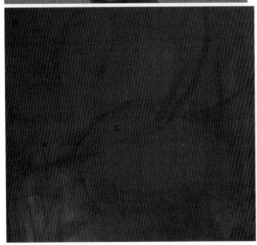

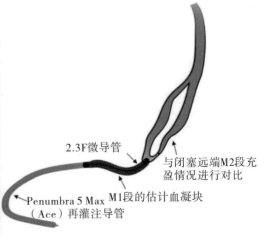

2.3F微导管

与闭塞远端M2段充盈情况进行对比

M1段的估计血凝块

Penumbra 5 Max（Ace）再灌注导管

图 10.3　A. 血管造影显示左侧大脑中动脉 M1 段闭塞。B. FAST 技术，显示闭塞部位和抽吸装置的关系。C. 抽栓前，球囊导引导管的球囊充盈。D～E. 抽吸出破碎血栓或整体血栓。F. 血管造影显示血管再通

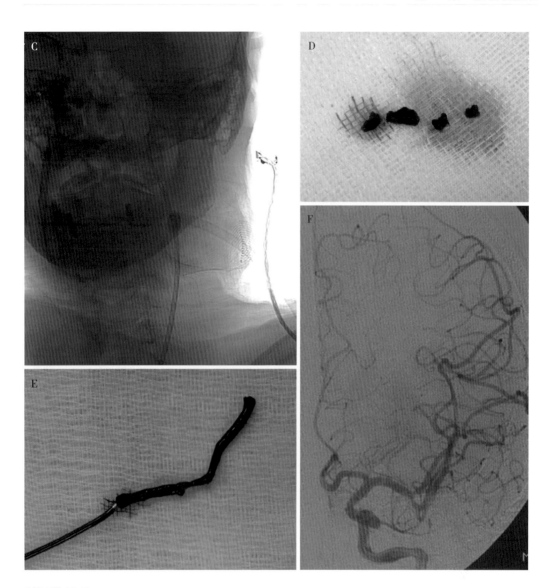

(续)图 10.3

过血栓。如果患者的血管迂曲,使用微导管和微导丝通过血栓,到达血管远端是必要的。然后,将大口径抽吸导管向前输送接触血栓,在导管尖端和血栓间形成楔形。如果需要,可行造影以明确血栓原始路径、血栓形态,以及血栓长度。大口径抽吸导管到达理想位置后,撤出微导丝和微导管,并将 20mL 或 50mL 的注射器连接在大口径抽吸导管近端。

10.2.4.4 第 4 步:充盈球囊导引导管的球囊,用注射器手动抽栓,同时回撤导管

将 20mL 或 50mL 注射器直接与 Penumbra 导管连接,稍抽注射器活塞,确定导管与血栓接触良好,并且使导管和血栓间形成真空状态。此时,如果不能回抽出血液提示血栓已嵌入导管。此处需要注意的是:首先,为了获得最大的抽吸力,尽量使用最大口径的再灌注导管;其次,使

Penumbra 导管的头端与闭塞端血管平行，避免导管头与血管内皮接触。在进行负压抽吸前，应将球囊导引导管的球囊充盈（图 10.3C）。抽动注射器活塞形成负压，维持 60～90s。然后，将 Penumbra 导管头端稍插入血栓，最后在持续负压状态下回撤 Penumbra 导管。抽吸过程中可能会发生下述问题：①真空状态消失，随后血流进入 Penumbra 导管，提示血栓破裂并进入 Penumbra 导管（图 10.3D）。用注射器手动抽吸 Penumbra 导管，去除导管内残留的血栓碎片。②如果真空状态持续存在，注射器内没有血液，在连续抽吸下将 Penumbra 导管撤回球囊导引导管，进而撤出患者体内（图 10.3E）；同时用注射器抽吸球囊导引导管，去除残留的血栓碎片，然后球囊缓慢泄压，恢复前向血流。上述过程可多次重复，直至获得血管再通（图 10.3F）。如果 FAST 技术使用 3 次后闭塞血管仍未再通，可以考虑使用可回收支架取栓作为补救措施。

这里有两种方法产生负压，手动注射器抽吸或 Penumbra 抽吸泵抽吸，而 FAST 技术是使用手动注射器抽吸产生负压。颈内动脉闭塞常常使用 50mL 注射器，大脑前动脉 M2 段闭塞或基底动脉闭塞常使用 20mL 注射器，如果 20mL 注射器抽吸失败，也可以使用 50mL 注射器。总体来说，注射器抽吸技术简单，价格便宜。但手动注射器抽吸或 Penumbra 抽吸泵抽吸有各自的优点，目前没有证据证明哪种方法更有效和安全。因此，介入手术医生可以根据自己的偏好选择抽吸方法。

10.2.5 迂曲血管 FAST 技术使用技巧

尽管大口径抽吸导管的跟踪性已大大提高，但是穿越脑动脉弯曲段，如颈动脉虹吸弯仍然不容易。血管迂曲是导管通过的巨大障碍，但是迂曲血管发出的小动脉，例如颈内动脉虹吸弯发出的眼动脉，也是导管通过的另一个挑战。此外，动脉硬化导致血管内皮不光滑，也是导管通过迂曲血管的一个阻碍。在本小节我们将介绍一些克服上述问题的技巧。

10.2.5.1 使用最软的抽吸导管和最大的导引导管

这里是一些简单直观的经验。首先，软头抽吸导管与类似大口径导管相比，跟踪性更好。FAST 技术使用的抽吸导管已从 041 和 032 型号发展为 5 Max Ace。

近年来，陆续出现了更多大口径血栓抽吸导管，例如 ACE 64（Penumbra）、Sofia（MicroVention）、Arc（Medtronic Neurovascular）和 Catalyst（Stryker Neurovascular）。上述大口径血栓抽吸导管均可在 FAST 技术中使用。选择抽吸导管首先考虑口径大、头端柔软的导管；其次，使用大口径导引导管有利于术者控制抽吸导管，进而为抽吸导管提供更稳定的抽吸能力。上述建议比较直观，容易理解，同时也是需要注意的，术者可以根据自身经验灵活选择。紧接着，我将进一步阐释这两个技术的细节。

10.2.5.2 Penumbra 抽吸导管末端蒸汽塑形：45°、90°和 J 形

抽吸导管直径大，头端笔直，通过弯曲的血管十分困难。抽吸导管末端蒸汽塑形后，使上述情况变得简单（图 10.4B）。常见的微导管末端蒸汽塑形有 45°、90°单弯、J 型、猪尾型和 S 型[15, 16]，其中 45°、90°和 J 型单弯蒸汽塑形推荐在 Penumbra 抽吸导管通过迂曲血管时使用。

蒸汽塑形 30～60s 后,将塑形端浸入生理盐水中冷却 30s 以上。大多数情况下,首先推荐 45°单弯蒸汽塑形,原因是头端 45°蒸汽塑形的 Penumbra 抽吸导管更容易通过迂曲的血管。但是在一些血管极端迂曲或存在严重动脉粥样硬化性狭窄的患者中,术者根据个人经验(注:作者所经历的此类病例不足 20%)可使用 90°或 J 形单弯蒸汽塑形(图 10.4)。

10.2.5.3　Penumbra 导管同轴推进技术

如果微导丝只是用于推进大口径抽吸导管,它们之间的间隙将会很大,在通过血管迂曲段时由于这两个设备的角度向量可能不同,可能导致导管难以控制。具体来说,当 Penumbra 导管仅由微导丝引导时,在前进过程中会有过多的自由运动,因此导致 Penumbra 导管通过非常弯曲

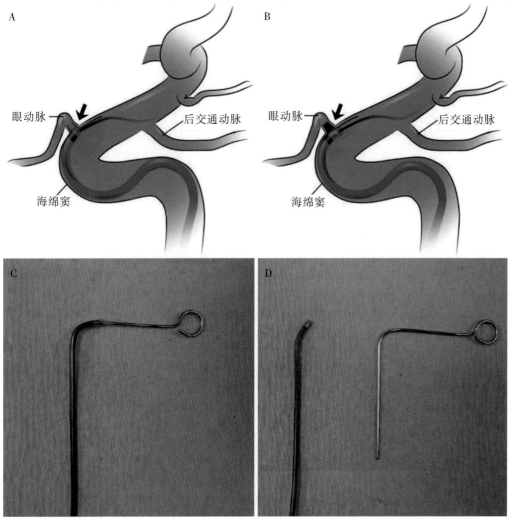

图 10.4　A. 图示显示大口径抽吸导管通过迂曲血管或眼动脉起始端情况。B. 显示 Penumbra 导管末端蒸汽塑形后通过迂曲血管或眼动脉起始端的情况。蒸汽成形显示如下:45°弯曲(C、D),90°弯曲(E、F),J 形(G、H)

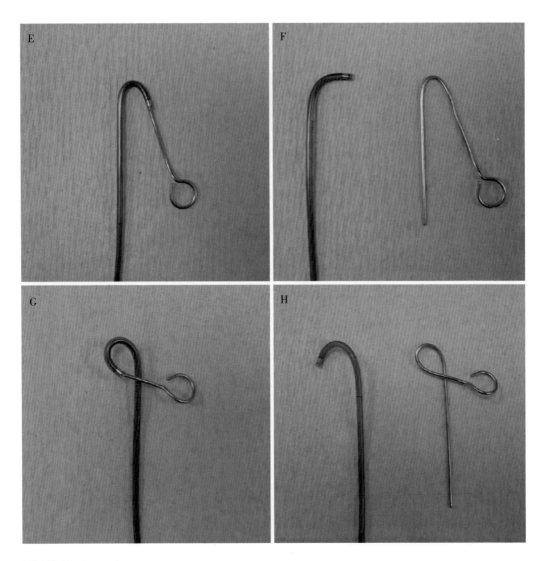

（续）图 10.4

的血管十分困难。为了克服这类问题，推荐使用同轴推进技术，即加用微导管，使微导丝与 Penumbra 导管之间的间隙减小（图 10.5A），进而在一定程度上限制 Penumbra 导管的自由运动，提高 Penumbra 导管在迂曲血管中推进的导向力和控制力。作者的同轴技术方案如下（图 10.5）：首先选择一根尺寸合适的微导管，对于颈内动脉和大脑中动脉 M1 段近段建议使用 Penumbra 5 Max 或 5 Max Ace，内衬一根

2.3F 的微导管，微导管内内衬一根 0.016in 的微导丝（GT；Terumo）。微导管常选用预塑形 45° 或 90°Prowler Select Plus（Cordis Neurovascular）。对于大脑中动脉 M1 段远端或 M2 段，建议使用 Penumbra 4Max，内衬一根 2F 的微导管，微导管内内衬一根 0.014in 的微导丝（Synchro）。微导管常选用预塑形 45° 或 90° Excelsior 1018（Stryker Neurovascular）。

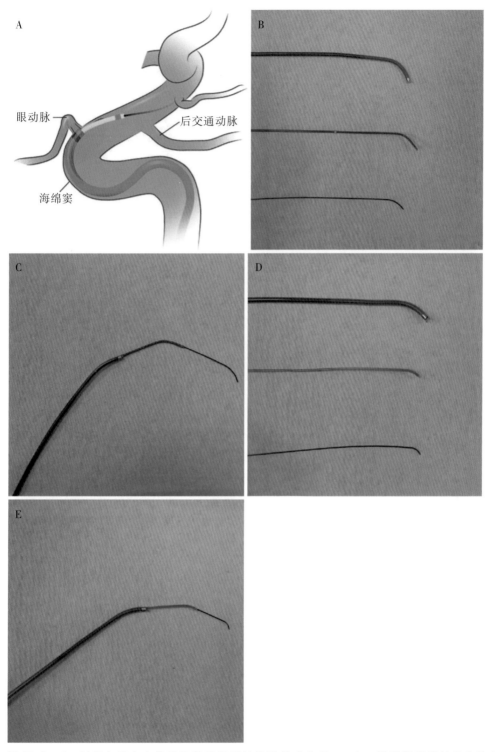

眼动脉

后交通动脉

海绵窦

图 10.5　A. 利用合适大小的微导管采用同轴推进技术使 Penumbra 抽吸导管通过迂曲的血管。
B、C. Penumbra 5 Max 或 5 Max Ace，内衬一根 2.3F 的微导管，微导管内衬一根 0.016in 的微导丝。
D、E. Penumbra 4Max，内衬一根 2F 的微导管，微导管内衬一根 0.014in 的微导丝

10.2.6 FAST 技术抽栓实例

10.2.6.1 急性颈内动脉末端闭塞

这是一个 FAST 技术应用于急性颈内动脉末端闭塞的实例。患者为 72 岁的老年人，突然出现左侧肢体偏瘫，头颅 CT 扫描未见明显异常。脑血管造影显示右侧颈内动脉末端次完全闭塞。被诊断为颈动脉急性栓塞，发病 3h 后行 FAST 吸栓术（图 10.6）。将 9F 球囊导引导管放置于颈内动脉颈段，Penumbra 5Max Ace 内衬一根 2.3F 的微导管（Select Plus microcatheter），微导管内衬一根 0.016in 的微导丝（Terumo），经球囊导引导管到达血栓近端。Penumbra 5Max Ace 位于大脑中动脉 M1 段，用 50mL 注射器抽吸，抽吸出部分血栓，但闭塞段血管未再通。因此，将 Penumbra 5Max Ace 回撤至大脑前动脉近端，再次抽吸，抽吸出大量血栓，血管再通，前向血流 TICI 3 分。从股动脉穿刺至血管成功再通历时 20min，无手术并发症及颅内出血发生。24h 后，患者的 NIHSS 评分从 14 分降至 5 分，90d mRS 评分为 1 分。

10.2.6.2 急性大脑中动脉 M2 段闭塞

这是 FAST 技术应用于急性大脑中动脉 M2 段闭塞的实例。患者为 60 岁老年女性，以突然出现右侧肢体偏瘫伴失语 2.5h 入院，脑血管造影显示左侧大脑中动脉 M2 段急性闭塞。急诊行 FAST 吸栓术（图 10.7）。将 9F 球囊导引导管放置于颈内动脉颈段，Penumbra 4Max Ace 内衬一根 2F 的微导管（Excelsior 1018），微导管内衬一根 0.014in 的微导丝（Synchro），经球囊导引导管到达血栓近端。将 Penumbra 4Max Ace 送入血栓内近端，用 20mL

注射器抽吸血栓，血管再通，前向血流 TICI 3 分。从股动脉穿刺至血管成功再通历时 15min，无手术并发症及颅内出血发生。24h 后，患者的 NIHSS 评分从 18 分降至 10 分。90d mRS 评分为 1 分。

10.3 血栓抽吸和可回收支架取栓术的联合运用：转换策略和 Solumbra 技术

血栓抽吸术和可回收支架取栓术已成为急性缺血性脑卒中大血管闭塞血管内治疗的主要方法，其中可回收支架取栓术主要使用 Solitaire FR（Medtronic Neurovascular）和 Trevo device（Stryker Neurovascular）。血栓抽吸术主要包括使用大口径 Penumbra 5 Max 或 5 Max Ace 的 FAST 或 ADAPT 技术。尽管介入设备和技术有了长足的进步，仅使用可回收支架取栓术或血栓抽吸术均难以达到 100% 的闭塞血管再通，因此，已有部分术者尝试血栓抽吸术联合可回收支架取栓术以提高血管再通率。在 SWIFT 研究中，可回收支架取栓术的血管成功再通率为 83%（TIMI 2 ~ 3:45/54），在 TREVO 2 研究中，可回收支架取栓术的血管成功再通率为 85%（TICI 2 ~ 3:73/86）[11, 17]。2015 年进行了 5 项关于前循环大动脉急性闭塞机械取栓的 RCT 研究：MR CLEAN 研究的血管再通率（TICI 2b 或 3）为 59%（82% 的患者采用可回收支架取栓）；EXTEND-IA 研究的血管再通率（仅使用 Solitaire FR）为 86%；ESCAPE 研究的血管再通率为 72%（79% 的患者试验可回收支架取栓，61% 的患者使用 Solitaire FR）；SWIFT PRIME 研究的血管再通率（仅使用 Solitaire FR）为 88%；REVASCAT研究的血管再通率（仅使用

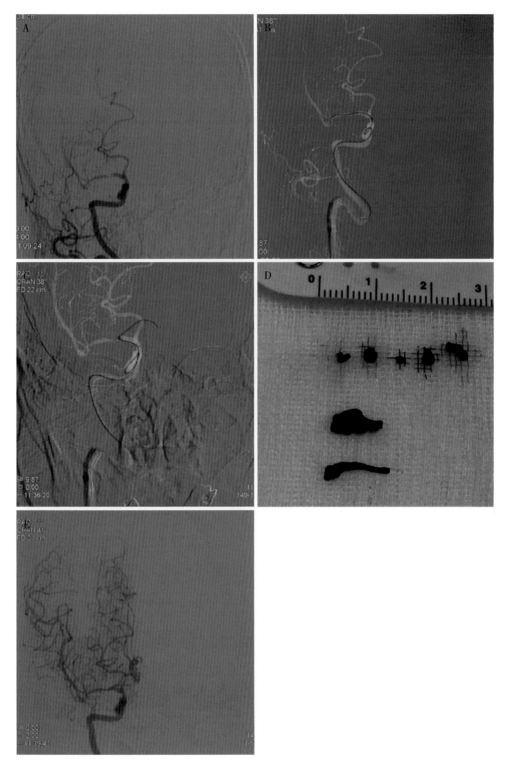

图 10.6　A. 脑血管造影显示右侧颈内动脉末端闭塞。B、C. Penumbra 5Max Ace 内衬一根 2.3F 的微导管，微导管内衬一根 0.016in 的微导丝，经球囊导引导管到达血栓近端。D. FAST 技术吸出的血栓。E. 脑血管造影显示右侧颈内动脉血管再通

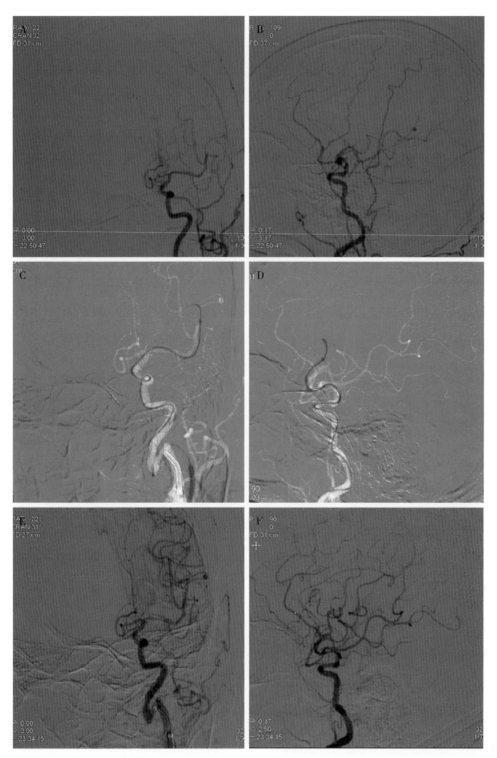

图 10.7　A、B. 脑血管造影显示左侧大脑中动脉 M2 段急性闭塞。C、D. Penumbra 4Max Ace 内衬一根 2F 的微导管，微导管内衬一根 0.014in 的微导丝，经球囊导引导管到达血栓近端。使用 FAST 技术吸出的血栓。E、F. 脑血管造影显示左侧大脑中动脉 M2 段再通

Solitaire FR）为 66%[12,18-21]。尽管上述 5 项大型研究的手术方法不同，但研究结果提示对于使用可回收支架取栓血管再通失败的患者，术者需要采取补救措施。与这些研究类似，血栓抽吸术的血管再通率（TICI 2b 或 3）在首次 FAST 研究中为 82%，在后续颈内动脉闭塞 FAST 研究中为 65%，在 ADAPT 研究中为 75%[6-8]。与可回收支架取栓相同，如果使用血栓抽吸术血管再通失败，或者大口径抽吸导管因血管迂曲不能到达血管闭塞部位，术者也需要采取可回收支架取栓或其他补救措施。

基于上述背景，一些术者开始尝试血栓抽吸术联合可回收支架取栓术。第一种方法是 FAST 技术与 Solitaire 取栓技术的切换，称为"切换策略"；第二种方法是血栓抽吸术和可回收支架取栓联合使用的"Solumbra 技术"[22-26]。这两种方法从技术层面来说类似，但从国家相关规定和法律监管层面来说存在不同。例如，机械性血栓切除术的切换策略就是韩国的医疗保险制度限制的结果。韩国政府规定对于脑卒中患者行机械性血栓切除术首选介入材料，无论是可回收取栓支架还是大口径抽吸导管，报销比例为 90%，这意味着如果术者使用第二种取栓装置，患者的家庭需要完全支付第二种取栓装置的费用，因此，在这种健康保险制度下，医生自然会尽量使用再通率高的取栓装置，把切换使用第二种取栓装置作为一种补救方案。但是在其他国家如美国，如果患者病情需要，术者被允许可同时使用支架回收器与大口径抽吸导管，因此，术者可常规使用这两种设备以提高闭塞血管再通率。Solitaire FR 支架和 Penumbra 再灌注导管是经常联合使用的两种取栓装置，被称为"Solumbra"技术。下面我们将详细介绍转换策略和 Solumbra 技术。

10.3.1 什么是机械取栓转换策略？

转换策略是在术者希望提高机械取栓血管再通率的愿景下产生的。2013 年，Kang DH 等发表了一篇关于机械取栓转换策略周期分析的文章[22]。在第一周期（2009 年 4 月至 2010 年 10 月）研究者机械取栓仅使用 FAST 技术。在接下来的 2010 年 10 月至 2012 年 2 月（第二周期），作者在一些疑难病例中采用转换策略，FAST 技术取栓失败后转为支架回收血栓切除术。所谓疑难病例，是指使用 FAST 技术取栓 3 次以上，血管仍未再通的病例。第一个周期，在韩国 FAST 技术是唯一被批准的机械取栓技术，因此，在疑难病例中只能使用 FAST 技术。第二周期开始时，Solitaire 支架被批准应用于机械取栓。由于支架取栓和 FAST 技术涉及不同的机制，因此，作者开始在一些 FAST 技术取栓失败疑难病例中采用转换策略，转为支架回收血栓切除术，进而希望提高血管再通率（图 10.8）。该研究入组 135 例前循环大血管闭塞患者，均接受机械取栓，其中 1 期 61 例，2 期 74 例。两期患者从股动脉穿刺到血管再通时间无显著差异，但 2 期患者的血管再通率数值上更优（1 期：TICI 2b~3 73.8% vs. 1 期：TICI2b~3 85.1%；P=0.10）。此外，2 期患者 3 个月功能恢复优于 1 期患者（mRS 评分 0~2 分：49.2% vs. 67.6%；P=0.030）。疑难病例亚组，两期患者的血管再通率存在显著差异（TICI 2b~3：52.7% vs. 82.9%；P=0.030）。这个结果提示在处理疑难病例时，转换策略对于血管再通十分关键，同时两期患者在手术并发症以及症状性脑出血方面无显著差异。

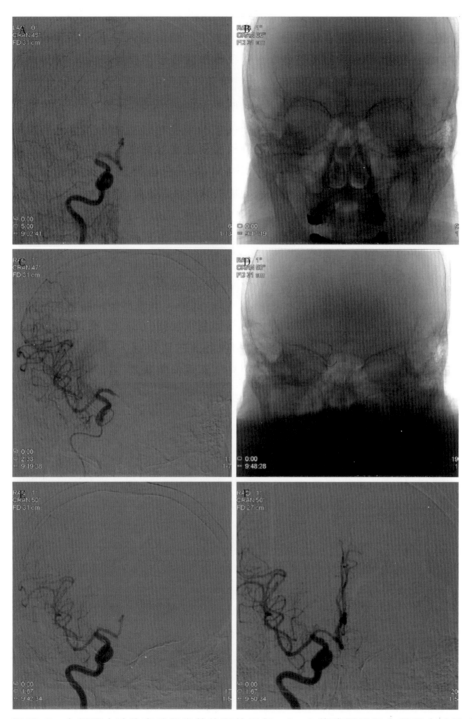

图 10.8 右侧颈内动脉末端闭塞转换取栓示例。A. 血管造影显示右侧颈内动脉末端闭塞。
B. Penumbra 5Max 到达血栓近端；CFAST 技术抽栓后，大脑中动脉完全再通，但大脑前动脉仍然闭
塞。D、E. 由于大脑前动脉直径小，与颈内动脉呈锐角，Penumbra 5 Max 不能到达血栓近端，因此改变
取栓方法，使用支架取栓，将 Solitaire FR 支架穿越血栓。F. 3min 后回收支架，血管完全再通

10.3.2　什么是 Solumbra 技术？

转换策略和 Solumbra 技术存在本质区别。转换策略是一种手术策略，使用一种取栓装置，在某些特殊情况下，转换使用另一种取栓装置。Solumbra 是一种技术，同时涉及使用 Solitaire 和 Penumbra 两种取栓装置，因此被称为"Solumbra"（图10.9）。Solumbra 技术具体描述如下：首先将导引导管导入靶动脉近段；然后将 2.3F 或 2.5F 微导管内衬 0.014in 或 0.016in 的微导丝插入 Penumbra 再灌注导管中；将整个系统导入导引导管中。重要的是，作为 Solumbra 技术的特色部分，从这个步骤开始，微导管通过血栓，首先将 Penumbra 5 Max 或 5 Max Ace 尽可能靠近血栓，然后将 Solitaire FR 由微导管释放，最后将微导管撤出。在支架释放 3～5min 后，Penumbra 抽吸导管后接 50mL 注射器或 Penumbra 抽吸泵。持续负压情况下，将支架回拉入抽吸导管，同时将抽吸导管向上推入血栓。如果血栓嵌入回收支架和抽吸导管末端间，可在连续抽吸下将回收支架和抽吸导管作为一个单元一起缓慢撤出，同时手动抽吸导引导管。Solumbra 技术联合使用回收支架和抽吸导管可以提供几种潜在的取栓协同效应。负压抽吸可以减少血栓破碎、远端栓塞事件。在 SWIFT 和 TREVO 研究中，有 7%～9% 的患者通过局部抽吸部分或完全减少血管栓塞的发生，后续注册研究中该比例上升至 11%[11,17]。回收支架前将微导管从 Penumbra 5 Max 或 5 Max Ace 中撤出，增加了导管横切面，进而增加了导管吸力。下面是一些临床使用 Solumbra 技术取栓的病例报道。首次关于 Solumbra 取栓技术的报告要追溯到 2013 年[23]。在该项病例

报告中，作者为了在颅内取栓支架附近获得局部抽吸，使用 6F 三轴系统经 Penumbra 抽吸导管输送 Solitaire FR 支架。同时球囊导引导管也持续负压吸引，导致血液反向流动，尽量减少支架上的血栓顺血流脱落的机会。该技术起源于椎基底动脉系统，由于仅进入一根椎动脉抽吸，因此，需要提供足够的抽吸力。另外一篇文章报道了在颈内动脉末端闭塞中的应用[24]。作者的主要目的是探索支架联合抽吸取栓，提高颈内动脉末端闭塞再通的可能性。10 例颈内动脉末端闭塞的患者使用 Solumbra 技术取栓，其中前向血流达到 TICI 2 级和 3 级的患者占 80%；但是 4 例发生颅内出血，未观察到脑实质 2 型出血；4 例患者 3 个月内死亡。2015 年，一项采用 Solumbra 技术取栓的回顾性多中心研究在美国开展[25]。105 例患者满足入组标准，其中 88% 的患者前向血流恢复至 TICI 2b 级和 3 级；44% 的患者 3 个月后预后良好；4 例患者出现症状性脑出血，其中 3 例死亡。该文章的结论为对大血管急性闭塞患者使用 Solumbra 技术取栓安全高效。虽然部分文献报道 Solumbra 技术可使患者受益，但对此仍然存在争议。例如 2015年进行了一项"急性缺血性脑卒中患者使用 Solumbra 技术或 ADAPT 技术取栓后临床预后比较"的研究报道：ADAPT 取栓组患者 90d 预后优于 Solumbra 取栓组[26]。该研究入组 100 例患者，55 例使用 Solumbra 技术，45 例使用 ADAPT 技术。两组患者在血管再通成功率方面无显著差异（Solumbra 组 的 TICI 2b ～ 3：84% *vs.* ADAPT 组 89%；$P = 0.6$），手术时间（51min *vs.* 50min；$P = 0.8$）。此外，ADAPT 组患者症状性脑出血发生率低于 Solumbra 组（2.2% *vs.* 12.7%；$P = 0.07$），而且

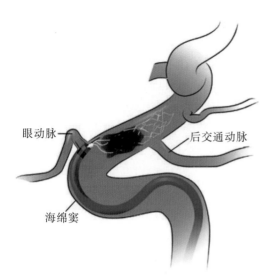

眼动脉

后交通动脉

海绵窦

图 10.9 Solumbra 技术。将 Penumbra 5 Max 或 5 Max Ace 推进至血栓附近，Solitaire FR 支架经微导管释放

ADAPT组患者的 90d 预后更好（55.6% vs. 30.9%；P = 0.015）。因此，关于 Solumbra 技术的优劣还需进一步研究。

10.4 血栓抽吸和 FAST 技术在急性缺血性脑卒中特殊情况下的使用

10.4.1 近侧抽吸减轻颈内动脉末端闭塞的血栓负荷

颈内动脉末端闭塞的患者常出现血栓负荷大，尽管机械取栓装置和技术已经获得了很大的进步，但血管再通率低，患者预后差。在这种情况下，由于血栓负担大，对于溶栓剂反应慢，机械取栓需要更多的装置，血管再通时间长。因血管再通时间长进而导致梗死面积增加，功能恢复差。此外，血栓自身或血栓迁移可以导致重要的侧支通道闭塞，使脑缺血区进一步扩大。因此，颈内动脉末端闭塞患者的脑

梗死更迅速、更广泛，患者预后更差。最近，部分术者尝试使用血栓抽吸技术来减少颈内动脉末端闭塞患者的血栓负荷。其中一种方法就是对于颈内动脉末端 L 型或 T 型闭塞，术者使用球囊导引导管直接手动抽栓，具体方法如下：将 8F 球囊导引导管送至颈动脉，阻断近端血流，用 60mL 注射器抽栓，这种方法显著减少闭塞血管的血栓负荷，有利于血管的完全再通。近端血栓抽吸（proximal aspiration thrombectomy，PAT）被认为与直接血栓抽吸技术相似，是在其基础上改进而来的。PAT 通常在颈内动脉颈段手动抽栓，抽栓时使用同轴技术，使用 9F 球囊导引导管内衬 6F 导引导管，使 6F 导引导管尽可能靠近血栓近端。PAT 可明显减轻颈内动脉末端闭塞患者的血栓负荷（图 10.10）。PAT 后残留的血管闭塞可继续使用常规机械取栓方法取栓[28]。在 responders 研究中，作者发现 PAT 可以抽吸一定量的血栓，使血管部分或完全再通。在 53 例患者中有 15 例（28.3%）使用 PAT 有效。PAT 明显缩短了从股动脉穿刺到血管再通的时间（94.5min vs. 56.0min；P = 0.002），并且 PAT 组有更高的血管再通率（45.5% vs. 73.6%；P = 0.009），以及更好的 3 个月临床预后趋势（mRS 评分：0 ～ 2 分：36.4% vs. 54.7%；P = 0.097）。此外，PAT 组的手术并发症或颅内出血并没有增加。因此，作者认为 PAT 通过减少血栓负荷可提高颈内动脉末端闭塞患者的临床预后。

10.4.2 FAST 技术在椎 - 基底动脉闭塞中的应用

众所周知，急性椎 - 基底动脉闭塞患者的预后比前循环动脉闭塞患者差。急

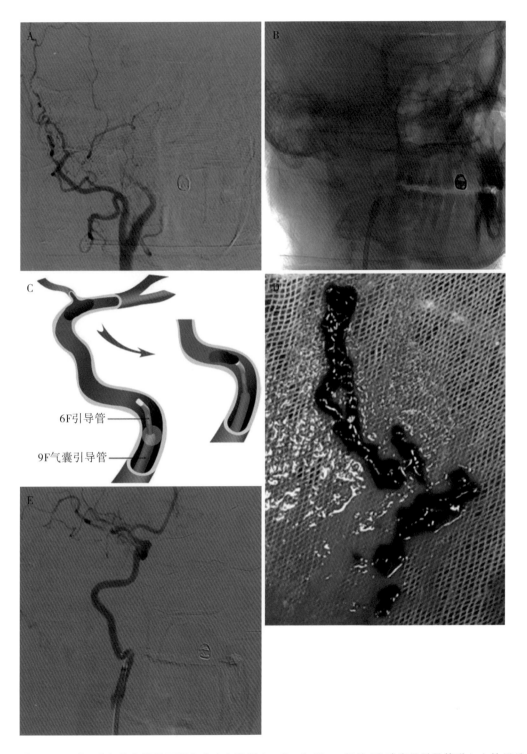

图 10.10　A. 脑血管造影显示颈内动脉末端闭塞。B. 将 85cm 长的 9F 球囊导引导管送入血栓近端，然后抽吸血栓。C. 图示血栓抽吸。D. 抽吸的血栓。E. 造影显示血管再通

性椎－基底动脉闭塞患者的死亡率为40%～86%，预后良好比例仅为13%～21%[29, 30]。尽管静脉溶栓和血管内机械取栓技术已经有了很大进步，但急性椎－基底动脉闭塞患者介入治疗的效果仍不尽如人意。静脉溶栓首先适用于急性椎－基底动脉闭塞患者，但血管再通率非常低[31, 32]。随后，术者开始尝试动脉局部注入纤溶药物，尽管这种方法提高了血管再通率，但患者的临床预后与静脉溶栓患者相比无显著差异[33, 34]。最近，人们开始探索急性椎－基底动脉闭塞的机械取栓价值，机械取栓可以进一步提高血管再通率，但是仍没有充分的证据证实可以提高患者的预后。一项使用 Merci 可回收支架对椎－基底动脉阻塞患者进行机械取栓的研究[35]发现，血管再通率为78%，死亡率为44%，41%的患者获得良好的临床预后。虽然这项研究中患者的预后优于之前研究中的患者，但是对急性椎－基底动脉闭塞的治疗仍面临挑战。

另外一项研究对急性椎－基底动脉闭塞患者行可回收支架取栓技术的可行性和效果进行了评估[36]。该项研究中14例急性椎－基底动脉闭塞患者接受了 Solitaire FR 机械取栓。此外，取栓过程中联合运用了多种方法，包括血栓抽吸、静脉和颅内动脉溶栓，以及永久性支架植入。所有患者的前向血流达到 TICI 2b 级或3级，均成功再通，平均取栓次数为1.3次，血管平均再通时间47min，未发生手术并发症。但是，3个月 mRS 评分为0～2分者只占28.6%，死亡率为35.7%。2014年，一项研究对采用 FAST 技术机械取栓和颅内动脉溶栓以及 FAST 技术机械取栓对急性椎－基底动脉闭塞患者的血管再通率和患者的预后进行了比较（图

10.11)[37]。该项研究入组57例急性椎－基底动脉闭塞患者，25例使用颅内动脉溶栓，32例使用 FAST 技术机械取栓，结果显示，FAST 技术机械取栓组的治疗时间更短（75.5min vs. 113.3min；$P = 0.016$），血管再通率更高（88% vs. 60%；$P = 0.017$），优良预后率（3月后 mRS 评分为0～3分）FAST 技术机械取栓组为34%，颅内动脉溶栓组为8%（$P = 0.019$）。此外，FAST 技术机械取栓组的死亡率更低（25% vs. 68%；$P = 0.001$）。多元 logistic 回归分析在调整年龄、性别、初始 NIHSS 评分、静脉 rt-PA 溶栓后，发现 FAST 技术是影响优良预后的一个独立因素（$OR = 7.8$）。该研究的结论为 FAST 技术机械与颅内动脉溶栓相比，可使急性椎－基底动脉闭塞患者的血管再通率更高，临床预后更好。此外，多种取栓方法联合治疗急性椎－基底动脉闭塞可以获得更高的血管再通率，以及更低的手术并发症，但优良预后率仍不明确。急性椎－基底动脉闭塞的最优治疗策略仍未确立。但是，血管更早、更优再通是患者良好预后的一种预测因子。但到目前为止，早期和良好的血管再通并不是急性椎－基底动脉闭塞患者良好预后的保证，因此，寻找影响急性椎－基底动脉闭塞患者良好预后的因素，例如影像学评估，并需要进一步探索血管内治疗时间窗。

10.4.3 FAST 技术与急性颅内动脉粥样硬化狭窄性脑卒中

颅内动脉粥样硬化性狭窄是导致急性缺血性卒中最重要的原因之一[38, 39]，尤其是对亚洲人、黑人、西班牙人和印度人；在急性大动脉闭塞机械取栓中也常常遇到。然而，目前关于这种因颅内动脉粥样

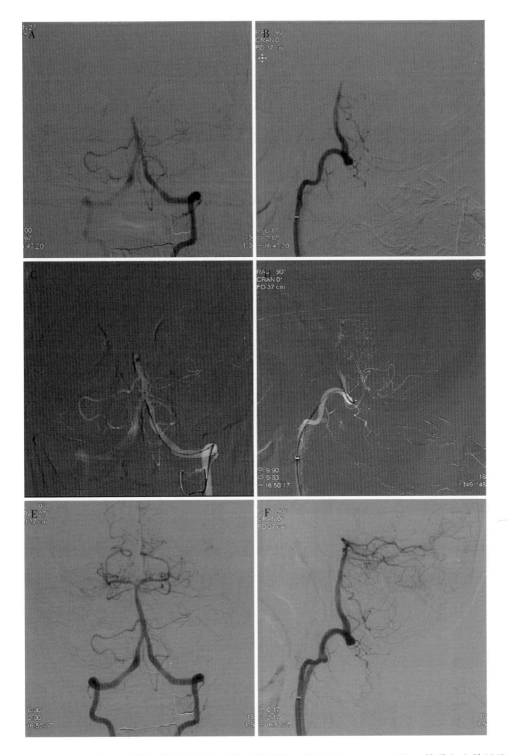

图 10.11　A、B. 脑血管造影显示基底动脉急性闭塞。C、D. Penumbra 4 Max 被送入血栓近端,采用 FAST 技术抽栓。E、F. 血管造影显示血管再通

硬化性狭窄导致急性原位血栓性血管闭塞治疗的研究尚不充分。理论上，急性原位血栓性血管闭塞的机械取栓过程中存在血管内皮细胞损伤，因此，研究发现机械取栓后患者的血管再闭率为 18% ~ 22%[40, 41]。因此，颅内动脉粥样硬化是影响支架取栓或抽吸取栓后血管再通的一个隐藏因素。以下简要介绍可回收支架取栓和 FAST 技术两种方法治疗急性原位血栓性血管闭塞[42, 43]。一项研究首次观察了急性原位血栓性血管闭塞或其他原因导致急性脑梗死患者使用一代可回收支架机械取栓的情况[42]。该研究共入组 172 例患者，使用多种取栓方法，其中作者比较了可回收支架取栓在全部入组患者和颅内动脉成形术（包括使用或未使用支架的患者）患者间的治疗情况。研究发现入组急性脑梗死患者中存在颅内动脉粥样硬化性狭窄者共 40 例，占 22.9%。此外，血管再通率以及 3 个月良好预后在颅内动脉粥样硬化性狭窄组更好（TICI 2b ~ 3：95% vs. 81.8%，$P = 0.04$；mRS 0 ~ 2 分：65% vs. 40.2%，$P = 0.01$）。颅内动脉粥样硬化性狭窄组的术前 NIHSS 评分中位数较对照组低（10 vs. 12，$P = 0.002$），并且两组症状性脑出血或死亡率无显著差异。该研究认为无论是否行支架植入，颅内动脉成形术均安全、可行。颅内动脉成形术治疗颅内动脉粥样硬化性狭窄的血管再通率高，患者的临床预后好。

第二项研究主要关注 FAST 技术在大血管急性原位血栓性血管闭塞中的应用，并对机械取栓过程中血管急性再闭塞与非大血管急性原位血栓性血管闭塞的患者进行比较[43]。研究发现术中动脉内使用替罗非班可以预防血管开通后的再闭塞。

在这项研究中，168 例患者使用了 FAST 技术机械取栓。如果造影显示血管在初次血栓切除术后再闭塞，重复使用同样的取栓方法进行再通，术后头颅 CT 排除出血后，给予低剂量的替罗非班。入组患者中大血管急性原位血栓性血管闭塞占 30.3%，两组术前 NIHSS 评分存在差异（大血管急性原位血栓性血管闭塞组为 14.5 分，非大血管急性原位血栓性血管闭塞组为 17.9 分，两组比较 $P < 0.001$）。这组数据提示心房颤动或心源性卒中发生比例高，同时大血管急性原位血栓性血管闭塞组患者由于存在颅内动脉粥样硬化性狭窄，侧支循环代偿较好。在大血管急性原位血栓性血管闭塞组，机械取栓过程血管急性再次闭塞的发生率为 65%，而非大血管急性原位血栓性血管闭塞组仅为 3.3%（$P < 0.001$）。颅内动脉低剂量替罗非班泵入可以预防血管再通后的再闭塞，使 85.7% 的患者前向血流达到 TICI 2 级或 3 级，或者 74.3% 的患者前向血流达到 TICI 2b 级或 3 级，并且使用替罗非班的患者未发生症状性颅内出血。该研究的结论是大血管急性原位血栓性血管闭塞患者行机械取栓后，血管再闭塞率高，在这些患者中使用低剂量替罗非班安全、有效。

尽管上述两项研究中，对颅内动脉粥样硬化性狭窄急性脑梗死患者使用了不同的治疗策略，但是两项研究的患者血管再通率（前向血流 TICI 2b 或 3 级以上）和良好预后（3 个月 mRS 0 ~ 2 分）的研究结果基本一致。此外，这两项研究对大血管急性原位血栓性血管闭塞患者行机械取栓治疗的影响重大，为我们今后的研究提供了方向。这两项研究有许多一致并非常重要的结论，主要包括：颅内动脉粥样硬化狭窄性脑卒中在亚洲人群中的发病率分别为 22% 和 30% ;大血管急性原位血栓性血管闭塞患者由于存在颅内动脉粥样硬化性狭窄,侧支循环更好,因此术前 NIHSS 评分更低;大血管急性原位血栓性血管闭塞患者在机械取栓过程中血管急性再次闭塞发生率高。

10.5　FAST 技术在其他神经介入技术中的应用

10.5.1　FAST 技术在弹簧圈栓塞破裂动脉瘤急性血栓形成中的应用

目前,临床上对于动脉瘤弹簧圈填塞过程中发生急性血栓性栓塞还没有明确的治疗方法。静脉给予肝素,动脉给予纤溶酶,静脉或动脉给予血小板糖蛋白Ⅱb/Ⅲa 受体抑制剂是目前主要的治疗方法[44]。然而,当前的药物治疗存在两个问题:第一,血栓对上述药物反应性差,血管再通非常困难;第二,如果是破裂动脉瘤的栓塞,上述药物的使用可能增加出血风险。理论上,FAST 技术可以克服药物治疗动脉瘤弹簧圈填塞过程中急性血栓性栓塞的不足。一项关于动脉瘤弹簧圈填塞过程中急性血栓性栓塞治疗的研究中纳入了 4 例患者,常规使用药物溶栓无效,而尝试使用 FAST 技术取栓(图 10.12)。4 例患者的栓塞血管均成功再通,前向血流达到 TICI 2b 或 3 级[45]。此外,并没有发生手术并发症。因此,这项研究认为,FAST 技术可以作为已破裂动脉瘤弹簧圈填塞过程中急性血栓性栓塞药物治疗(包括纤溶酶或血小板糖蛋白Ⅱb/Ⅲa 受体抑制剂)的补救措施。

10.5.2　FAST 技术在颈动脉支架植入术后支架内血栓形成后的应用

众所周知,颈动脉支架植入后支架内血流阻滞是最严重的并发症之一。急性颈动脉支架血栓形成是支架内血流阻滞的罕见病因,但是最具破坏性。目前,对于急性颈动脉支架血栓形成还没有明确的治疗方法。2013 年,一项研究使用 FAST 技术治疗急性颈动脉支架内血栓形成[46]。这项研究纳入了 3 例患者,他们出现了急性颈动脉支架血栓形成后的支架内血流阻滞,作者使用 FAST 技术使血管成功再通,前向血流均达到 TICI 3 级,同时 3 例患者均未发生手术并发症。这项研究给我们 2 个启示:第一,选择性支架段内显微血管造影有助于判断颈内动脉血流阻滞原因;第二,FAST 技术作为急性颈动脉支架血栓形成后血管再通的补救治疗方法,安全且高效。

10.6　FAST 技术的并发症

10.6.1　腹股沟并发症

静脉溶栓桥接 8F 或 9F 导引导管,配合使用大号股动脉鞘容易导致腹股沟并发症,因此,需要对患者进行适当的监测和管理。由于 FAST 技术需要使用球囊导引导管,第一代球囊导引导管的直径为 9F,因此使用动脉封堵器可以预防血肿、动静脉瘘、动脉夹层等腹股沟并发症。在 FAST 技术取栓结束后,建议使用缝合式闭合装置,例如 Perclose Proglide(Abbott Vascular, CA, USA)。但是,在使用新一代 8F 球囊导引导管或更小尺寸的导管时,对使用血管闭合器仍然存在争议。

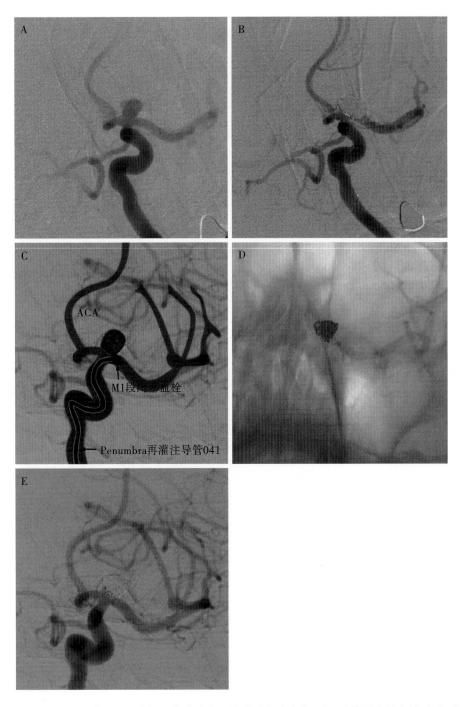

图 10.12　A. 造影显示左侧颈内动脉分叉处破裂的动脉瘤。B. 弹簧圈末端血栓形成,血管次全闭塞。C、D. Penumbra 再灌注导管 041 送入血栓近端,采用 FAST 技术抽栓。E. 血栓被抽出,血管完全再通

10.6.2　血管夹层和动脉瘘

在 FAST 技术取栓过程中,使用 Penumbra 导管或微导丝可以导致血管夹层或动脉瘘(图 10.13)。导管研发过程中需充分考虑导管的刚性、响应性以及灵活性,减少血管损伤。尽管导管技术在不断进步,但将导管从股动脉到目的动脉的走行过程中,仍然可能导致血管内皮损伤。因此,在操作过程中需考虑血管夹层和动脉瘘的发生。

10.6.3　术中蛛网膜下腔出血

术中蛛网膜下腔出血是 FAST 技术取栓的另一个潜在的并发症。目前,关于血栓抽吸和支架回收血栓切除两种手术方式过程中蛛网膜下腔出血的发生率存在着争议(图 10.14A)。采用第一代 Merci 取栓装置取栓时的蛛网膜下腔出血率为 20%,但取栓过程中蛛网膜下腔出血率至今仍没有系统报道。在 2015 年的 5 项大型研究中,蛛网膜下腔出血率为 0.9% ~ 4.9%[MR CLEAN(2/233,0.9%);ESCAPE(5/165,3.0%);REVASCAT(5/103,4.9%);SWOFTPRIME(4/98,4%)][12,18-21]。在各种抽吸取栓的研究中,蛛网膜下腔出血率为 0 ~ 2.7%[FAST(0);ADAPT(1/37,2.7%)][6,7]。机械取栓后蛛网膜下腔出血患者的临床预后尚不清楚,但早期的研究显示大多数患者的预后较好[47]。在支架机械取栓过程中,限制拉栓次数或缓慢释放支架的回缩力可有效降低蛛网膜下腔出血的发生率。同样,使用合适尺寸的导管,合适的导管塑性和同轴导管技术也可有效降低 FAST 技术抽栓过程中蛛网膜下腔出血的发生率。

10.6.4　症状性颅内出血相关再灌注损伤

溶栓较机械取栓更容易发生症状性颅内出血。但是,机械取栓相关性颅内出血仍不可轻视(图 10.14B)。大动脉闭塞后,部分患者的血压升高,通过侧支循环维持缺血区域脑组织灌注压,但大动脉成功再通后,存在过度灌注,进而导致症状性颅内出血。

收缩压超过 185mmHg、舒张压超过 110mmHg 是进行机械取栓的禁忌证。2015 年进行的 5 项大型研究中,症状性脑出血发生率为 0 ~ 7.7%[MR CLEAN(18/233,7.7%);EXTEND-IA(0);ESCAPE(6/165,3.6%);REVASCAT(5/103,4.9%);SWIFT PRIME(0)][12,18-21]。同样,在各种抽吸取栓的研究中,症状性脑出血的发生率为 5% ~ 9%[FAST(2/22,9.1%);ADAPT(2/37,5.4%)][6,7]。

10.6.5　血栓碎片和远端血管栓塞

当前,对于可回收支架取栓和抽吸取栓过程中远端血管栓塞率仍存在争议。理论上,上述两种方法取栓过程均可能出现血栓碎片以及远端血管栓塞,因此,血栓碎片以及远端血管栓塞在可回收支架取栓和抽吸取栓过程中均应被考虑(图 10.15)。虽然没有获得充足的证据,目前认为上述两种方法取栓过程中,使用球囊导引导管可以减低远端血管栓塞的发生率。在最近开展的可回收支架取栓的临床研究中,远端血管栓塞发生率为 4.9% ~6%[MR CLEAN(13/233,5.6%);EXTEND-IA(2/35,6%);REVASCAT(5/103,4.9%)][18,19,21]。此外,临床研究报道抽吸取栓远端的血管栓塞率高达 16%[FAST(数据未发表);ADAPT(6/37,16.2%)][6,7]。

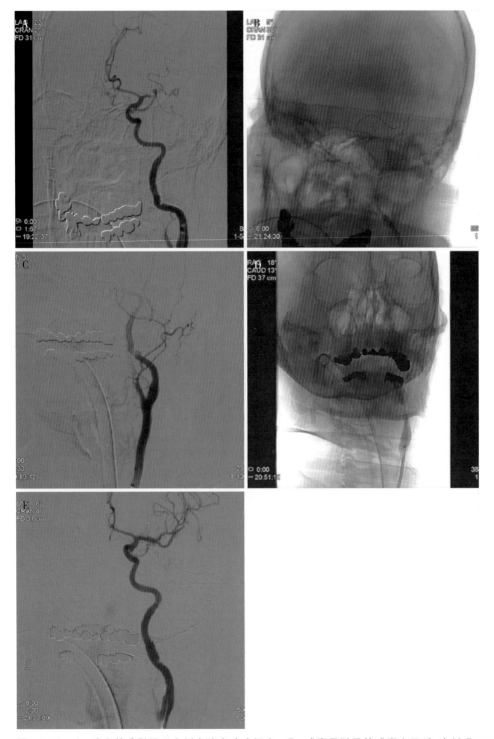

图 10.13　A. 脑血管造影显示左侧大脑中动脉闭塞。B. 球囊导引导管球囊充盈后，内衬 Penumbra 5 Max Ace。C. 采用 FAST 技术抽栓后，颈内动脉近端出现血管夹层，造影剂滞留。D. 对血管夹层部行球囊成形术。E. 血管造影显示血管完全再通

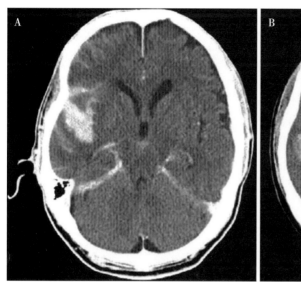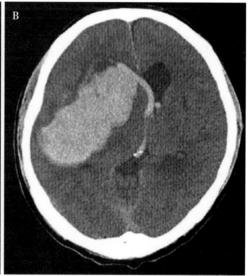

图 10.14 A. 蛛网膜下腔出血。B. FAST 技术取栓后,脑实质再灌注出血

下面是关于可回收支架取栓和抽吸取栓过程中远端血管栓塞率的讨论。

10.6.5.1 远端血管闭塞发生率与取栓技术相关吗?

一项关于远端血管栓塞的实验室研究使用具有侧支循环的血管模型,观察了回收支架取栓、抽吸取栓或 Solumbra 技术取栓的远端血管闭塞发生率[48]。实验中使用的血栓为易碎的硬质血栓和较软的弹性血栓。研究发现在上述 3 种技术中,Solumbra 技术可以有效减少硬质血栓碎块($P < 0.05$),而球囊导引导管可有效减少较软血栓碎块的产生($P < 0.05$)。此外,研究还发现与可回收支架取栓相比,直接抽吸技术可将产生较软血栓碎块的风险降低至少 2 倍。作者强调这是基于实验室的研究得出的结果,可能与实际临床情况存在差异。但是,该研究发现血栓碎块和远端血管栓塞发生率与取栓技术、导引导管种类(球囊导引导管和普通导引导管)以及血栓性质有关。上述研究结果需要进一步在临床实践中证实。

10.6.5.2 使用球囊导引导管可以减少远端血管栓塞的发生率吗?

正如前面章节中所讨论的内容,一些研究对使用球囊导引导管能否降低远端血管栓塞率进行了探讨,其中 2013 年的一项研究观察了 Merci、Solitaire FR 和 Trevo 取栓装置联合或不联合球囊导引导管,术中远端血管栓塞的发生率[9]。研究发现,无论使用何种取栓装置,球囊导引导管均能够明显减少远端直径 >1mm 血管的栓塞($P < 0.01$)。此外,在一个可回收支架联合球囊导引导管取栓的研究中,通过猪模型作者观察到 Solitaire 支架取栓时,支架释放后血栓嵌入支架内,但在将支架拉入球囊导引导管头端时,有血栓碎块从支架上逃逸。同时,研究还发现通过抽吸将血栓吸入导引导管可以防止远端血管栓塞[13]。2014 年进行的一项评价球囊导引导管在取栓过程中的安全性和价值的研究发现,与单独 Solitaire FR 支架取栓相比,联合球囊导引导管取栓的血管再通率

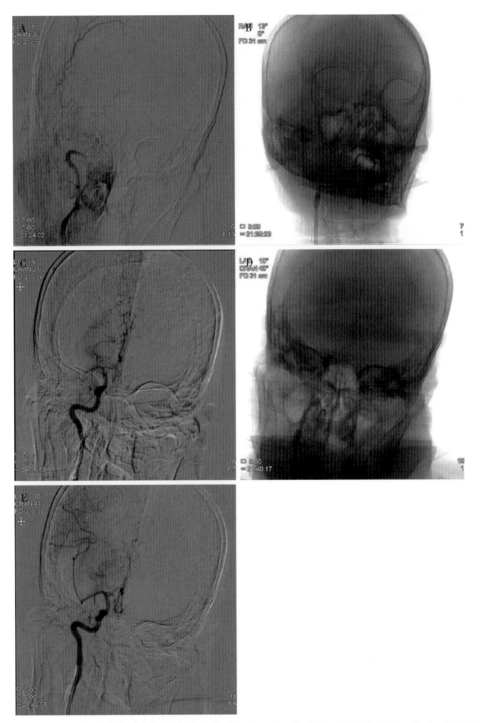

图 10.15　A. 脑血管造影显示右侧颈内动脉末端闭塞。B. 9F 球囊导引导管内衬一个 6F 导引导管。C. 导引导管在血栓近端抽吸后,颈内动脉完全再通,但大脑中动脉 M1 段可见血栓栓塞。D. 采用 FAST 技术 Penumbra 5 Max Ace 抽栓后。E. M1 段完全再通,但 M2 段出现栓塞

更高(TICI 3：53.7% *vs.* 32.5%；*P* <0.001)，手术时间更短(120min *vs.* 161min；*P* = 0.02)[14]。进一步研究发现，两组的远端血管栓塞率(18.2% *vs.* 16%；*P* = 0.7)和非责任血管区域栓塞率(18.2% *vs.* 16%；*P* = 0.7)无显著差异，但 Solitaire FR 支架联合球囊导引导管组的 3 个月预后更好(mRS：0 ~ 2；51.6% *vs.* 35.8%；*P* = 0.02)。根据最近的实验室研究，对上述研究结果的一个可能的解释是，手术过程中产生的血栓碎块中 90% 以上直径 < 20μm，当前的影像学方法还不能检测出这些微栓子[48]。而这些直径 < 20μm 的微栓子可以阻断侧支循环血管通路以及直径 < 10μm 的脑微血管，进而导致临床预后差[49]。

取栓术中血栓碎块和远端血管闭塞已经引起了广大学者的关注，迫切需要对这方面开展进一步研究。

10. 7 Penumbra 再灌注导管和其他抽吸导管

当前，血栓抽吸技术主要包括 FAST 技术和 ADAPT 技术，它们的主要工作原理是通过导管给予负压抽吸和移动血栓，而不使用设备分离血栓。因此，上述技术的效率与大口径抽吸导管头端的压力有关。不同抽吸导管由于自身结构不同，抽吸力也不同，因此抽吸取栓的效率也不同。2014 年进行的一项体外研究比较了当前批准使用的 4 种大口径抽吸导管的参数[50]。两种导管 Penumbra 5 Max 和 5 Max Ace 为抽吸专用导管，另外两种为中间导引导管 DAC 057 (Stryker Neurovascular)和 Navien 058 (Medtronic Neurovascu-

lar)，其中 DAC 057 和 Navien 058 不是为抽吸血栓设计，因此它们的内径小于抽吸导管 5 Max。在这项研究中，作者基于血流动力学知识，分析了各种导管远端吸力、吸气流量和管腔有效流量，进而确定最佳的抽吸导管。他们发现导管一端堵塞后，一系列变量参数可以影响抽吸导管远端的抽吸。主要参数是抽吸流速和导管头端抽吸力。吸气流量的主要作用是动态地将血栓拉入导管，并确保血栓保留在导管。其次，导管头端与血栓接触，并被血栓封闭，从而在导管头端形成抽吸力。导管头端压力计算公式为 P = F/A，其中 A 是面积，A = (π/4) × d², d 是抽吸导管内腔的直径。根据这个公式，抽吸导管内径越大，导管头端抽吸力也就越大。5 Max Ace 是常用的抽吸导管，血栓在导管的另一端被吸出。血栓随着吸气流量进入管腔、注射器、抽吸管道、抽吸泵。最后，研究发现，Penumbra 5 Max Ace 导管头端的抽吸力最大，而最大的内径是 Penumbra 5 Max Ace 导管头端抽吸力最大的原因。此外，吸气流量从大到小的导管排名如下：Penumbra 5 Max Ace，Penumbra 5 Max，Navien 058，DAC 057。Penumbra 5 Max Ace 由于近、远端管腔均被扩大，因此抽吸效率明显提高。Navien 058 导管的远端内径增加，但 Penumbra 5 Max 导管远端的内径为 0.064in，因此，Penumbra 5 Max 导管抽吸阻力较 Navien 058 小。传统的神经血管导管尽管远端口径大，但为一维管腔，而 Penumbra 5 Max 导管使用锥形管腔技术，提升了抽吸效率。

研究证明，Penumbra 5 Max Ace 导管的血流动力学特性明显优于其他 3 种导管，这可能与其更大的内腔和锥形设计有关。因此，Penumbra 5 Max Ace 导管是当期直接血栓抽吸中最佳的抽吸导管。但是，近期也有一些新型大口径抽吸导管上市（表 10.1），主要包括 ACE 64（Penumbra），Arc（Medtronic），Catalyst（Stryker），Revive IC（Codman）和 Sofia（MicroVen-

tion）。因此，需要更多的体外研究比较新型抽吸导管的各项参数。更重要的是，逐渐积累的经验和临床数据将有助于新的抽吸导管的开发。

表 10.1　当前上市的大口径血栓抽吸导管和支持导管规格

产品名（公司）	长度（cm）	近端外径（in）	近端内径（in）	远端外径（in）	远端内径（in）
ACE 64（Penumbra）	132	0.080	0.068	0.075	0.064
Arc（Medtronic Neurovascular）	132	0.080	0.069	0.069	0.061
Catalyst（Stryker Neurovascular）	132	0.079	0.060	0.071	0.060
Sofia（MicroVention）	125	0.068	0.055	0.068	0.055
Sofia Plus（MicroVention）	125/131	0.083	0.070	0.082	0.070
Revive IC 044（Codman Neurovascular）	136	0.053	0.044	0.053	0.044
Revive IC 056（Codman Neurovascular）	121	0.065	0.056	0.065	0.056

1 in ≈ 2.54 cm

10.8　结　论

提高血管再通率和患者预后需要持续的关注和探索。为此，制造商必须不断开发新的取栓装置，使取栓更安全和远端血栓栓塞最小化。神经介入医生不断发展新的技术和手术策略[51]。基于当前研究，相当长一段时间内，可回收支架（Solitaire FR，Medtronic Neurovascular 和 Trevo device，Stryker Neurovascular）取栓是首选的机械取栓方法，血栓抽吸（FAST 或 A-DAPT）为次选和补救措施。此外，由于取栓装置的不断发展，可回收支架取栓和血

栓抽吸联合治疗的效果将不断提高。因此，神经介入医生有必要掌握可回收支架取栓和血栓抽吸技术，并可联合运用这两种技术，适时转换策略或采用 Solumbra 技术。对于颈内动脉或大脑中动脉近端闭塞的脑卒中患者，行血栓机械清除术毫无疑问是有益的，但对于大脑中动脉远端和椎 – 基底动脉闭塞的脑卒中患者，该方法的疗效还不确切。此外，神经介入医生也应该关注新的取栓装置的手术适应证和影像学评估方法；同时，还需要探索不同取栓装置分别适用的脑卒中患者；当然，比较这些装置的优劣也很有必要，例如基底动脉栓塞使用血栓抽吸更好，可减少穿支血管损伤后的梗死，而对于大脑中动脉

远端的血管闭塞,由于微导管更容易通过小动脉,使用可回收支架取栓的效果更好。

参考文献

［1］Starck EE, McDermott JC, Crummy AB, et al. Percutaneous aspiration thromboembolectomy. Radiology, 1985,156:61 – 66.

［2］Lutsep HL, Clark WM, Nesbit GM, et al. Intraarterial suction thrombectomy in acute stroke. AJNR Am J Neuroradiol, 2002,23:783 – 786.

［3］Chapot R, Houdart E, Rogopoulos A, et al. Thromboaspiration in the basilar artery: report of two cases. AJNR Am J Neuroradiol, 2002,23: 282 – 284.

［4］Imai K, Mori T, Izumoto H, et al. Clot removal therapy by aspiration and extraction for acute embolic carotid occlusion. AJNR Am J Neuroradiol, 2006,27:1521 – 1527.

［5］Xu GF, Suh DC, Choi CG, et al. Aspiration thrombectomy of acute complete carotid bulb occlusion. J Vasc Interv Radiol,2005,16:539 – 542.

［6］Kang DH, Hwang YH, Kim YS, et al. Direct thrombus retrieval using the reperfusion catheter of the penumbra system: forced-suction thrombectomy in acute ischemic stroke. AJNR Am J Neuroradiol, 2011,32:283 – 287.

［7］Turk AS, Spiotta A, Frei D, et al. Initial clinical experience with the ADAPT technique: a direct aspiration irst pass technique for stroke thrombectomy. J Neurointerv Surg, 2014, 6: 231 – 237.

［8］Hwang YH, Kang DH, Kim YW, et al. Outcome of forced-suction thrombectomy in acute intracranial internal carotid occlusion. J Neurointerv Surg Suppl, 2013,1:i81 – 84.

［9］Chueh JY, Kühn AL, Puri AS, et al. Reduction in distal emboli with proximal low control during mechanical thrombectomy: a quantitative in vitro study. Stroke, 2013,44:1396 – 1401.

［10］Gralla J, Schroth G, Remonda L, et al. Mechanical thrombectomy for acute ischemic stroke: thrombus-device interaction, eficiency, and complications in vivo. Stroke, 2006,37:

3019 – 3024.

［11］Saver JL, Jahan R, Levy EI, et al. Solitaire low restoration device versus the Merci Retriever in patients with acute ischaemic stroke (SWIFT): a randomised, parallel-group, non – inferiority trial. Lancet, 2012,380:1241 – 1249.

［12］Saver JL, Goyal M, Bonafe A, SWIFT PRIME Investigators, et al. Stent-retriever thrombectomy after intravenous t-PA vs. t-PA alone in stroke. N Engl J Med, 2015, 372: 2285 – 2295.

［13］Jahan R. Solitaire low-restoration device for treatment of acute ischemic stroke: safety and recanalization eficacy study in a swine vessel occlusion model. AJNR Am J Neuroradiol, 2010,31:1938 – 1943.

［14］Nguyen TN, Malisch T, Castonguay AC, et al. Balloon guide catheter improves revascularization and clinical outcomes with the Solitaire device: analysis of the North American Solitaire Acute Stroke Registry. Stroke, 2014,45: 141 – 145.

［15］Kiyosue H, Hori Y, Matsumoto S, et al. Shapability, memory, and luminal changes in microcatheters after steam shaping: a comparison of 11 different microcatheters. AJNR Am J Neuroradiol, 2005,26:2610 – 2616.

［16］Kwon BJ, Im SH, Park JC, et al. Shaping and navigating methods of microcatheters for endovascular treatment of paraclinoid aneurysms. Neurosurgery, 2010,67:34 – 40.

［17］Nogueira RG, Lutsep HL, Gupta R, et al. Trevo versus Merci retrievers for thrombectomy revascularisation of large vessel occlusions in acute ischaemic stroke (TREVO 2): a randomised trial. Lancet, 2012, 380: 1231 – 1240.

［18］Berkhemer OA, Fransen PS, Beumer D, et al. A randomized trial of intraarterial treatment for acute ischemic stroke. N Engl J Med, 2015, 372:11 – 20.

［19］Campbell BC, Mitchell PJ, Kleinig TJ, et al. Endovascular therapy for ischemic stroke with perfusion-imaging selection. N Engl J Med, 2015,372:1009 – 1018.

［20］Goyal M, Demchuk AM, Menon BK, et al. Randomized assessment of rapid endovascular treatment of ischemic stroke. N Engl J Med, 2015,372:1019 - 1030.

[21] Jovin TG, Chamorro A, Cobo E, et al. Thrombectomy within 8 hours after symptom onset in ischemic stroke. N Engl J Med,2015, 372:2296 - 2306.

[22] Kang DH, Kim YW, Hwang YH, et al. Switching strategy for mechanical thrombectomy of acute large vessel occlusion in the anterior circulation. Stroke, 2013,44:3577 - 3579.

[23] Deshaies EM. Triaxial system using the Solitaire-FR and Penumbra Aspiration Microcatheter for acute mechanical thrombectomy. J Clin Neurosci, 2013,20:1303 - 1305.

[24] Lee JS, Hong JM, Lee SJ, et al. The combined use of mechanical thrombectomy devices is feasible for treating acute carotid terminus occlusion. Acta Neurochir, 2013,155:635 - 641.

[25] Humphries W, Hoit D, Doss VT, et al. Distal aspiration with retrievable stent assisted thrombectomy for the treatment of acute ischemic stroke. J Neurointerv Surg, 2015,7:90 - 94.

[26] Delgado Almandoz JE, Kayan Y, Young ML, et al. Comparison of clinical outcomes in patients with acute ischemic strokes treated with mechanical thrombectomy using either Solumbra or ADAPT techniques. J Neurointerv Surg, 2016,8:1123 - 1128.

[27] Eesa M, Almekhlai MA, Mitha AP, et al. Manual aspiration thrombectomy through balloon-tipped guide catheter for rapid clot burden reduction in endovascular therapy for ICA L/T occlusion. Neuroradiology, 2012, 54:1261 - 1265.

[28] Kim YW, Kang DH, Hwang YH, et al. Efficacy of proximal aspiration thrombectomy for using balloon guide catheter in acute intracranial internal carotid artery occlusion. J Korean Neurosurg Soc,2016,59:379 - 384.

[29] Caplan LR, Wityk RJ, Glass TA, et al. New England Medical Center Posterior Circulation registry. Ann Neurol, 2004,56:389 - 398.

[30] Hacke W, Zeumer H, Ferbert A, et al. Intra-arterial thrombolytic therapy improves outcome in patients with acute vertebrobasilar occlusive disease. Stroke, 1988,19:1216 - 1222.

[31] Pfefferkorn T, Holtmannsptter M, Schmidt C,

et al. Drip, ship, and retrieve: cooperative recanalization therapy in acute basilar artery occlusion. Stroke, 2010,41:722 - 726.

[32] Pfefferkorn T, Mayer TE, Opherk C, et al. Staged escalation therapy in acute basilar artery occlusion: intravenous thrombolysis and on-demand consecutive endovascular mechanical thrombectomy: preliminary experience in 16 patients. Stroke,2008,39:1496 - 1500.

[33] Eckert B, Kucinski T, Pfeiffer G, et al. Endovascular therapy of acute vertebrobasilar occlusion: early treatment onset as the most important factor. Cerebrovasc Dis, 2002, 14: 42 - 50.

[34] Schonewille WJ, Wijman CA, Michel P, et al. Treatment and outcomes of acute basilar artery occlusion in the Basilar Artery International Cooperation Study (BASICS): a prospective registry study. Lancet Neurol, 2009,8:724 - 730.

[35] Lutsep HL, Rymer MM, Nesbit GM. Vertebrobasilar revascularization rates and outcomes in the MERCI and multi-MERCI trials. J Stroke Cerebrovasc Dis,2008,17:55 - 57.

[36] Mordasini P, Brekenfeld C, Byrne JV, et al. Technical feasibility and application of mechanical thrombectomy with the Solitaire FR Revascularization Device in acute basilar artery occlusion. AJNR Am J Neuroradiol. 2013,34: 159 - 163.

[37] Eom YI, Hwang YH, Hong JM, et al. Forced arterial suction thrombectomy with the penumbra reperfusion catheter in acute basilar artery occlusion: a retrospective comparison study in 2 Korean university hospitals. AJNR Am J Neuroradiol, 2014,35:2354 - 2359.

[38] Holmstedt CA, Turan TN, Chimowitz MI. Atherosclerotic intracranial arterial stenosis: risk factors, diagnosis, and treatment. Lancet Neurol, 2013,12:1106 - 1114.

[39] Kasner SE, Chimowitz MI, Lynn MJ, et al. Predictors of ischemic stroke in the territory of a symptomatic intracranial arterial stenosis. Circulation, 2006,113:555 - 563.

[40] Ryu CW, Kwak HS, Jahng GH, et al. High-resolution MRI of intracranial atherosclerotic disease. Neurointervention, 2014,9:9 - 20.

[41] Liu H, Lee DG, Jung SC, et al. A study de-

sign to evaluate association between smoking and intracranial atherosclerotic stenosis. Neurointervention, 2014, 9: 89 – 93.

[42] Yoon W, Kim SK, Park MS, et al. Endovascular treatment and the outcomes of atherosclerotic intracranial stenosis in patients with hyperacute stroke. Neurosurgery. 2015, 76: 680 – 686.

[43] Kang DH, Kim YW, Hwang YH, et al. Instant reocclusion following mechanical thrombectomy of in situ thromboocclusion and the role of low-dose intra-arterial tiroiban. Cerebrovasc Dis. 2014, 37: 350 – 355.

[44] Kang HS, Kwon BJ, Roh HG, et al. Intra-arterial tiroiban infusion for thromboembolism during endovascular treatment of intracranial aneurysms. Neurosurgery. 2008, 63: 230 – 237.

[45] Kang DH, Kim YS, Park J, et al. Rescue forced-suction thrombectomy using the reperfusion catheter of the Penumbra System for thromboembolism during coil embolization of ruptured cerebral aneurysms. Neurosurgery, 2012, 70: 89 – 93.

[46] Kim YW, Kang DH, Hwang JH, et al. Rescue strategy for acute carotid stent thrombosis during carotid stenting with distal ilter protection using forced arterial suction thrombectomy with a reperfusion catheter of the Penumbra System: a technical note. Acta Neurochir, 2013, 155: 1583 – 1588.

[47] Yoon W, Jung MY, Jung SH, et al. Subarachnoid hemorrhage in a multimodal approach heavily weighted toward mechanical thrombectomy with solitaire stent in acute stroke. Stroke, 2013, 44: 414 – 419.

[48] Chueh JY, Puri AS, Wakhloo AK, et al. Risk of distal embolization with stent retriever thrombectomy and ADAPT. J Neurointerv Surg, 2016, 8: 197 – 202.

[49] Rapp JH, Pan XM, Yu B, et al. Cerebral ischemia and infarction from atheroemboli < 100 microm in Size. Stroke, 2003, 34: 1976 – 1980.

[50] Hu YC, Stiefel MF. Force and aspiration analysis of the ADAPT technique in acute ischemic stroke treatment. J Neurointerv Surg, 2016, 8: 244 – 246.

[51] Spiotta AM, Chaudry MI, Hui FK, et al. Evolution of thrombectomy approaches and devices for acute stroke: a technical review. J Neurointerv Surg, 2015, 7: 2 – 7.

第 *11* 章　支架取栓术

Byung Moon Kim

随着 5 项比较血管内再通治疗联合内科标准治疗和单纯内科标准治疗的大型临床随机对照研究阳性结果的获得,血栓切除术已经成为急性缺血性脑卒中患者颅内前循环大动脉闭塞的一线治疗方法[1-11]。因此,支架取栓术已经成为神经介入医生必备的一项重要技能。然而,如果患者的情况复杂,颅内大动脉闭塞支架取栓将面临很多困难。因此,本章阐述了支架取栓术的基本程序和复杂情况下的一些手术技巧。

11.1　基本技术

11.1.1　导引导管的放置

在支架取栓术中,大口径(8F 或 9F)球囊导引导管(BGC, Cello;Covidien/ev3, Irvine, CA)与常规导引导管相比,可提高血管再通率,使患者获得更好的临床转归[13,14]。球囊导引导管通过充盈导管头

端气囊,阻断脑血管前向血流,从而防止支架取栓时小的血栓逃逸至血管远端,导致栓塞事件。因此,快速、安全地使球囊导引导管到达目标颈动脉是支架取栓的第一步。然而,由于急性脑卒中患者常为老年人,他们的主动脉弓上血管迂曲或者颈总动脉共干,这些原因有时导致球囊导引导管到达目标颈动脉非常困难,因此,导管同轴技术比导丝交换技术更易于球囊导引导管到位。所谓同轴技术,是将 5F 125cm 造影导管引入 8F 或 9F 球囊导引导管腔内,使用 5F 造影导管超选主动脉弓上血管,然后将 0.035in 的导丝放入颈外动脉。5F 造影导管在 0.035in 导丝引导下进入目标血管,紧接着球囊导引导管在造影导管和导丝引导下进入目标血管(图 11.1)。在某些罕见情况下,主动脉弓上血管非常迂曲或者为克服主动脉弓上血管起始处的边缘效应,可以使用三轴导管技术,即将 5F 125cm 造影导管引入 6F 100～115cm 导引导管中(Envoy, Envoy DA, Navien,Revive),然后再将 5F 造影导管和 6F 导引导管引入 9F 球囊导引导管中。

11.1.2　微导管导入和收支架释放

直径为 4mm 的可回收支架可在 0.0195in内径的微导管中使用,因此,内

B. M. Kim, MD, PhD

Interventional Neuroradiology, Department of Radiology, Yonsei University College of Medicine, Severance Hospital Stroke Center,

Seoul, South Korea

e-mail: bmoon21@ hanmail. net; bmoon21@ yuhs. ac

© Springer Science + Business Media Singapore 2017

J. Park (ed.), *Acute Ischemic Stroke*, DOI 10.1007/978 - 981 - 10 - 0965 - 5_11

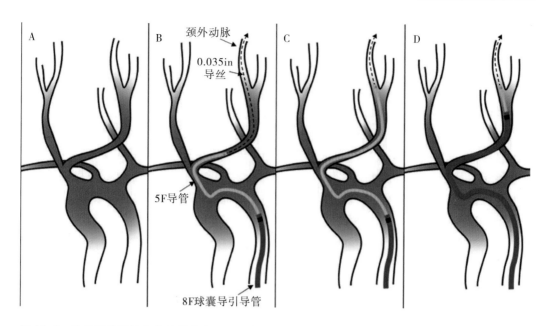

图 11.1　使用导管同轴技术放置球囊导引导管示意图。A. 牛型（Bovine-type）主动脉弓，左颈总动脉共干。B. 5F 造影导管超选进入左侧颈总动脉，使用 0.035in 导丝超选入颈外动脉。C. 5F 造影导管在导丝的引导下进入左侧颈外动脉。D. 球囊导引导管在造影导管和导丝的引导下进入目标血管。必要时可以将 0.035in 导丝换为 0.035in 超硬导丝后，再推进球囊导引导管

径 > 0.0195in 的 各 型 微 导 管（Excelsior 1018，Rebar - 18，Prowler Plus）均可根据术者的偏好选用。然而，当使用直径为 5 ~ 6mm 的可回收支架时，微导管内径需要达到 0.027in。微导管在 0.014in 微导丝的引导下通过颅内血管闭塞处进入血栓远端血管，微导管造影确认微导管位于闭塞动脉的主要分支内，然后导入合适的可回收支架，并调整支架位置使其覆盖整个血栓。回撤微导管打开支架远端，使其

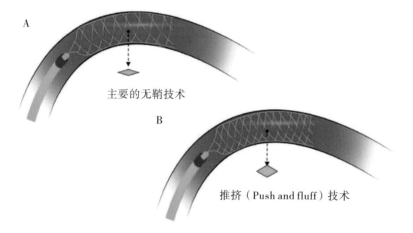

图 11.2　使用理想的可回收支架技术。A. 回撤微导管释放支架，在血管弯曲部分，支架和血管之间存在间隙，支架网孔为细长形。B. 推挤技术。回撤微导管打开支架远端，使其固定在血管壁上，然后使用"推挤技术"释放支架。这个技术可以使血管弯曲部分的支架更好地贴服于血管壁，并使支架网孔更好地展开，从而增加支架捕获血栓的能力

191

固定在血管壁上,然后推送支架输送导丝,释放支架,即所谓的"推挤技术"(图11.2)。推挤技术使支架更好地贴服于血管壁,支架网孔更好地展开,从而增加支架捕获血栓的能力,提高一次开通血管的概率[16]。支架释放后,随机进行造影,明确支架释放位置是否正常,以及闭塞远端的血管是否复流。

11.1.3 支架回收

3~5min后再次造影,随即充盈球囊导引导管,当球囊导引导管完全阻断前向血流后,同时回撤支架和微导管。此外,支架和微导管撤出后,继续充盈球囊导引导管,直至抽吸的血液中没有任何血块碎屑。最后,对球囊导引导管球囊泄压,然后造影。图11.3显示了一个球囊导引导管到位后的支架取栓过程(图11.3A~J)。

11.2 复杂情况下取栓技巧

11.2.1 颈内动脉颈段和海绵段非常迂曲情况下的取栓技巧

在颈内动脉颈段和海绵段非常迂曲或者闭塞段近端狭窄的情况下,支架捕获血栓能力下降,即使球囊导引导管持续抽吸,也不能有效防止血栓逃逸导致闭塞血管远端栓塞。在这种情况下,利用同轴导管技术,使用4F或5F中间导管(Envoy DA, Navien, Revive, Neuron等)或抽吸导管,可以提高完全取栓的概率。球囊导引导管内衬中间导管或抽吸导管,使中间导管或抽吸导管尽可能接近血栓(图11.4),可以防止支架拉栓经过迂曲血管(图11.5)或闭塞近端血管狭窄(图11.6)时血栓逃逸。此外,使用中间导管或抽吸导管也便

于同时或向后进行抽吸取栓和支架取栓(图11.5、11.6)。

11.2.2 颈内动脉颈段和(或)海绵段高负荷血栓的处理

当颈内动脉存在大量血栓,使用回收支架取出血栓实际上不可能完成,在这种情况下,首先使用球囊导引导管和(或)大口径动脉鞘进行抽吸取栓更有效。由于在抽吸过程中,球囊导引导管容易被填充的凝血块堵塞,需要配合使用8F球囊导引导管和8F动脉鞘,将球囊导引导管球囊泄压,在持续负压吸引下,将球囊导引导管撤出动脉鞘外。此后,将动脉鞘保留在颈动脉,持续抽吸血液,直至抽吸的血液中没有任何血块碎屑(图11.7)。随后再进行回收支架取栓(图11.5、11.7)。

11.2.3 动脉粥样硬化导致的急性脑卒中

颈动脉粥样硬化导致的脑卒中占急性脑卒中的15%~30%,主要由动脉到动脉栓塞伴(不伴)颈动脉原位血栓形成导致颈动脉闭塞。颈动脉急性闭塞后,通过前交通动脉和后交通动脉代偿供血差,从而发生血流动力学性脑梗死。同样,椎动脉口狭窄也会引起急性后循环脑卒中。

脑血流急剧下降是颈动脉急性闭塞和非常差的侧支循环共同导致的,因此及时开通闭塞的颈动脉是最直接的方法(图11.8)。

然而,颈动脉或椎动脉病变常常导致颈动脉和颅内动脉串联性闭塞,对先处理颅内闭塞的动脉还是颈部闭塞的动脉目前仍存在争议。在如今可回收支架技术广泛使用的时代,神经介入医生更趋向于首先处理颈动脉闭塞,其次再使用可回收

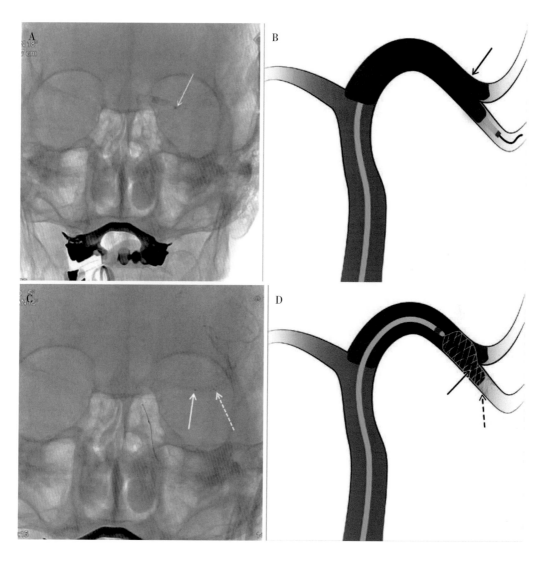

图 11.3　球囊导引导管到位后支架取栓的基本步骤。A. 左侧大脑中动脉血栓性闭塞,微导管和微导丝配合穿过血栓,到达血栓远端。箭头所示为微导管头端标记。B. 图 11.3A 的图示说明。C. 释放支架。微导管头端位于血栓内,支架远端标记位于左侧大脑中动脉下干内。D. 图 11.3C 的图示说明。E. 完全释放支架。F. 图 11.3E 的图示说明。G. 等待 3~5min 后,向球囊导引导管充气,阻断前向血流,同时回撤支架和微导管,持续充盈球囊导引导管,直至抽吸的血液中没有任何血块碎屑。H. 图 11.3G 的图示说明。实线箭头所示为微导管头端标记,虚线箭头所示为支架远端标记。I、J. 从球囊导引导管抽吸血液,确认没有任何血块碎屑后,对球囊导引导管球囊泄压,恢复前向血流,造影观察血管情况。正位(I)和侧位(J)血管造影显示闭塞血管完全再通

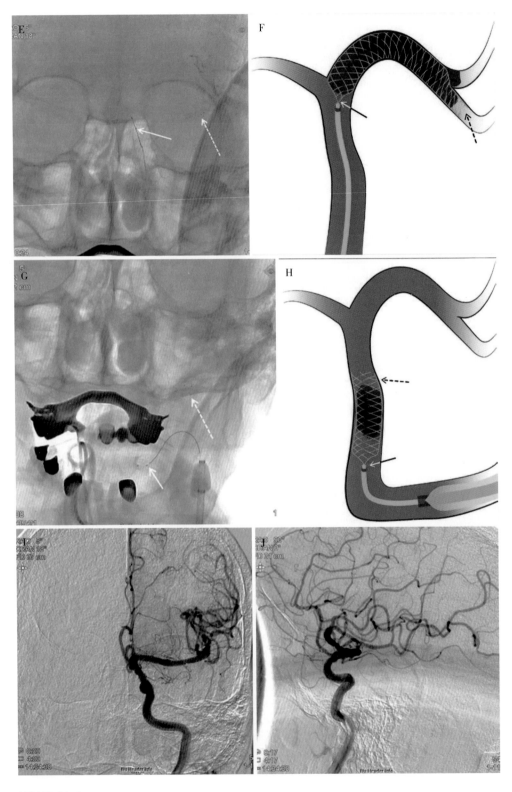

(续)图 11.3

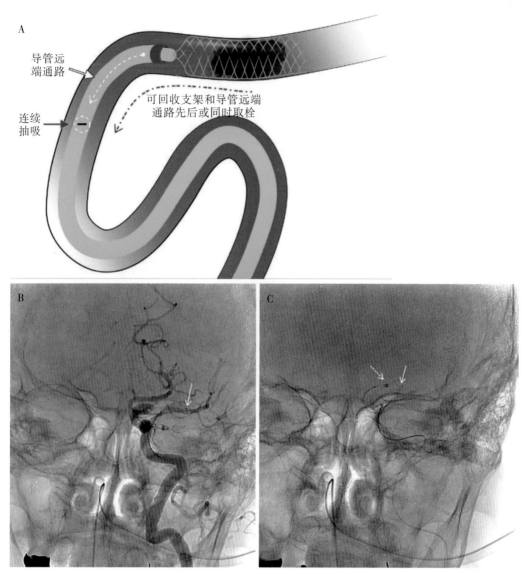

图 11.4　抽吸联合支架取栓示意图。A. 图示抽吸联合支架取栓。B. 支架（白色箭头所示为支架）释放后造影，该患者的颈内动脉迂曲，左侧劲内动脉末端闭塞。C. 经球囊导引导管 3 次支架取栓失败，使用 5F 中间导管（虚线箭头所示）接近血栓，同时使用抽吸联合支架取栓

195

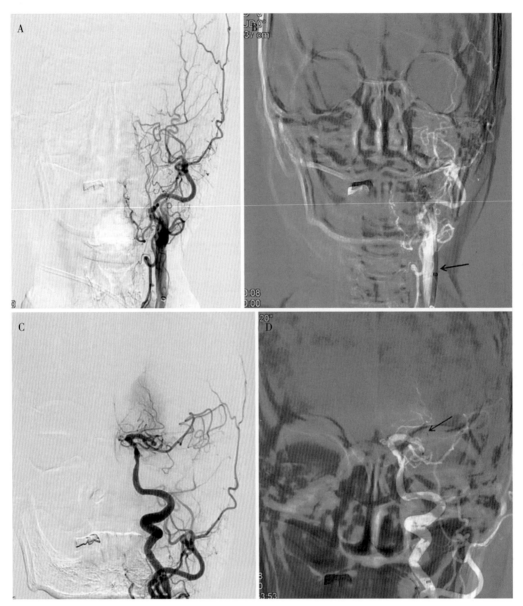

图 11.5　患者女性,77 岁,入院时 NIHSS 评分为 18 分。A. 左侧颈动脉造影显示左颈颈内动脉闭塞。B. 利用球囊导引导管进行抽吸取栓(箭头所示为球囊导引导管)。C. 抽吸取栓后随即进行血管造影,提示左侧大脑中动脉闭塞。注意颈动脉颈段血管迂曲。D. 微导管(箭头所示)在路图下到达靶血管。E. 释放支架后显示血栓位于左侧大脑中动脉分叉处。F. 多次进行可回收支架取栓失败。G. 抽吸导管在路图下接触血栓近端。H. 血栓抽吸术完成后,闭塞血管完全再通

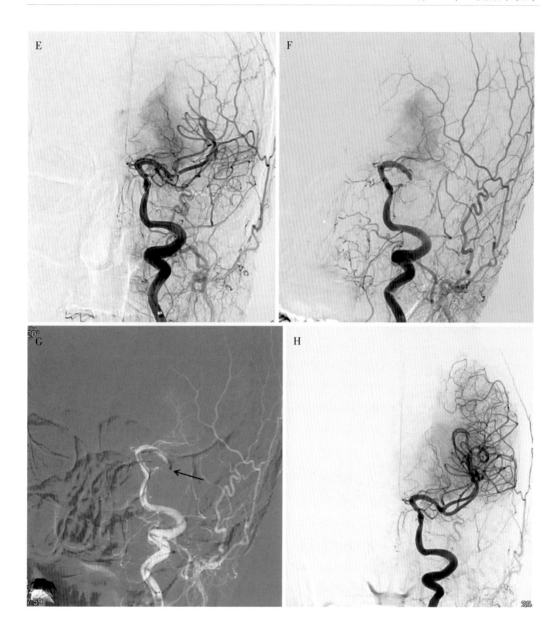

(续) 图 11.5

支架对颅内闭塞的血管进行取栓术。他们这样选择的原因如下:首先使用可回收支架取栓,颈动脉必须有足够的内径[17-23];其次,处理完颈动脉闭塞,恢复足够的内径后,颅内闭塞血管中的血栓可以发生自溶[18];颈动脉的及时再通不仅能改善缺血半暗带血液的侧支循环,也能提高缺血灶灌注压,输送更多的新鲜血液至颅内闭塞血管部位,促进机体自身内源性溶栓能力。由于上述原因,即使是在颅内闭塞血管取栓失败的情况下,也可以出现颅内血管再通[24-26]。具体过程详述如下。

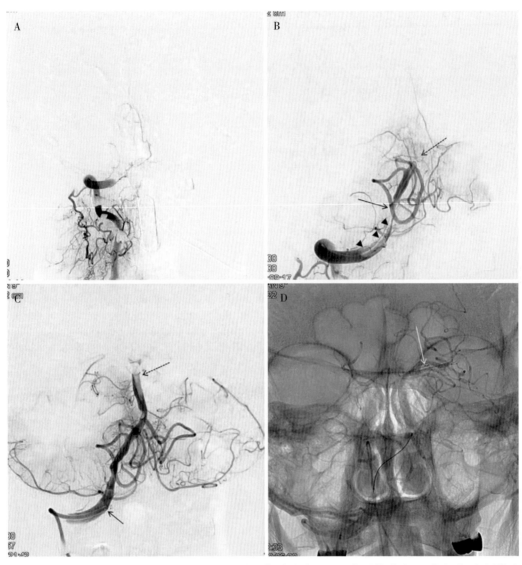

图 11.6　患者男性,69 岁,主诉精神症状。A. 右侧椎动脉造影显示右侧椎动脉 V4 段闭塞,左侧椎动脉闭塞(未显影)。B. 微导管位于基底动脉后造影显示椎动脉和基底动脉串联性闭塞(虚线箭头所示),注意近端的血栓(箭头所示),局灶性狭窄(箭头所示)。C. 联合同步应用 5F 中间导管进行吸栓(箭头所示为中间导管)和支架取栓后,血管造影显示基底动脉闭塞残端浮动凝血管块(虚线箭头所示)。D. 未减影血管造影显示支架释放后位于基底动脉至左侧大脑后动脉间(白色箭头所示)。E. 侧位造影显示支架释放后,血栓被压迫在基底动脉后壁(图中箭头所示)。F、G. 中间导管(如图中虚线箭头所示)穿过椎动脉狭窄段,接近可回收支架(图中箭头所示)。H. 随即使用中间导管进行吸栓加支架回收取栓,血管造影显示基底动脉再通,右侧小脑上动脉闭塞动脉(图中箭头所示)。I. 通过路图将可回收支架释放于右侧小脑上动脉。J. 回收支架后血管造影显示右侧小脑上动脉完全再通。K. 10min后血管造影显示椎动脉狭窄程度加重(图中箭头所示)。L. 动脉内给予血小板糖蛋白Ⅱb 或Ⅲa 抑制剂,椎动脉狭窄程度得到改善(图中箭头所示)。M. 第二日复查 MRA 提示右侧椎动脉严重狭窄,左侧椎动脉闭塞

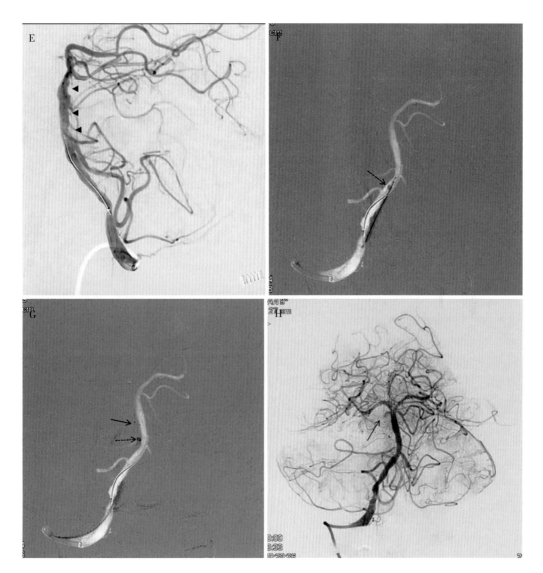

(续)图 11.6

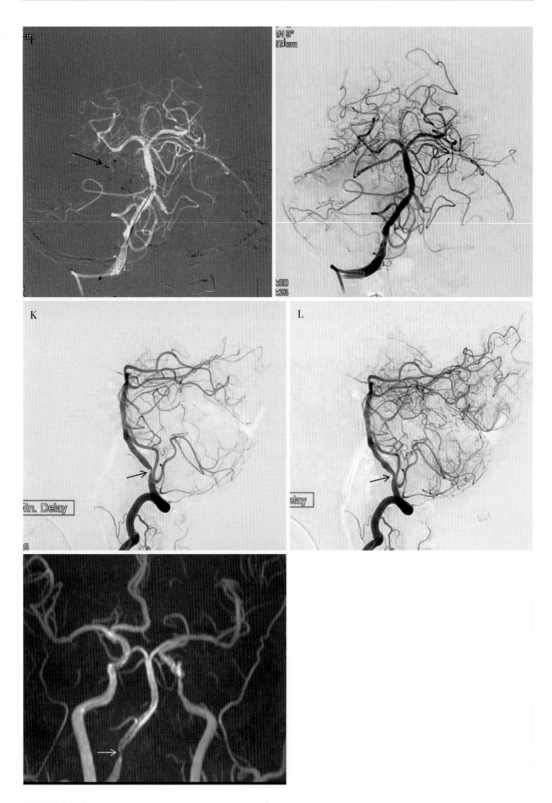

（续）图 11.6

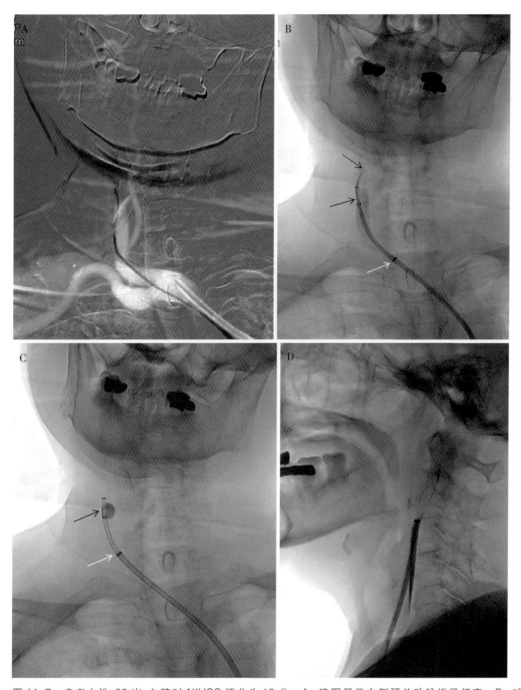

图 11.7　患者女性,62 岁,入院时 NIHSS 评分为 18 分。A. 路图显示右侧颈总动脉近段闭塞。B. 球
囊导引导管(黑色箭头所示)内衬 5F 造影管(虚线箭头所示)接触血栓。白色箭头表示 8F 动脉鞘。C.
球囊充盈后,经球囊导引导管抽吸取栓。D. 球囊导引导管抽吸取栓结束后,由于凝血块堵塞球囊导引
导管,因此将 8F 动脉鞘送至颈内动脉窦处,与大量的残余凝血块接触。E. 透视下经 8F 动脉鞘抽吸取
栓。如图所示,很多血凝块碎片(箭头所示)通过动脉鞘被吸出。F. 抽吸取栓后立即造影,发现右侧大
脑中动脉上干闭塞。G. 造影后释放支架,箭头所示为支架远端标记。H. 回收支架后造影,血管完全
再通。从患者进行股动脉穿刺至血管再通共用时 43min

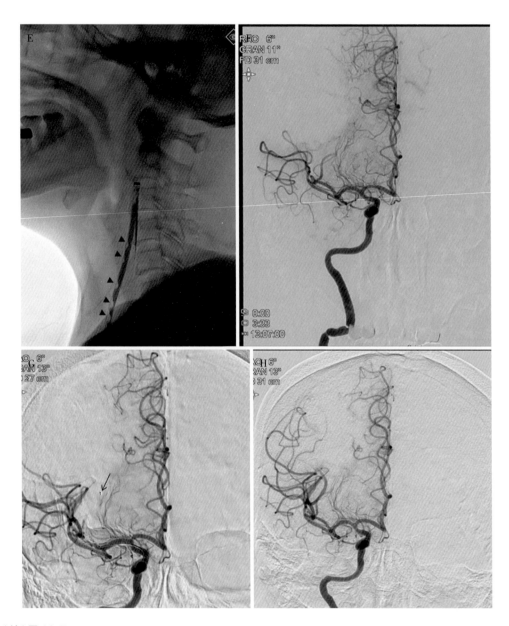

(续) 图 11.7

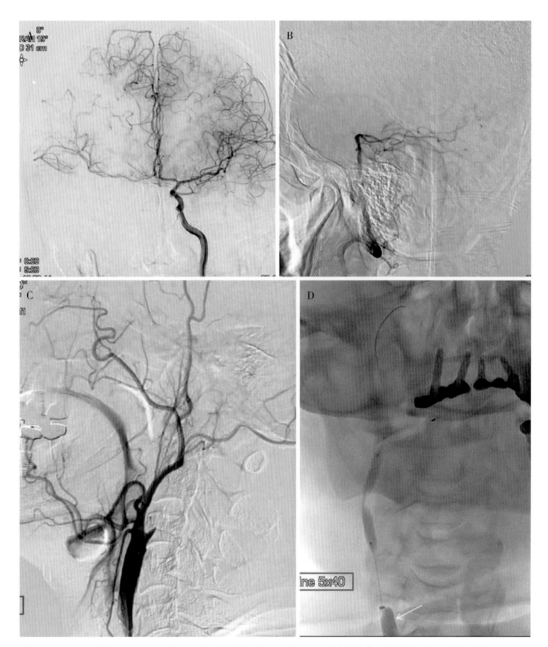

图 11.8　患者男性,68 岁,入院时 NIHSS 评分为 14 分。A. 左侧颈动脉造影显示右侧大脑前动脉 A1 段发育不良,左侧颈内动脉向右侧大脑中动脉部分代偿供血。B. 椎动脉侧位脑血管造影未见后交通动脉开放,提示后交通动脉发育不良。C. 右侧颈内动脉造影显示右侧颈内动脉起始部闭塞。D. 透视下球囊导引导管球囊充盈(白色箭头所示),然后行右侧颈内动脉球囊成形术。E. 颈动脉支架植入术后透视,注意支架植入过程中球囊导引导管的球囊应保持充盈。F. 从球囊导引导管内持续抽吸血液,直至抽吸的血液中没有任何血凝块碎屑,球囊泄压,造影显示右侧颈内动脉再通,远端血管无栓塞

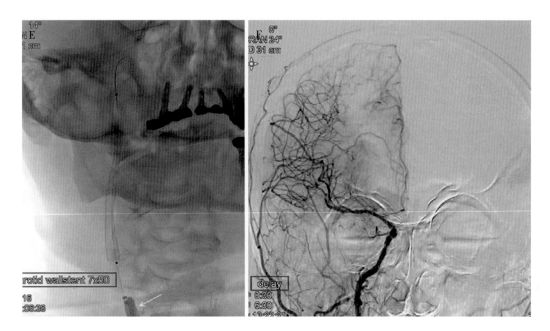

（续）图 11.8

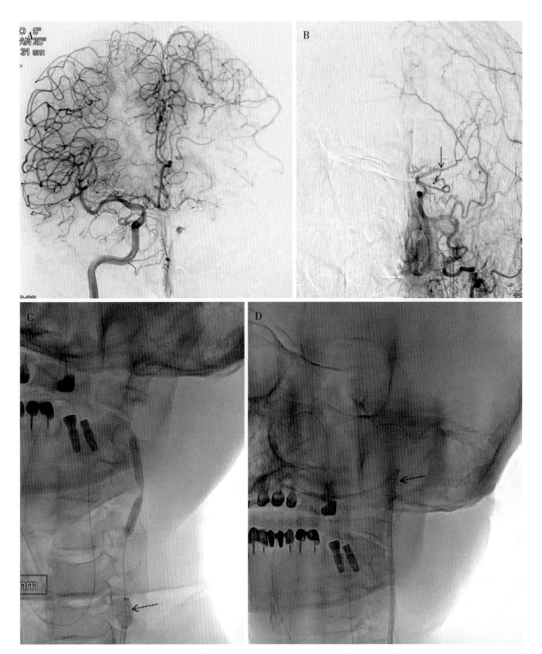

图 11.9　患者男性,60 岁,入院时 NIHSS 评分为 20 分。A. 右侧颈内动脉造影显示右侧大脑中脉经软脑膜侧支向右侧大脑前动脉供血,右侧颈内动脉通过前交通动脉向左侧大脑前动脉供血,通过左侧大脑前动脉 A1 段向左侧大脑中动脉供血。B. 左侧颈动脉造影显示左侧颈内动脉闭塞,颈外动脉与颈内动脉远端血管吻合,左侧颈内动脉血供恢复。注意左侧大脑中动脉可见串联闭塞(箭头所示)。C. 透视下球囊导引导管的球囊充盈,然后行动脉球囊成形术。D. 从球囊导引导管内持续抽吸血液,直至抽吸的血液中没有任何血凝块碎屑,将球囊导引导管(虚线箭头所示)送入颈内动脉闭塞部位以远。E. 支架(箭头所示)释放后行脑血管造影。F. 回收支架后造影,血管完全再通。G. 球囊导引导管的球囊持续充盈,行颈动脉支架植入术。H. 颈动脉支架植入术后即刻行脑血管造影

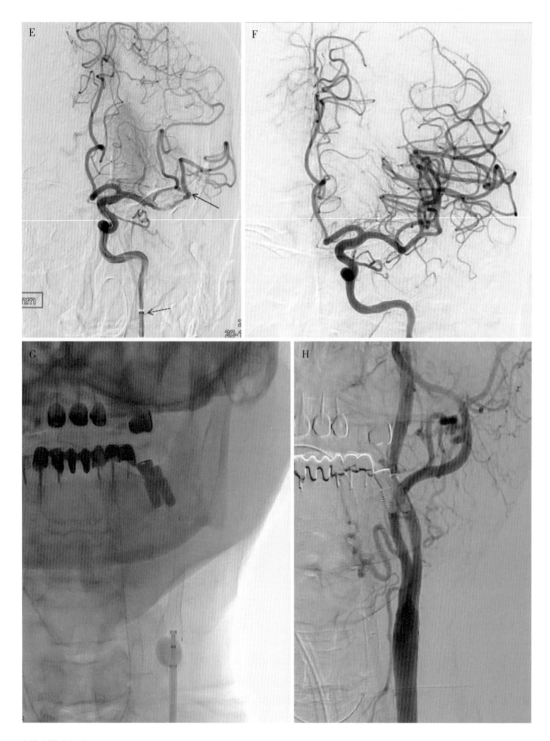

(续)图 11.9

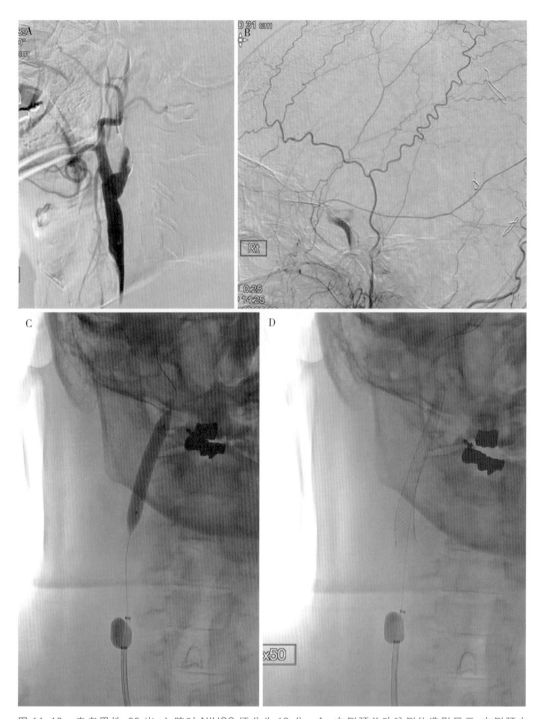

图 11.10　患者男性,60 岁,入院时 NIHSS 评分为 19 分。A. 右侧颈总动脉侧位造影显示:右侧颈内动脉起始端闭塞。B. 颈动脉海绵状段闭塞,提示存在颈外动脉向颈内动脉代偿供血。C. 透视下球囊导引导管的球囊充盈,然后行动脉球囊成形术。D. 颈动脉支架植入过程中,从球囊导引导管内持续抽吸血液,直至抽吸的血液中没有任何血凝块碎屑。E. 将球囊导引导管(箭头所示)送至支架末端,造影显示颈动脉海绵段闭塞。F. 透视下释放可回收支架(白色箭头所示),注意球囊导引导管(箭头所示)头端位于颈动脉支架末端。G. 回收支架后造影,显示血管完全再通

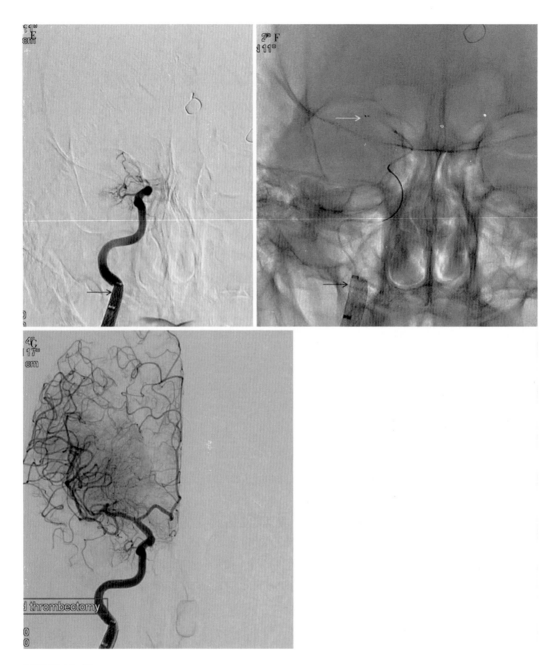

(续)图 11.10

1. 如前所述使用同轴导管技术,把 8F 或 9F 球囊导引导管放置在颈动脉闭塞处近端。9F 球囊导引导管优于 8F 球囊导引导管,因为内径大于 6F 的球囊导引导管可以允许各种大小的颈动脉支架通过。

2. 对球囊导引导管的球囊充气后,将 0.014in 微导丝穿过血管闭塞段,然后将直径 4~5mm 球囊导管经微导丝导入。如果微导丝通过血管闭塞段困难,可以在导入球囊导引导管之前,通过微导管使用导丝交换技术,将原来的微导丝交换为 300cm 的长微导丝。

3. 在颈内动脉狭窄处行球囊成形术，然后从球囊导引导管内持续抽吸血液，直至抽吸的血液中没有任何血块碎屑，将球囊导引导管球囊泄压。

4. 根据患者的医疗状况和术者的习惯，首先实施可回收支架取栓术，随后完成颈动脉支架植入术（图 11.9），如果有服用双抗禁忌证，可延后完成颈动脉支架植入术。此外，也可以首先完成颈动脉支架植入术，之后再进行可回收支架取栓术（图 11.10）。

5. 如果首先实施颈动脉支架植入术，为了避免取栓支架与颈动脉支架网眼刮擦，颈动脉支架植入术后球囊导引导管应送入支架远端。同样地，在这类颈动脉支架植入术中，闭环颈动脉支架优于开环颈动脉支架（图 11.10）。如果首先实施可回收支架取栓术，球囊成形术后立即泄压球囊导管，将球囊导引导管送入颈内动脉闭塞部位远端（图 11.9）。

6. 造影检查进一步确认颅内有无其他动脉闭塞。

7. 之后的步骤与标准的颅内可回收支架取栓术相同。

参考文献

[1] Berkhemer OA, Fransen PS, Beumer D, et al. A randomized trial of intraarterial treatment for acute ischemic stroke. N Engl J Med, 2015, 372:11 – 20.

[2] Campbell BCV, Mitchell PJ, Kleinig TJ, et al. Endovascular therapy for ischemic stroke with perfusion-imaging selection. N Engl J Med, 2015, 372:1009 – 1018.

[3] Goyal M, Demchuk AM, Menon BK, et al. Randomized assessment of rapid endovascular treatment of ischemic stroke. N Engl J Med, 2015, 372:1019 – 1030.

[4] Jovin TG, Chamorro A, Cobo E, et al. Thrombectomy within 8 hours after symptom onset in ischemic stroke. N Engl J Med, 2015, 372:2296 – 2306.

[5] Nogueira RG, Lutsep HL, Gupta R, et al. Trevo versus Merci retrievers for thrombectomy revascularisation of large vessel occlusions in acute ischaemic stroke (TREVO 2): a randomised trial. Lancet, 2012, 380:1231 – 1240.

[6] Goyal M, Menon BK, WH v Z, et al. Endovascular thrombectomy after large-vessel ischaemic stroke: a meta-analysis of individual patient data from ive randomized trial. Lancet, 2016, 387:1723 – 1731.

[7] Campbell BCV, Donnan GA, Lees KR, et al. Endovascular stent thrombectomy: the new standard of care for large vessel ischaemic stroke. Lancet Neurol, 2015, 14:846 – 854.

[8] Powers WJ, Derdeyn CP, Biller J, et al. 2015 American Heart Association/American Stroke Association Focused update of the 2013 guidelines for the early management of patients with acute ischemic stroke regarding endovascular treatment: a guideline for healthcare professionals from the American Heart Association/American Stroke Association. Stroke, 2015, 46:3020 – 3035.

[9] Saver JL, Goyal M, Bonafe A, et al. Stent-retriever thrombectomy after intravenous t-PA vs. t-PA alone in stroke. N Engl J Med, 2015, 372:2285 – 2295.

[10] Hong K-S, Ko S-B, Lee JS, et al. Endovascular recanalization therapy in acute stroke: update meta-analysis of randomized controlled trials. J Stroke, 2015, 17:268 – 281.

[11] Song D, Cho AH. Previous and recent evidence of endovascular therapy in acute ischemic stroke. Neurointervention, 2015, 10:51 – 59.

[12] Eesa M, Burns PA, Almekhlai MA, et al. Mechanical thrombectomy with the solitaire stent: is there a learning curve in achieving rapid recanalization times. J Neurointrevent Surg, 2014, 6:649 – 651.

[13] Velasco A, Buerke B, Stracke CP, et al. Comparison of a balloon guide catheter and a non-balloon guide catheter for mechanical thrombectomy. Radiology, 2016, 280:169 –

280.

[14] Nguyen TN, Malisch T, Castonguay AC, et al. Balloon guide catheter improves revascularization and clinical outcomes with the solitaire device: analysis of the North American Solitaire acute stroke registry. Stroke, 2014, 45: 141 – 145.

[15] Chueh JY, Kuhn AL, Puri AS, et al. Reduction in distal emboli with proximal low control during mechanical thrombectomy: a quantitative in vitro study. Stroke, 2013, 44: 1396 – 1401.

[16] Houssen DC, Rebello CR, Nogueira RG. Optimizing clot retrieval in acute stroke: the push and luff technique for closed-cell stentrievers. Stroke, 2016, 46: 2838 – 2842.

[17] Papanagiotou P, Roth C, Walter S, et al. Carotid artery stenting in acute stroke. J Am Coll Cardiol, 2011, 58: 2363 – 2369.

[18] Yoon W, Kim BM, Kim DJ, et al. Outcomes and prognostic factors after emergent carotid artery stenting for hyperacute stroke within 6 hours of symptom onset. Neurosurgery, 2015, 75: 321 – 329.

[19] Mpotsaris A, Bussemeyer M, Buchner H, Weber W. Clinical outcome of neurointerventional emergency treatment of extra-or intracranial tandem occlusions in acute major stroke: antegrade approach with wallstent and solitaire stent retriever. Clin Neuroradiol, 2013, 23: 207 – 215.

[20] Stampl S, Ringleb PA, Mohlenbruch M, et al. Emergency cervical internal carotid artery stenting in combination with intracranial throm-

bectomy in acute stroke. AJNR Am J Neuroradiol, 2014, 35: 741 – 746.

[21] Cohen JE, Comori JM, Rajz G, et al. Extracranial carotid artery stenting followed by intracranial stent-based thrombectomy for acute tandem occlusive disease. J Neurointervent Surg, 2015, 7: 412 – 417.

[22] Behme D, Mpotsaris A, Zeyen P, et al. Emergency stenting of the extracranial internal carotid artery in combination with anterior circulation thrombectomy in acute ischemic stroke: a retrospective multicenter study. AJNR Am J Neuroradiol, 2015, 36: 2340 – 2345.

[23] Sivan-Hoffmann R, Gory B, Armoiry X, et al. Stent-retriever thrombectomy for acute ischemic stroke with tandem occlusion: a systematic review and meta-analysis. Eur Radiol, 2016 [Epub ahead].

[24] Loh Y, Liebeskind DS, Shi ZS, Jahan R, Gonzalez NR, Tateshima S, et al. Partial recanalization of concomitant internal carotid-middle cerebral arterial occlusions promotes distal recanalization of residual thrombus within 24 h. J Neurointervent Surg, 2011, 3: 38 – 42.

[25] Sakharov DV, Rijken DC. The effect of low on lysis of plasma clots in a plasma environment. Thromb Haemost, 2000, 83: 469 – 474.

[26] Stein CM, Brwon N, Vaughan DE, et al. Regulation of local tissue-type plasminogen activator release by endothelium-dependent and endothelium-independent agonists in human vasculature. J Am Coll Cardiol, 1998, 32: 117 – 122.

第 *12* 章　支架取栓无效的难治性血管闭塞的病因和处理措施

Byung Moon Kim

对于前循环颅内大血管闭塞（intracranial large artery occlusion，ILAO）患者，支架取栓技术可以使 70%～75% 的患者成功实现血管再通（mTICI 2b～3），但是还有 25%～30% 的 ILAO 患者采用支架取栓技术难以实现血管再通。支架取栓的效果取决于急性 ILAO 的病因[1,2]。许多手术并发症（例如，血栓脱落、支架卡顿、反复性血管再闭塞）被证明与脑卒中有关[3-8]。因此，本章节重点讨论支架取栓效果差的难治性血管闭塞的病理机制和处理方案。

12.1　支架取栓无效的难治性血管闭塞的病因

在选择支架取栓技术之前，辨别闭塞血管能否手术再通非常重要。第 11 章已经讨论了难治性血管闭塞的相关因素，例如血管迂曲、高负荷血栓、颈动脉和颅内

B. M. Kim, MD, PhD
Interventional Neuroradiology, Department of
Radiology, Yonsei University College of Medicine,
Severance Hospital Stroke Center,
Seoul, South Korea
e-mail: bmoon21@ hanmail. net; bmoon21@ yuhs. ac

© Springer Science + Business Media Singapore 2017
J. Park (ed.), *Acute Ischemic Stroke*, DOI 10.1007/978 – 981 – 10 – 0965 – 5_12

动脉串联性闭塞，但还存在一些其他因素，包括非栓塞型 ILAO 和硬质血栓导致的栓塞性 ILAO。对于常见的栓塞性 ILAO，支架取栓可以有效实现血管再通，但是对于颅内动脉粥样硬化性狭窄（ICAS）或者颅内动脉夹层，支架取栓无效，且手术过程充满了危险。在栓塞性 ILAO 中，较软的血栓（新鲜）更容易被支架展开捕获，而质地较硬的血栓很难被支架捕获[9]。因此，对于栓塞性 ILAO，直接取栓技术对硬质血栓疗效果差。

12.2　血管造影鉴别非栓塞性和栓塞性 ILAO

对于首次发生急性脑卒中的患者，关于血栓栓塞的来源信息很少，大多需要通过血管造影结果推测栓子的来源。有时心电图结果异常可以为我们提供有价值的信息，例如心房颤动，但是通常情况下我们很难通过血管造影结果鉴别非栓塞性和栓塞性 ILAO。针对这一问题，最近有研究提出了血管影像上的鉴别标识（主干型闭塞和分支型闭塞）。栓子或者游动的血栓很容易卡顿在血管分叉处或者穿支动脉起源处，如果血管主干直径突然变

小，则提示存在原位血栓性狭窄，而游动性血栓不太可能卡顿在正常的血管主干上。因此 ICAS 常发生在动脉主干上（图12.1）。所以，栓塞性血管闭塞常常累及主要血管分支处（分支型闭塞，branching-site occlusion，BSO）；而 ICAS 血栓性血管闭塞常常累及动脉主干，血管分叉处往往正常（主干型闭塞，truncal-type occlusion，TTO；图12.2）。该研究还证明，TTO 与栓塞来源不明的 ILAO 独立相关［OR = 9.07；95% CI（3.74，22.0）］[8]。因此在颅内血管再通治疗中，发现血管影像符合TTO 则高度提示为非栓塞性 ILAO，主要是由 ICAS 所导致[8]。

12.3 难治性 ILAO 的处理建议

12.3.1 ICAS 相关性血管闭塞的处理建议

在亚洲人群中，ICAS 是急性缺血性脑卒中的主要病因之一。最近的研究显示，在 ILAO 引发的急性脑卒中患者中，以

ICAS 为病因的患者占 15% ~ 20%[7,8,10,11]。尤其在亚洲人群中，在接受介入血管再通治疗后患者的造影结果显示非栓塞性血管闭塞主要发生在血管主干上。并且大多数患者是由于 ICAS 上的血栓导致的闭塞[8]。针对这种类型的血管闭塞（TTO），采用支架取栓很难获得满意的效果，因为血管主干会反复闭塞[7,8,10,11]。对于欧美人，很少有文献报道支架取栓在治疗急性缺血性脑卒中时导致血管内皮损伤，因为欧美人因 ICAS 导致 ILAO 的发生率较低[12]。如果患者的 ILAO 是由于 ICAS 所导致，那么采用支架取栓术会破坏动脉粥样斑块的表面，在这种情况下，支架取栓会活化更多的血小板，导致反复的血管闭塞，甚至是血管夹层[8,13]。

对于 ICAS 导致的 ILAO，为避免血管反复闭塞，抑制血小板功能十分关键。因此，术中首选给予糖蛋白Ⅱb 或Ⅲa 抑制剂，使血小板灭活，继而避免发生反复的血管闭塞（图12.3）[7]。但是使用糖蛋白Ⅱb 或Ⅲa 抑制剂有时效果不佳。在这种

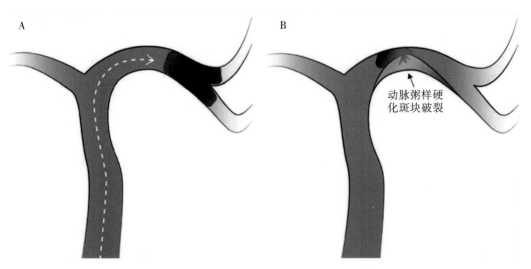

图 12.1　A. 栓塞性血管闭塞。B. 颅内动脉粥样硬化性狭窄导致的原位性血栓血管闭塞

情况下,血管再通后置入永久性支架也是
有效的,置入支架过程中可以根据实际情

况考虑是否使用球囊扩张[8,10,14]。

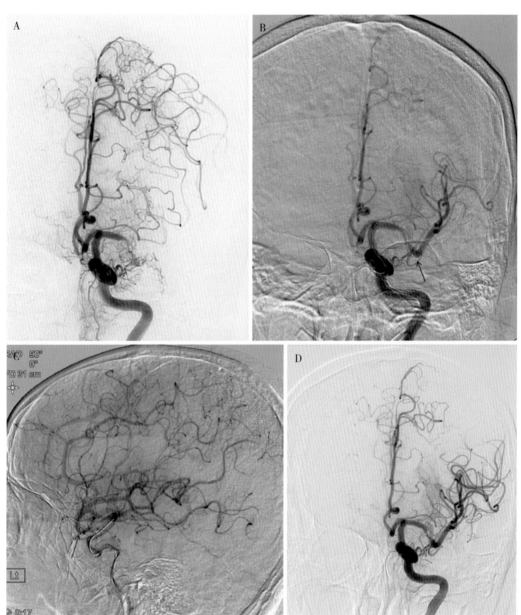

图 12.2　老年患者,56 岁,NIHSS 评分为 15 分。A. 左侧颈内动脉造影提示左侧大脑中动脉 M1 段闭
塞。支架取栓术后正位(B)和侧位血管造影(C)显示:M1 段主干血管完全再通,伴主干轻度狭窄。
D. 支架回撤后即刻造影显示 M1 段主干血管完全再通,伴主干轻度狭窄。E. 5min 后再次造影,见 M1
段主干再次闭塞。F. 经过 4 次手术打通血管后造影显示血管再次恢复血流。G. 旋转血管影像显示
M1 段局部狭窄,未累及动脉分叉处。支架取栓多次打通主干却反复出现血管再闭塞。H. 使用糖蛋白
Ⅱb 或Ⅲa 抑制剂 20min 后造影显示 M1 段主干血管再通,但是由于残余狭窄导致血流速度减慢

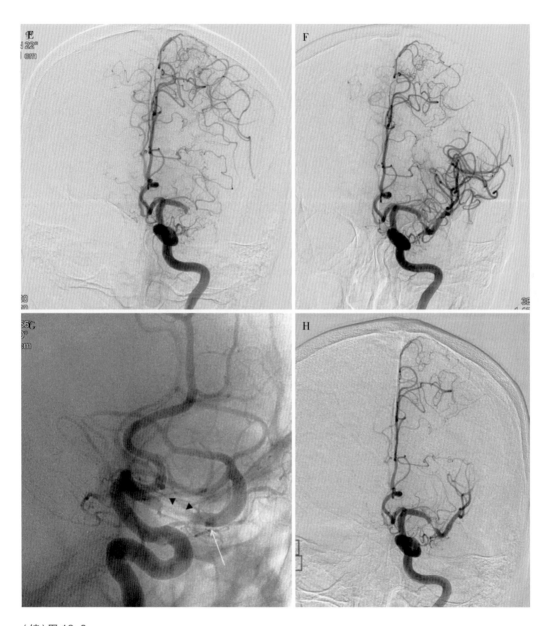

（续）图 12.2

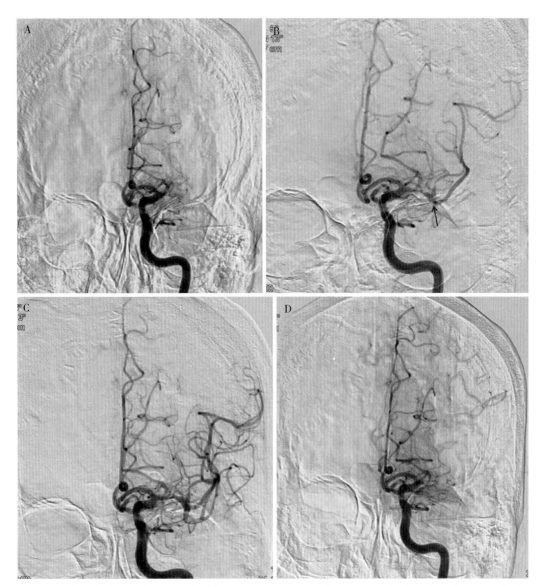

图 12.3　老年患者,60 岁,NIHSS 评分为 17 分。A. 首次造影提示左侧大脑中动脉 M1 段闭塞。B. 支架取栓后造影显示血栓位于血管主干未累及血管分叉处。C. 由于血管反复闭塞,多次支架取栓开通血管后,造影提示 M1 段主干不规则狭窄,容易导致血管闭塞。D. 5min 后造影显示血管再次闭塞。E. 5 次血管开通后,造影显示血管恢复血流。F. 使用糖蛋白Ⅱb 或Ⅲa 抑制剂 20min 后,造影显示血管未再闭塞,但 M1 段主干存在不规则狭窄,血流速度也得到改善

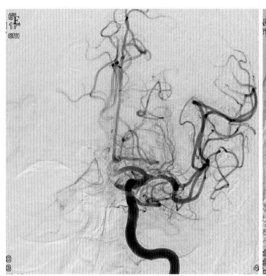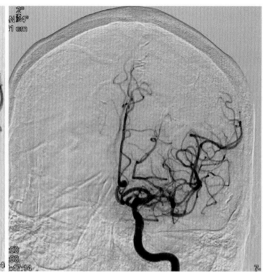

(续)图 12.3

12.3.2 硬质血栓导致栓塞型血管闭塞的处理建议

硬质血栓的弹性强,但黏性弱,支架很难捕获,在支架回撤过程中很容易逃逸,尤其是在迂曲血管内和大动脉近端血管内。除此之外,在支架捕获硬质血栓的过程中,硬质血栓会使血管产生更多的张力,容易诱发血管痉挛。这些因素会增加手术失败的概率。

对于硬质血栓导致的ILAO,如果要成功开通血管,需首选使用血管扩张剂,这样可以在支架捕获硬质血栓时减轻血管张力,增加取栓的成功率;第二,可选择血栓抽吸技术,或者联合使用支架取栓技术和血栓抽吸技术。在支架抓捕血栓时,可以将抽吸导管(Penumbra)或者中间导管尽可能地推送至血栓附近,这在第11章中已进行了详细描述,支架的抓捕和导管的吸引可以同时进行(图11.4、11.5)。

如果上述方法仍然不能奏效,那么永久性支架植入是最后的解决方案[14]。支架很难牢固抓捕硬质血栓,这也是硬质血栓性栓塞较难治疗的原因[9]。由于硬质血栓很少进入支架框架内,因此置入永久性支架开通血管的方法也是可行的(图12.4)[14]。

12.4 支架植入治疗急性ILAO

一篇荟萃分析对最近进行的5项临床随机对照研究进行了统计分析,结果显示25%～30%的ILAO病例采用支架取栓不能完成血管再通[2]。针对这种难治性ILAO病例,我们需要一套有效的救治方案,因为及时打通闭塞血管是患者良好预后的关键。一种方案是经动脉注射溶栓剂(组织纤溶酶原激活剂或者尿激酶),根据情况酌情使用抗血小板药物(糖蛋白Ⅱb或Ⅲa抑制剂)。对于一些ICAS导致的ILAO,糖蛋白Ⅱb或Ⅲa抑制剂的使用可以提高mTICI 2b～3级再通的比例[7,8,14]。但是,难治性ILAO患者最终可能需要永久性支架植入。对于急性ILAO患者,支架植入是被推荐的主要治疗方案[8,9,14-20]。

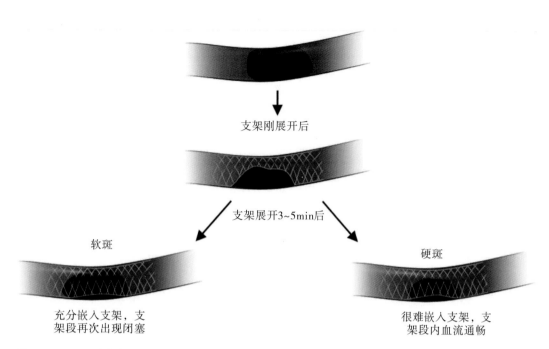

图 12.4　不同质地的血栓在支架展开后的不同表现

如上所述,支架取栓失败的原因是 ICAS、颅内血管夹层和硬质血栓[8,9,14,22]。对于 ICAS 导致的血管闭塞,支架取栓会引起血管反复闭塞[7,8,11]。使用糖蛋白 Ⅱb 或 Ⅲa 抑制剂有助于预防取栓后的血管再次闭塞[7,8]。但是,一些 ICAS 相关性血管闭塞患者在使用糖蛋白 Ⅱb 或 Ⅲa 抑制剂后效果依然不佳,原因可能是血管狭窄较严重,在这种情况下,永久性支架植入联合使用糖蛋白 Ⅱb 或 Ⅲa 抑制剂非常有效(图 12.5)[14]。对于硬质血栓性血管闭塞,在支架取栓和吸栓技术均无效的情况下,永久性支架植入是最后的解决方案(图 12.6)。最近有研究对机械取栓失败后采用支架植入的安全性和有效性进行了评估,结果显示 83.3% 行支架置入的患者达到血栓溶解,且可达到 mTICI 2b ~ 3 级再通。在 17 例支架植入患者中,仅有 40% 的患者使用球囊成形术[14]。7 例患者使用 Wingspan 支架,10 例患者使用 So-litaire 支架。研究结果提示大部分难治性血管闭塞是由于软斑性的 ICAS 或者硬质血栓所导致,很少因硬斑性 ICAS 导致。因此,Solitaire 支架的径向支撑力可以有效打开血管,术中很少使用球囊成形术[14]。与此同时,使用糖蛋白 Ⅱb 或 Ⅲa 抑制剂可以灭活血小板,阻止急性支架内血栓的形成,是预防血管再闭塞的关键[14]。研究结果显示,支架植入患者相比未进行支架植入的患者,预后相对较好(mRS 为 0 ~ 2;35.5% vs. 7.1%),脑疝的发生率相对较低(11.8% vs. 42.9%)。但是两组在症状性脑出血和死亡率方面没有统计学差异(症状性脑出血:11.8% vs. 14.3%;死亡率:23.9% vs. 39.4%)。永久性支架植入的主要关注点在于患者需要长期服用抗血小板药物,这样会在急性脑卒中期内增加颅内出血的风险,但是对于支架取栓失败的 ILAO 患者来说,与其血管无法再通相比,即使存在这些风险

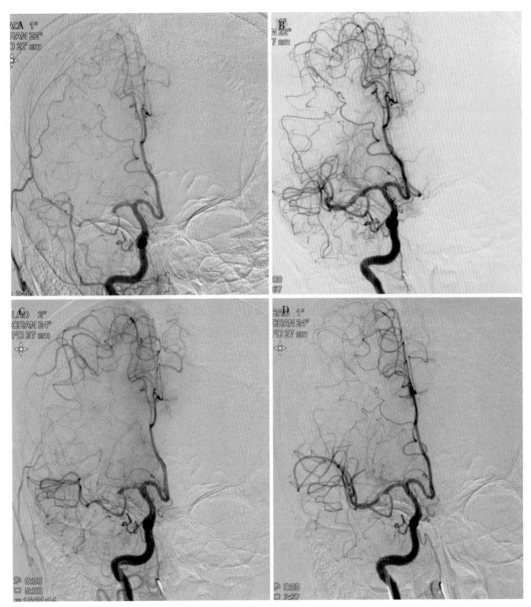

图 12.5　患者男性,45 岁,NIHSS 评分为 14 分。A. 首次血管造影提示右侧大脑中动脉 M1 段闭塞,颞叶前动脉起始段远端闭塞。B. 第一次支架取栓后造影显示血管再通,但是血流速度较慢。C. 多次支架取栓 5min 后造影显示血管多次反复闭塞。D. 支架植入后 20min 造影显示持续性血管再通,然后解脱支架。E. 3 个月后复查造影显示右侧大脑中动脉血流通畅。F. 非减影血管成像显示狭窄已明显改善

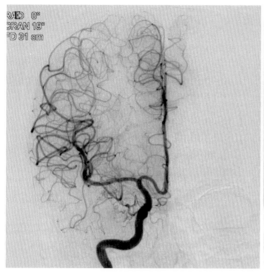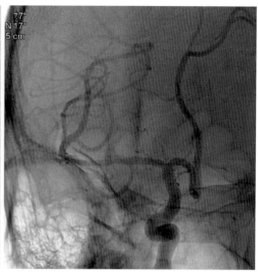

（续）图 12.5

也是值得尝试的[8,10,15-21]。

颅内动脉夹层（IAD）也可以导致急性ILAO，常表现为主干型血管闭塞，严重的病例可以串联远端血管闭塞[22]。对于急性 IAD，直接取栓不仅无效，而且很危险。在血管造影成像中，急性 IAD 表现为主干型血管闭塞或者严重的血管狭窄，可见内膜皮瓣或夹层内造影剂滞留。平面 CTA成像可见血管壁内造影剂滞留（图 12.7）。如果怀疑是 IAD 导致的 ILAO，永久性支架植入是最安全有效的治疗方案（图12.7）[19,22]。

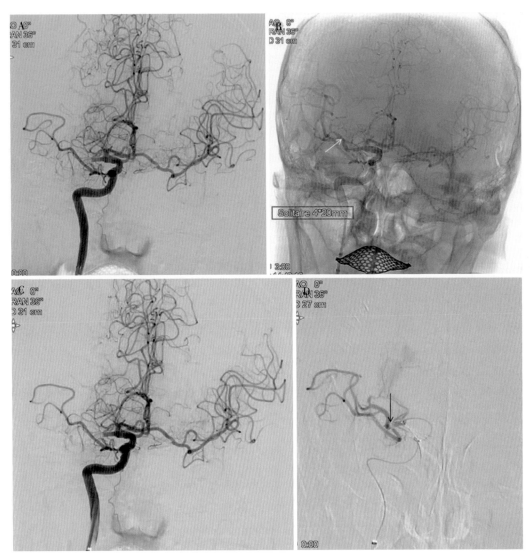

图 12.6　患者男性,76 岁,NIHSS 评分为 19 分。A. 右侧颈内动脉造影提示右侧大脑中动脉 M1 段闭塞。由于左侧颈内动脉闭塞,前交通动脉开放,左侧大脑中动脉靠右侧颈内动脉供血显影。B. 非减影成像显示支架展开后发现右侧大脑中动脉分叉处血栓(造影剂充盈缺损)。C. 多次支架取栓效果不佳,血栓难以回撤到导管内,大脑中动脉血栓处反复闭塞。D. 微导管超选造影显示血栓位于大脑中动脉分叉处。E. 在路图引导下推送 Penumbra(箭头所示)至血栓附近。F. 使用 Penumbra 抽吸血栓。G. 多次尝试吸栓后造影显示大脑中动脉依然闭塞。H. 植入支架 20min 后造影显示大脑中动脉持续性再通,然后解脱支架(箭头所示:小血栓被支架展开后覆压)

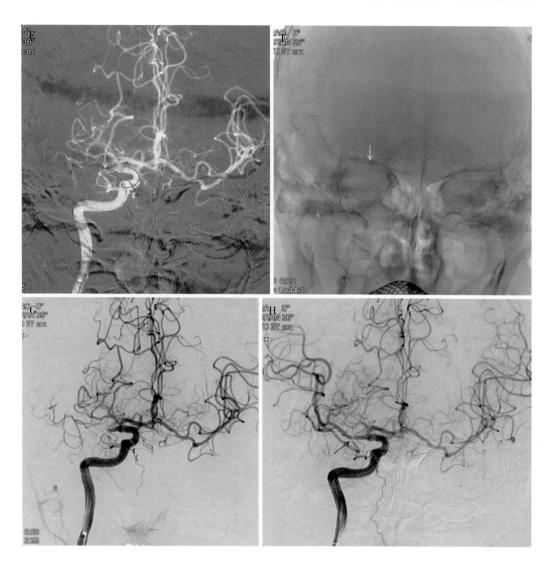

(续) 图 12.6

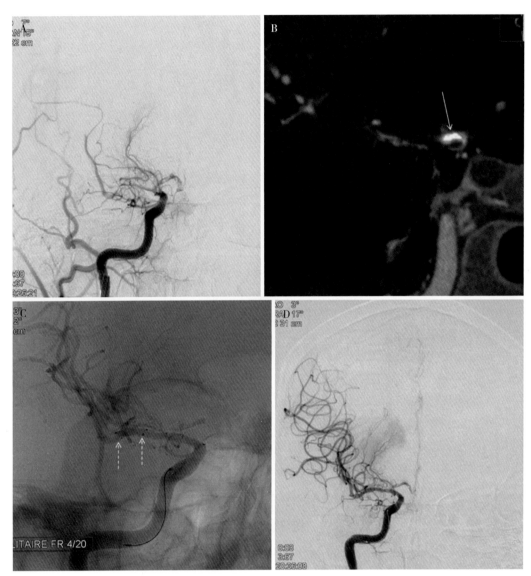

图 12.7 患者男性,20 岁,NIHSS 评分为 8 分。A. 右侧颈内动脉造影提示右侧大脑中动脉闭塞。B. 平面 CTA 成像显示血管壁夹层内造影剂滞留(箭头所示)。C. 植入两个 Solitaire 支架后,非减影造影成像显示右侧大脑中动脉再通。箭头所示为两个支架的远端标记。D. 减影血管造影显示右侧大脑中动脉血流恢复。前交通开放,左侧颈内动脉向右侧大脑前动脉代偿供血(未显示)。E. 3 个月后复查造影提示支架处血管血流通畅。F. 非减影成像显示两个支架的远端标记

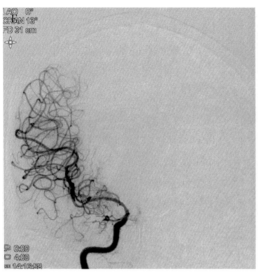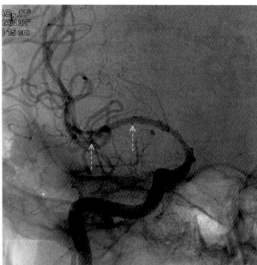

(续)图 12.7

参考文献

[1] Goyal M, Menon BK, va Zwam WH, et al. Endovascular thrombectomy after large-vessel ischaemic stroke: a meta-analysis of individual patient data from ive randomized trial. Lancet, 2016, 387:1723 – 1731.

[2] Campbell BCV, Donnan GA, Lees KR, et al. Endovascular stent thrombectomy: the new standard of care for large vessel ischaemic stroke. Lancet Neurol, 2015, 14:846 – 854.

[3] Suh HI, Hong JM, Lee KS, et al. Imaging predictors for atherosclerosis-related intracranial large artery occlusions in acute anterior circulation stroke. J Stroke, 2016, 352 – 354.

[4] Matias-Guiu JA, Serna-Candel C, Matias-Guiu J. Stroke etiology determines effectiveness of retrievable stents. J Neurointerv Surg, 2014, 6: e11.

[5] Toyoda K, Koga M, Hayakawa M, et al. Acute reperfusion therapy and stroke care in Asia after successful endovascular trials. Stroke, 2015, 46:1474 – 1481.

[6] Gascou G, Lobotesis K, Machi P, et al. Stent retrievers in acute ischemic stroke: complications and failures during the perioperative period. AJNR Am J Neuroradiol, 2014, 35:734 – 740.

[7] Kang DH, Kim YW, Hwang YH, et al. Instant reocclusion following mechanical thrombectomy of in situ thromboocclusion and the role of low-dose intra-arterial tiroiban. Cerebrovasc Dis, 2014, 37:350 – 355.

[8] Baek JH, Kim BM, Kim DJ, et al. Importance of truncal-type occlusion in stentriever-based thrombectomy for acute stroke. Neurology, 2016, 87(15):1542 – 1550.

[9] Okawa M, Tateshima S, Lieveskind D, et al. Early loss of immediate reperfusion while stent retriever in place predicts successful inal reperfusion in acute ischemic stroke patients. Stroke, 2015, 46:3266 – 3269.

[10] Yoon W, Kim SK, Park MS, et al. Endovascular treatment and the outcomes of atherosclerotic intracranial stenosis in patients with hyperacute stroke. Neurosurgery, 2015, 76: 680 – 686.

[11] Lee JS, Hong JM, Lee KS, et al. Endovascular therapy of cerebral arterial occlusions: intracranial atherosclerosis versus embolism. J Stroke Cerebrovasc Dis, 2015, 24: 2074 – 2080.

[12] Singh P, Doostkam S, Reinhard M, et al. Immunohistochemical analysis of thrombi retrieved during treatment of acute ischemic stroke: does stent-retriever cause intimal dam-

age. Stroke,2013,44:1720 – 1722.

[13] Qureshi AI, Siddiqui AM, Kim SH, et al. Re-occlusion of recanalized arteries during intra-arterial thrombolysis for acute ischemic stroke. AJNR Am J Neuroradiol, 2004,25:322 – 328.

[14] Baek JH, Kim BM, Kim DJ, et al. Stenting as a rescue treatment after failure of mechanical thrombectomy for anterior circulation large artery occlusion. Stroke, 2016,47:2360 – 2363.

[15] Levy EI, Mehta R, Gupta R, et al. Self-expanding stents for recanalization of acute cerebrovascular occlusion. AJNR Am J Neuroradiol, 2007,28:816 – 822.

[16] Zaidat OO, Wolfe T, Hussain SI, et al. Interventional acute ischemic stroke therapy with intracranial self-expanding stent. Stroke, 2008, 39:2393 – 2395.

[17] Brekenfeld C, Schroth G, Mattle H, et al. Stent placement in acute cerebral artery occlusion: use of a self-expandable intracranial stent for acute stroke treatment. Stroke, 2009,40: 847 – 852.

[18] Levy EI, Siddiqui AH, Crumlish A, et al. First food and drug administration-approved prospective trial of primary intracranial stenting for acute stroke. Stroke, 2009, 40: 3552 – 3556.

[19] Suh SH, Kim BM, Roh HG, et al. Self-expanding stent for recanalization of acute embolic or dissecting intracranial artery occlusion. AJNR Am J Neuroradiol, 2010,31:459 – 463.

[20] Mocco J, Hanel RA, Sharma J, et al. Use of a vascular reconstruction device to salvage acute ischemia occlusions refractory to traditional endovascular recanali – zation methods. J Neurosurg, 2010,112:557 – 562.

[21] Rha JH, Saver JL. The impact of recanalization on ischemic stroke outcome: a meta-analysis. Stroke, 2007,38:967 – 973.

[22] Kim DJ, Kim BM, Suh SH, et al. Self-expanding stent placement for anterior circulation intracranial artery dissection presenting with ischemic symptoms. Neurosurgery, 2015, 76: 158 – 164.

第IV部分

手术治疗

第 13 章 急性缺血性脑卒中的手术取栓

Jaechan Park

本章主要讨论多种急性缺血性卒中，尤其是颈内动脉（ICA）和大脑中动脉（MCA）栓塞情况下手术取栓的临床效果。当血管再通治疗失败，如果患者仍处于恢复脑血流量的治疗时间窗内，手术取栓不失为一种有效的抢救方法。该手术的选择是基于作者的临床经验。在眉骨或者眼眶上开孔进行微创和快速手术取栓（MIRSE），可以直接快速地进入 Willis 环和阻塞的病变血管。手术技术的进步可以减少手术时间，有效使阻塞血管再通，对于患者的手术治疗也能发挥积极的作用。

13.1 历史背景

13.1.1 手术取栓的重新审视

自 1956 年起，就有大量的病例报道和

J. Park, MD, PhD

Department of Neurosurgery,

Research Center for Neurosurgical Robotic Systems,

Kyungpook National University,

50, Samduk 2-Ga, Jung-Gu, Daegu 700 – 721,

Republic of Korea

e-mail: jparkmd@ hotmail.com;

jparkneurosurgery@ gmail.com

© Springer Science + Business Media Singapore 2017

J. Park（ ed.）, *Acute Ischemic Stroke*, DOI 10.1007/978 – 981 – 10 – 0965 – 5_13

一系列小病例研究证实了手术取栓对急性大脑中动脉（MCA）阻塞的有效性[1-5]。传统的手术取栓手术包括翼点开颅，解剖大脑侧隙，纵向切开阻塞的 MCA，通过切开的动脉取出栓子，然后显微缝合关闭切开的动脉。

手术取栓手术时间的延长阻碍其应用于急性脑卒中患者，因该手术需要恢复大脑血供的时间窗较短，因此，静脉溶栓和血管内再通是目前治疗急性脑卒中的标准方法[6-22]。

患者发生急性缺血性脑卒中后，恢复脑血流的治疗时间窗根据治疗方法的不同而存在差异。静脉（IV）和动脉（IA）的溶栓时间窗分别为 4.5h 和 6h[10,14,17]。2005 年，根据缺血大脑机械取栓实验（the Mechanical Embolus Removal in Cerebral Ischemia，MERCI），评估了血管内装置恢复阻塞的颅内血管再通的安全性和有效性，使得动脉血栓手术取栓的时间窗延长至 8h[21,22]，本研究中血管再通的结果，以及治疗时间窗的延长和再通率，证明了手术对缺血性脑卒中患者血管再通的作用和效率，为其临床应用提供了新的机会。因此，本文作者利用动脉血栓机械取栓延长的 8h 时间窗进行动脉血栓切除术。

13.1.2 血管内再通治疗的结果

近期,在患者的神经系统状况良好的情况下,使用血管内装置进行动脉内(IA)血栓机械切除术达到了较高的再通率,成为颅内近端动脉急性栓塞的标准治疗方法[18-22]。然而,尽管近期在血管内治疗中使用了导管、支架以及 IA 重组组织纤溶酶原激活物(rt-PA)等基本设施,但失败的血管再通案例仍难以避免。

2012 年发表的关于 Solitaire 血栓切除试验(the Solitaire with the intention for thrombectomy,SWIFT)显示,在使用 Solitaire 后,心肌缺血(TIMI)2~3 级的溶栓有 69%的成功再通率[20]。在配合使用血管内装置和纤维蛋白溶解的抢救治疗后,这一概率上升至 89%。

同时,同样发表于 2012 年的 TREVO 2 试验,对比了使用 Trevo Retriever 或 Merci Retriever 机械取栓的疗效和安全性,Merci 组的成功再通率接近 66%,配合血管内抢救治疗可增加至 77%,而 Trevo 组的再通率为 85%,配合血管内抢救治疗可达到 92%[18]。重点是,即使应用所有可使用的神经血管取栓设备和 IA 重组组织纤溶酶原激活物溶栓(IA rt-PA)对患者进行抢救治疗,但在 SWIFT 和 TREVO 2 试验中,再通失败率仍有 11%和 8%。因此,当血管内治疗失败,患者的卒中症状发生在 8h 内时,手术治疗可以为患者提供一个重要的解决方案。

13.2 急性缺血性脑卒中的跨学科治疗

13.2.1 总体策略

要想使再通成功率达到最大化,就需要协调多学科联合治疗,包括药物、血管内治疗和手术。作者所在的医疗机构中,急诊科、心脏学科、放射科、神经内科和神经外科都与国家心脑血管中心有联系。对于缺血性脑卒中患者,静脉溶栓在症状出现后 4.5h 内开始。如果一开始 CTA 和 MRA 检查显示一个大的近端血管闭塞,应立即将患者转移做血管造影。

在静脉溶栓(IV rt-PA)失败的情况下,当存在以下几种情况时,可尝试动脉内(IA)机械取栓术:①大血管近端闭塞;②发生脑卒中 8h 内;③MRI 弥散加权成像(DWI)与灌注加权成像(PWI)不匹配。如果所有可用的血管内设备和静脉溶栓(IA rt-PA)均不成功,就需要立刻行手术治疗。当血管内治疗失败,只要患者仍在治疗时间窗内,一些患者仍可进行手术取栓。

13.2.2 手术取栓的适应证

可根据以下几条标准考虑是否进行手术取栓。首先,手术治疗时间窗在脑卒中症状出现 8h 以内[23,24]。由于没有多中心、随机、前瞻性手术取栓的临床试验,因此该时间窗基本上是血管内机械再通治疗的时间窗。

首先,根据 Davalos 等[25]提出的标准,临床表现与 DWI 不一致,DWI 病变体积 < 25mL,以及根据 NIHSS 评分为 8 分或以上的患者,可以延长治疗时间窗。虽然 DWI 病变有可能增大,但是良好的软脑膜侧支循环可以延长治疗时间窗。

第二,明显的 DWI 与 PWI 不匹配是至关重要的条件。因此,当血管内再通治疗失败后,如果能够立即进行 MRI,建议复查 DWI 来排除转化成 DWI 与 PWI 匹配模式的情况。

第三,阻塞位于颈内动脉(ICA)锁骨上段,大脑中动脉(MCA)的 M1 或 M2 近段,大脑前动脉(ACA)的 A1 或 A2 近段。最常见的手术目标是 ICA 的锁骨上段和或 M1 段包括 MCA 的分支处。

第四,栓子造成的阻塞比原位血栓形成更适合手术取栓。前者可根据心律失常、血管造影和血管内凝血反应来预测。

13.3　术前准备

13.3.1　术前操作

术前准备要尽快完成,包括复查 DWI,获取患者的手术知情同意书,将患者送入手术室和诱导全身麻醉。由于手术取栓不需要放置中心静脉导管,因此,术前准备从宣布血管内治疗失败到皮肤切开可在 1h 内完成。

该方法的主要限制因素是对患者进行的准备和转送至手术室的时间,但其在神经血管联合造影设备和手术室内的时间得到了有效缩短[26 - 28]。

13.3.2　手术知情同意

获取手术知情同意书需要医生向患者家属提供手术治疗信息,包括患者的病情、预计无法再通的情况和推荐手术治疗的风险及益处。

通过对比研究发现,接受手术取栓再通与接受血管内机械再通治疗患者的临床结果相似。2008 年发表的多重 MERCI 试验结果显示,49%、26% 和 25% 经过血管内机械治疗再通的患者,分别取得了 mRS≤2、3 ~ 5 和 6;同时,10%、38% 和 52% 未再通的患者的 mRS 分别为 ≤2、3 ~ 5 和 6[21]。

13.4　手术技巧

13.4.1　开颅手术

翼点入路开颅术或其变式通常用于 ICA 和(或)MCA 阻塞的患者,因为其提供了 ICA 床突上段和 MCA 的 M1、M2、M3、M4 段阻塞的广泛入路[1 - 5]。尽管大多数阻塞都涉及 ICA、M1 段或者 MCA,但是较小的开颅切口足以进入病变部位[23,24]。

微创手术技术的选择包括翼点迷你开颅术和眶上迷你开颅术,而外科医生需要选择最合适的方法来减少手术时间。

13.4.2　手术取栓

硬脑膜切口是在手术显微镜下进行的,此时颈动脉被打开,以达到大脑减压及额叶收缩的目的。在没有颞叶牵引的情况下,可以看到颈动脉分叉的近端开口裂隙,进一步解剖远端裂隙,从而暴露出 MCA 的 M1 段和 M2 近段。

通常情况下,由于血管内血凝块导致血管阻塞部位呈现蓝色,且坚实和膨胀(图 13.1)。但是,偶尔也会出现由血小板组成的小的白色栓子,此时被阻塞的血管会呈现白色,且不膨胀。

用夹子临时夹闭血管近段,然后在阻塞血管管壁上做一个纵向切口,管壁未显示出任何动脉粥样硬化改变。3mm 的动脉切口足以去除血管内血凝块,且很容易恢复。根据栓子的位置及数量,通常切开 1 ~ 3 次就够了。

对于固体栓子可以通过切开动脉并使用钳子取出,固体栓子附近的黏性血凝块可以通过以下方法去除,包括打开近段血管夹,允许血液向前流动,切开动脉进行抽吸,或者用钳子对动脉连续挤压。通过检查近段动脉的血流量,确定逆行血流。在没有逆行血流的情况下,通过切开动脉,对远端动脉进行连续挤压,必要时可行另一端动脉切开。

13.4.3　动脉切开术后修复

再灌注前的最后一步是修复切开的动脉,修复方法有3种。第一种方法是常规微缝合技术[1-5],包括暂时阻断切开动脉血流部位,使用8-0丝线缝合ICA和使用9-0或10-0丝线缝合M1段或MCA部分,这一技术的缺点是耗时较多。第二种方法是在切开动脉处使用一个弯曲或有角度的动脉瘤夹来修复[23,24];这一方法需要切口<3mm(图13.2A),且动脉瘤夹需要和切口保持切线位,因此取代了微缝合并且减少了手术时间。标准动脉瘤夹可以用来闭合ICA切口,迷你夹子可

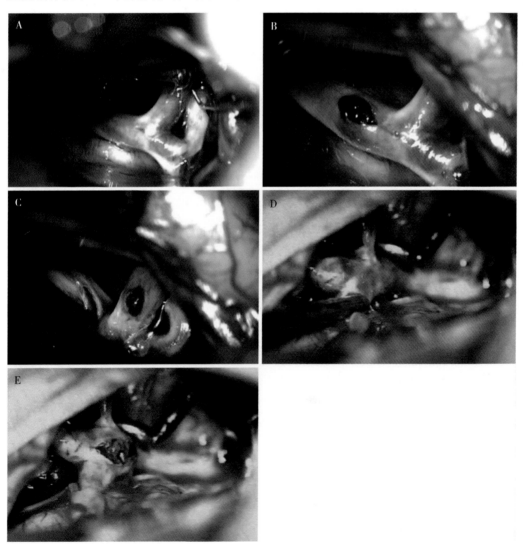

图13.1　颅内动脉栓塞手术照片。案例1:MCA栓塞部位呈现蓝色,且坚实(A～C)。案例2:ICA阻塞部位(D、E)呈蓝色,且坚实及膨胀

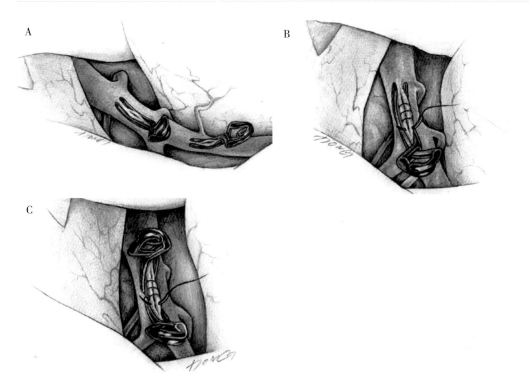

图 13.2 基于快速再灌注技术的动脉切开修复技术。A. 应用弯曲动脉瘤夹直接关闭 ICA 和 MCA 的 M1 段。B. 使用 C 型夹子进行微血管缝合。C. 使用两个动脉瘤夹分隔切口后再使用微血管缝合技术

用于 MCA 切口。第三种方法适用于切口 >3mm 和不能使用夹子时的修复,这种特殊的方法可以使用 1~2 个弯曲的动脉瘤夹子在大脑再灌注的情况下临时夹闭和分离切口(图 13.2B、C)。该技术是在夹子下制造出一个血管通路,在缝合过程中可以使血液流动,血管修复后可以移开夹子[29]。

13.4.4 微创和快速手术取栓（MIRSE）

传统手术取栓的冗长过程不适用于急性缺血性脑卒中的血管手术[1-5]。与此相反,最近发展的 MIRSE 技术可以在有限的治疗时间窗内以微创方法快速完成手术[23,24]。急性缺血性脑卒中的治疗概念是"时间就是生命",MIRSE 将微创手术时间和脑再灌注时间均降至最低。

毫无疑问,微创手术具有视角狭窄,术中光线减弱,显微器械可操作性减弱和单向应用及同轴控制等方面的局限性。但是,这些局限性可以通过专业的手术技术及医生的手术经验来克服。MIRSE 技术包括眼上开孔入路,动脉切开取栓,以及在微创局限性开颅术时为获得快速再灌注的动脉修复技术。

开孔方法有以下几个优点:可以快速通过手术切口进入损伤区,减少伤口相关疼痛;无术中输血,较少发生术后硬膜外血肿;患者可以早期恢复工作及正常生活,也可以减少患者不愿手术的想法。

13.4.5 眉上锁孔入路方法

MIRSE 法从眉上锁孔入路开始,包含 4cm 长从瞳孔中线开始的眉上切口和眶上迷你开颅切口(图 13.3)[23,24]。这种眉上

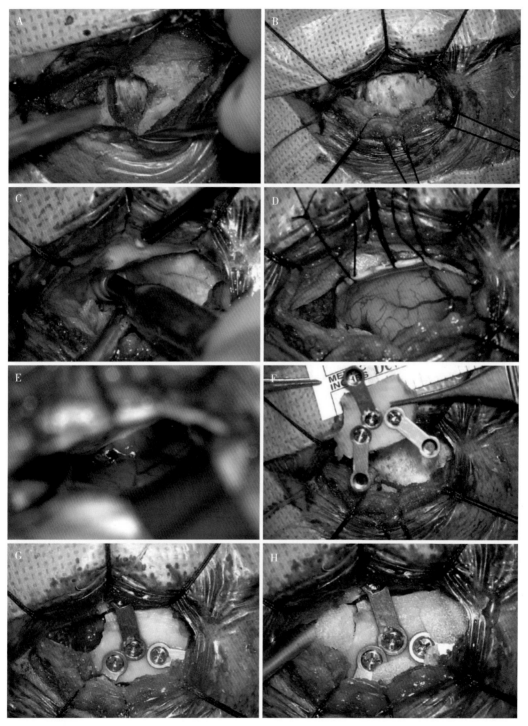

图 13.3　眉部锁孔方法手术照片。A. 钻关键定位孔。B. 做好骨瓣后，用 6 根牵引线固定。C. 通过蝶骨脊进行横向延伸钻孔。D. C 形切开硬脑膜。E. 通过小的颅骨开孔打开视神经脑池。F. 覆盖小的骨瓣。G. 将骨瓣放置到位。H. 用高密度聚乙烯植入物覆盖定位孔和骨间隙。I. 缝合颅骨骨膜。J. 缝合肌肉

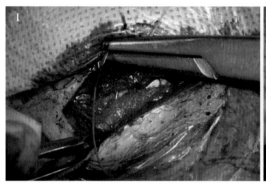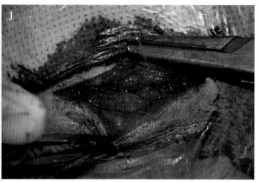

(续)图 13.3

锁孔入路方法已被用于颅前窝和鞍区的肿瘤和血管病变[30-37]。虽然手术取栓需要 4~4.5cm 长的眉部切口,但是不破裂的动脉瘤可用 3.5cm 长的眉部切口来夹闭。

眉部的皮肤切口较小,需要通过切开和分离底部肌肉来进行相对较大的开颅术。用脚踏高速钻孔机在额叶基底外侧钻孔,然后制作一个直径 > 2cm 的眶骨皮瓣。钻孔前,助手使用单向牵引器牵开皮肤,可以避免皮肤损伤并为开颅术提供充足的手术空间。在皮肤切口边缘定位 6 个牵引缝合线。在眶缘上方的开颅内侧边缘倾斜钻孔,而额部凸起则需要磨平。另外,为了暴露出大脑侧裂区域,需要在蝶骨脊与额底侧面连接处轻微钻孔。

13.4.6　硬膜内手术

切开硬脑膜后,使用手术显微镜用窄的脑膜刀进入额叶底部,朝向颈动脉和视神经,然后从此处引流脑脊液,使大脑减压,并且获得颅内操作空间。暴露出 ICA 床突上段,解剖大脑外侧裂隙近段,提供更大的额叶分离空间和颈动脉分叉的可视空间。对大脑侧裂进一步解剖,暴露出 M1 段、MCA 膝部的 MCA 分叉和近端 M2 段。由于大脑侧裂解剖是沿着裂隙静脉

额侧进行,因此不可避免地需要去除一些细小的额叶静脉。

识别阻塞的血管段,行动脉切开术,去除血管内血凝块,确认血液的顺流和逆流,以上均可通过动脉切开术打开临时的夹子近端和远端来确认。所有这些都可通过锁孔方法有效实施。

大脑再灌注的最后一步是修复动脉切开术。上述 3 种修复技术中,通过锁孔法的微缝合最具有挑战性。将一根针穿过血管壁并进行连续缝合,右手持持针器、打结,需要 4 个单独的动作(左手持镊子捏起线头,环绕右手持针器,用右手持针器夹起线头的短头,然后用持针器拉紧缝线),通过一个小的颅骨开口,因此,使用显微器械同时进行比较困难。

因此,一个新的夹子打结技术被用于锁孔方法中微缝合后的打结(图 13.4)[38]。右手持持针器,在动脉切开处用针和短线(5mm)采用连续缝合方法穿过血管壁几次。将缝合线收紧到切口边缘,用左手持镊子夹住线的两头。为了将两边线头固定,可使用动脉瘤夹夹住,再减去剩余缝线。如果动脉切口 < 3mm,最简单的方法是使用动脉瘤夹顺着切口长轴方向夹闭切口[23,24]。

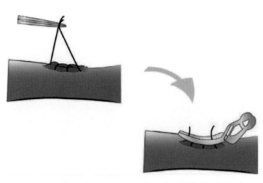

图 13.4 锁孔方法下使用夹子打结的技术修复动脉。在拉紧动脉切开术边缘的线后，两端线头都用动脉夹夹住

13.5 术后护理

13.5.1 手术效果

我们进行的临床试验显示，MIRSE 方法对于 ICA 和 MCA 栓塞的急性脑卒中患者的血管再通是有效的。再通率高和手术时间缩短对于血管再通的最终治疗效果起着重要作用。

表 13.1 显示了急性血管阻塞患者的 MCA 和 ICA（$n = 2$），MCA（$n = 4$）和 ICA（$n = 4$）经过 MIRSE 治疗后的特征。症状出现后 3.5 ~ 8h 使用 MIRSE 完成再灌注，10 例患者均完成了完全再通。

在 3 个月时间内，9 例再通患者的 mRS 等级显示：0（$n = 1$），1（$n = 5$），2（$n = 1$）和 3（$n = 2$）。一例患者（3 号患者）在再灌注几小时后基底核发生了致命的出血。

13.5.2 硬膜下积液

在动脉瘤和手术取栓过程中，对基底池和大脑侧裂的解剖，有时术后患者会出现硬脑膜下水肿，以及由此产生的慢性硬脑膜下血肿（chronic subdural hematoma，CSDH）。

硬脑膜下水肿的发生顺序可能如下：在对蛛网膜下腔进行解剖后，由于蛛网膜在愈合过程中形成蛛网膜下附着导致的单向阀门，通过单向阀门在硬膜腔内聚集脑脊液[39,40]。与此同时，过深的静脉桥被撕裂和 CSDH 引起的假膜出血都有可能发展和扩大 CSDH。

虽然在取栓术后硬膜下水肿和 CSDH 的确切发病率和危险因素都不清楚，但是可以通过以前未破裂的颅内动脉瘤相关研究进行预估。未破裂动脉瘤术后，高龄和男性被确定为 CSDH 的高危因素[41-45]。

13.5.3 颅内出血

在 MERCI 和多 MERCI 试验中，7.8% 和 9.8% 的患者在接受机械性血管再通治疗后发生了颅内出血、蛛网膜下腔出血和脑实质出血[21,22]。

颅内出血也可发生在手术取栓及再通后。10 例 MIRSE 患者中有 1 例（病例 3）在成功再通后出现了基底神经节的致命性脑出血[23]。

13.5.4 额肌麻痹

眉上锁孔入路可能损伤面神经额支，有额肌麻痹的风险。但是，所有的 MIRSE 患者无 1 例出现额肌永久性麻痹。另外，我们之前的一系列未破裂动脉瘤中，尽管约有 20% 的患者发生过短暂性重度瘫痪，但额肌永久性麻痹的发生率几乎可以忽略不计（< 1%）。

13.6 案例说明

13.6.1 案例 6

患者女性，50 岁，左侧半身瘫痪 1h。

表 13.1　急性脑卒中患者血管再通失败后经 MIRSE 治疗的结果

项目/病例号	1	2	3	4	5	6	7	8	9	10
年龄/性别	50 岁/男	42 岁/女	68 岁/男	28 岁/男	56 岁/男	50 岁/女	69 岁/女	78 岁/女	39 岁/女	71 岁/女
阻塞血管	Rt MCA	Lt MCA	Lt ICA/MCA	Rt ICA/MCA	Lt ICA	Rt MCA	Rt ICA	Rt ICA	Rt ICA	Lt MCA
卒中原因	心源性	心源性	心源性	颈动脉夹层	动脉瘤破裂	ICA	心源性	心源性	心源性	心源性
卒中后评分（分）	11	15	16	12	15	13	19	18	11	15
时间间隔										
介入失败	4.5	6.0	6.0	5.5	1.2	3.5	3.2	6.0	3.0	4.0
皮肤切口再灌注	1.0	1.5	1.5	1.0	0.9	0.7	0.7	0.8	0.8	0.8
再灌注症状出现	7.0	8.5	8.5	7.5	3.0	5.2	4.7	7.6	0.5	6.0
动脉切开修复	动脉瘤夹	9 - 0 缝线、夹子	9 - 0 缝线、夹子	动脉瘤夹	8 - 0 缝线	动脉瘤夹	动脉瘤夹	8 - 0 缝线	8 - 0 缝线	9 - 0 缝线
术后 TICI	3	3	3	2	3	3	3	3	3	3
7d NIHSS	3	6	死亡	8	6	6	8	12	8	4
3 个月 mRS	0	1	死亡	3	1	1	2	3	1	1

ICA：颈内动脉；MCA：大脑中动脉；mRS：改良 Rankin 量表；NIHSS：国家脑卒中健康量表；TICI：脑梗死溶栓

CT 扫描未发现颅内出血,立即静脉注射rt-PA。核磁弥散加权成像显示右侧额叶和室旁区有微弱的高强度影,而高峰时刻(TTP)灌注缺陷则涉及整个右侧 MCA 区域。颈动脉血管造影显示 MCA 的右侧 M1 部分(图 13.5A)远端闭塞,以及相对应的有颈动脉滤网的右侧颈动脉起点线性充盈缺损(图 13.5B)。虽然血管再通的治疗在右侧 MCA 下段很成功,但是半暗带再灌注导管和血管支架对 MCA 上段区域再通均未获得成功(图 13.5C)。

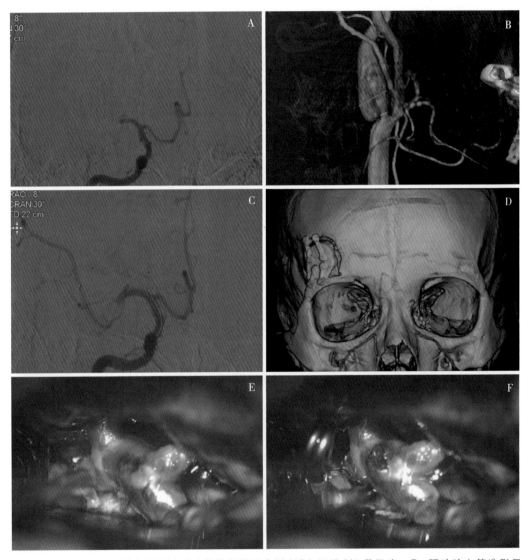

图 13.5　案例 6。A. 最初的颈动脉血管造影显示右侧 MCA 远端 M1 段阻塞。B. 颈动脉血管造影显示颈动脉滤网在右侧颈内动脉起点处。C. 颈动脉血管造影在血管再通过程中 MCA 上段的阻塞。D. 术后 CT 显示迷你开颅术。E. 术中显示 MCA 上段的栓塞,蓝色扩张部分。F. 术中图片显示切开阻塞血管。G. 术中显示 MCA 再通后用动脉瘤夹修复切开的动脉。H. 术后颈动脉血管造影显示阻塞的 MCA 完全再通。I~L. 术中图片显示取出颈动脉滤网

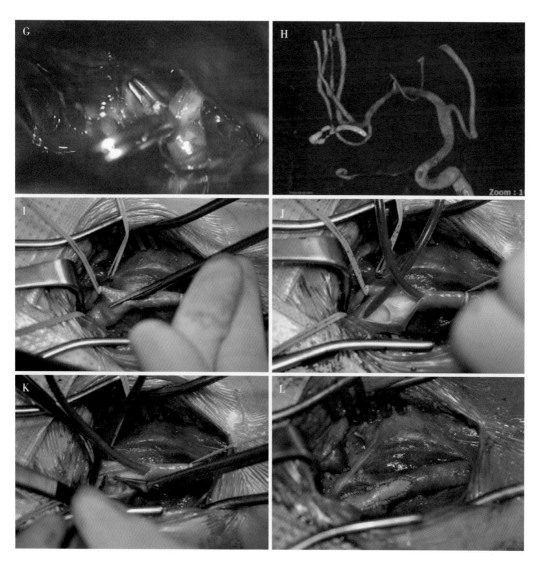

(续) 图 13.5

血管内再通失败后, MIRSE 手术步骤共耗时 1h, 包括反复的 DWI, 家属知情同意, 将患者转运入手术室并进行全身诱导麻醉。眶上小骨瓣切开发现 MCA 上段有栓塞, 表现为浅蓝色扩张节段 (图 13.5D ~ E)。在堵塞处, 做一个 3mm 的动脉切口取出栓子, 然后用带有弧度的迷你动脉瘤夹修复切开的动脉 (图 13.5F ~ G), 从症状出现 5.2h 及手术开始 40min 后恢复了再灌注。

术后 1d 患者的半身瘫痪症状 (3.5级) 有所改善, 血管造影证实阻塞的 MCA 完全恢复血流 (图 13.5H)。术后 3 个月, 患者仅有的唯一症状是左手轻微乏力, 而手术伤口恢复良好。术后 1 年内, 患者接受了颈动脉滤网取出手术 (图 13.5I ~ L), 将给予的抗凝血药转变为抗血小板药。

13.6.2　案例 8

患者女性, 78 岁, 因左侧半身瘫痪 4h 急诊入院, NIHSS 评分 18 分。核磁弥散加权像显示右室区弥散高密度影 (图

237

13.6A)，整个右侧 MCA 区域在高峰时刻充盈缺损。颈动脉血管造影显示右侧 ICA 栓塞(图 13.6B)。医生试图对患者用支架进行血管内再通，但是在恢复过程中，带有栓子的支架意外分离，到达 ICA 床突上段和颈动脉虹吸段。

在进行了 1h 的血管造影和血管再通后，复查 DWI 发现病变大小显著增大，然后患者被紧急送往手术室，从血管再通失败到在手术室诱导全身麻醉仅耗时 50min。

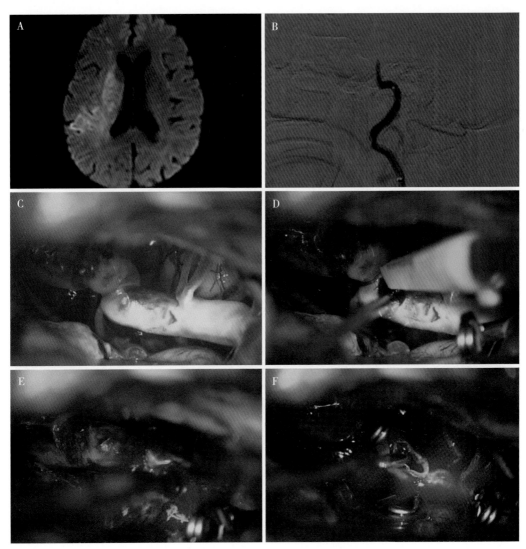

图 13.6　案例 8。A. 最初 DWI 显示右室区域高密度影。B. 最初颈动脉血管造影显示右侧 ICA 阻塞。C. 术中显示床突上段 ICA 严重的动脉粥样硬化。D~F. 术中显示通过动脉切开术取出 ICA 内的 Solitaire 分离支架。G. 术中显示，在使用分隔夹后用微缝合方法修复切开的动脉。H. 缝合动脉并强化永久动脉夹。I. 术后颈动脉造影显示血流完全恢复

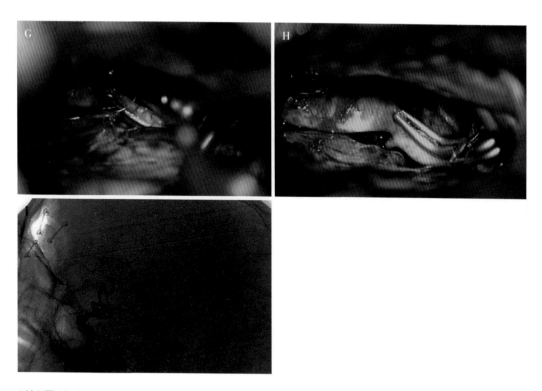

(续)图 13.6

眶上锁孔手术方法包括一个 4cm 的眉上切口和眶上小切口。再打开颈内动脉槽和大脑侧裂后,发现颅内 ICA 有严重的动脉粥样硬化和支架内的栓子栓塞(图 13.6C)。在 ICA 血管壁上做一个 5mm 的切口,内含支架末端,然后使用精细钳取出支架和血栓(图 13.6D ~ F)。接下来,使用一个 C 形片临时夹闭分隔 ICA 上下,然后使用 8 - 0 单丝聚丙烯缝线通过小的颅缝进行修复缝合(图 13.6G ~ H)。因此,在动脉切开的最后修复过程中,分隔片段可以使血液立即流动。从皮肤切开到通过夹子下方的血管至大脑再灌注仅用了 35min,迎合了"时间就是大脑"的概念。

通过术后血管造影(图 13.6I)显示了 ICA 完全再通,并使高峰时刻充盈缺损正常化。术后 3 个月,患者的神经运动障碍得到改善,NIHSS 评分为 8 分。

13.6.3　案例 10

患者女性,71 岁,急性发作右侧偏瘫和失语症。DWI 显示左侧壳核和室旁核高密度影(图 13.7A),而 TTP 显示充盈缺损涉及整个左侧 MCA 区域(图 13.7B)。颈动脉血管造影显示 MCA 左侧 M1 段阻塞(图 13.7C)。使用半暗带导管和支架进行血管再通治疗均未能成功。

对患者紧急使用 MIRSE,用眉上锁孔方法显露出左侧 M1 段。虽然血管内血凝块未出现蓝色及扩张部分,但是发现了一处白色未扩张部分(图 13.7D)。随后,切开白色部分发现了白色的硬质栓子(图 13.7E)。切除栓子后,使用夹套技术修复切开的动脉。再灌注发生在皮肤切开 50min 及发病后 6h。

术后 1 天患者的病情好转,偏瘫指数 3.5 级,血管造影证实 MCA 阻塞段完全恢

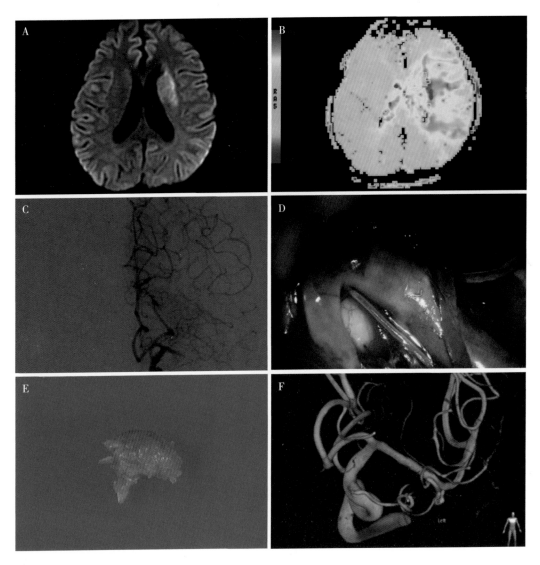

图 13.7　案例 10。A. 最初的 DWI 显示右侧壳核和室旁核有高密度影。B. TTP 图像显示整个 MCA 区域充盈缺损。C. 颈动脉血管造影显示左侧 MCA 的 M1 段完全阻塞。D. 术中显示出 M1 段的一小段白色部分。E. 从 MCA 白色部分中取出的白色、质硬的小栓子。F. 术后颈动脉血管造影显示血流完全恢复

复血流（图 13.7F）。术后 3 个月内患者仅有的唯一后遗症是右手轻微活动不灵活。

参考文献

［1］Garrido E，Stein BM．Middle cerebral artery embolectomy．Case report．J Neurosurg．1976，44：517－521．

［2］Horiuchi T，Nitta J，Sakai K，et al．Emergency

embolectomy for treatment of acute middle cerebral artery occlusion. J Neurosurg, 2007, 106: 257 - 262.

[3] Linskey ME, Sekhar LN, Hecht ST. Emergency embolectomy for embolic occlusion of the middle cerebral artery after internal carotid artery balloon test occlusion. J Neurosurg, 1992, 77: 134 - 138.

[4] Meyer FB, Piepgras DG, Sundt Jr TM, et al. Emergency embolectomy for acute occlusion of the middle cerebral artery. J Neurosurg, 1985, 62: 639 - 647.

[5] Welch K. Excision of occlusive lesions of the middle cerebral artery. J Neurosurg, 1956, 13: 73 - 80.

[6] Brekenfeld C, Schroth G, Mordasini P, et al. Impact of retrievable stents on acute ischemic stroke treatment. AJNR Am J Neuroradiol, 2011, 32: 1269 - 1273.

[7] Castao C, Dorado L, Guerrero C, et al. Mechanical thrombectomy with the Solitaire AB device in large artery occlusions of the anterior circulation: a pilot study. Stroke, 2010, 41: 1836 - 1840.

[8] Costalat V, Machi P, Lobotesis K, et al. Rescue, combined, and stand-alone thrombectomy in the management of large vessel occlusion stroke using the solitaire device: a prospective 50-patient single-center study: timing, safety, and eficacy. Stroke, 2011, 42: 1929 - 1935.

[9] Gralla J, Brekenfeld C, Mordasini P, et al. Mechanical thrombolysis and stenting in acute ischemic stroke. Stroke, 2012, 43: 280 - 285.

[10] Hacke W, Kaste M, Bluhmki E, et al. Thrombolysis with alteplase 3 to 4.5 hours after acute ischemic stroke. N Engl J Med, 2008, 359: 1317 - 1329.

[11] Jankowitz B, Aghaebrahim A, Zirra A, et al. Manual aspiration thrombectomy: adjunctive endovascular recanalization technique in acute stroke interventions. Stroke, 2012, 43: 1408 - 1411.

[12] Kang DH, Hwang YH, Kim YS, et al. Direct thrombus retrieval using the reperfusion catheter of the penumbra system: forced-suction thrombectomy in acute ischemic stroke. AJNR Am J Neuroradiol, 2011, 32: 283 - 287.

[13] Kang DH, Kim YW, Hwang YH, et al.

"Switching strategy" for mechanical thrombectomy of acute large vessel occlusion in the anterior circulation. Stroke, 2013, 44: 3577 - 3579.

[14] Kwiatkowski TG, Libman RB, Frankel M, et al. Effects of tissue plasminogen activator for acute ischemic stroke at one year. National Institute of Neurological Disorders and Stroke Recombinant Tissue Plasminogen Activator Stroke Study Group. N Engl J Med, 1999, 340: 1781 - 1787.

[15] Mehta B, Leslie-Mazwi TM, Chandra RV, et al. Assessing variability in neurointerventional practice patterns for acute ischemic stroke. J Neurointerv Surg, 2013, 5(Suppl 1): i52 - 57.

[16] Miteff F, Faulder KC, Goh AC, et al. Mechanical thrombectomy with a self-expanding retrievable intracranial stent (Solitaire AB): experience in 26 patients with acute cerebral artery occlusion. AJNR Am J Neuroradiol, 2011, 32: 1078 - 1081.

[17] National Institute of Neurological Disorders and Stroke rt-PA Stroke Study Group. Tissue plasminogen activator for acute ischemic stroke. N Engl J Med, 1995, 333: 1581 - 1587.

[18] Nogueira RG, Lutsep HL, Gupta R, et al., TREVO 2 Trialists Trevo versus Merci retrievers for thrombectomy revascularisation of large vessel occlusions in acute ischaemic stroke (TREVO 2): a randomized trial. Lancet, 2012, 380: 1231 - 1240

[19] Penumbra Pivotal Stroke Trial Investigators. The penumbra pivotal stroke trial: safety and effectiveness of a new generation of mechanical devices for clot removal in intracranial large vessel occlusive disease. Stroke, 2009, 40: 2761 - 2768.

[20] Saver JL, Jahan R, Levy EI, et al. Solitaire low restoration device versus the Merci Retriever in patients with acute ischaemic stroke (SWIFT): a randomised, parallel-group, non-inferiority trial. Lancet, 2012, 380: 1241 - 1249.

[21] Smith WS, Sung G, Saver J, Frei D, et al. Mechanical thrombectomy for acute ischemic stroke: inal results of the Multi MERCI trial. Stroke, 2008, 39: 1205 - 1212.

[22] Smith WS, Sung G, Starkman S, et al. Safety

and eficacy of mechanical embolectomy in acute ischemic stroke: results of the MERCI trial. Stroke, 2005,36:1432 – 1438.

[23] Park J, Hwang YH, Kim Y. Extended super-ciliary approach for middle cerebral artery embolectomy after unsuccessful endovas-cular recanalization therapy: technical note. Neurosurgery,2009,65:E1191 – 1194.

[24] Park J, Hwang YH, Huh S, et al. Minimally invasive and rapid surgical embolectomy (MIRSE) as rescue treatment following failed endovascular recanalization for acute ischemic stroke. Acta Neurochir, 2014, 156: 2041 – 2049.

[25] Dávalos A, Blanco M, Pedraza S, et al. The clinical-DWI mismatch: a new diagnostic approach to the brain tissue at risk of infarction. Neurology, 2004,62:2187 – 2192.

[26] Kotowski M, Sarrafzadeh A, Schatlo B, et al. Intraoperative angiography reloaded: a new hybrid operating theater for combined endovascular and surgical treatment of cerebral arteriovenous malformations: a pilot study on 25 patients. Acta Neurochir, 2013, 155: 2071 – 2078.

[27] Murayama Y, Irie K, Saguchi T, et al. Robotic digital subtraction angiography systems within the hybrid operating room. Neurosurgery, 2011,68:1427 – 1432.

[28] Yamakawa K, Kiyama S, Murayama Y, et al. Incidence and neurological outcomes of aneurysm rupture during interventional neuroradiology procedures in a hybrid operating suite. J Anesth, 2012,26:592 – 594.

[29] Park J. Maintenance of cerebral blood low during microsuture repair of the superior wall of the intra-cranial internal carotid artery: technical note. World Neurosurg, 2013, 80: 436. e1 – 5.

[30] Lan Q, Gong Z, Kang D, et al. Microsurgical experience with keyhole operations on intracranial aneurysms. Surg Neurol, 2006,66(1 Suppl):S2 – 9.

[31] Paladino J, Mrak G, Miklic P, et al. The keyhole concept in aneurysm surgery-a comparative study: keyhole versus standard craniotomy. Minim Invasive Neurosurg, 2005,48:251 – 258.

[32] Paladino J, Pirker N, Stimac D, et al. Eyebrow key-hole approach in vascular neurosurgery. Minim Invasive Neurosurg, 1998, 41: 200 – 203.

[33] Park J, Kang DH, Chun BY. Superciliary keyhole surgery for unruptured posterior communicating artery aneurysms with oculomotor nerve palsy: maximizing symptomatic resolution and minimizing surgical invasiveness. J Neurosurg, 2011,115:700 – 706.

[34] Park J, Woo H, Kang DH, et al. Superciliary keyhole approach for small unruptured aneurysms in anterior cerebral circulation. Neurosurgery, 2011,68(2 Suppl):300 – 309.

[35] Ramos-Zuniga R, Velazquez H, Barajas MA, et al. Trans-supraorbital approach to supratentorial aneurysms. Neurosurgery, 2002, 51: 125 – 131.

[36] Reisch R, Perneczky A. Ten-year experience with the supraorbital subfrontal approach through an eyebrow skin incision. Neurosurgery, 2005,57(3 Suppl):242 – 255.

[37] Van Lindert E, Perneczky A, Fries G, et al. The supraorbital keyhole approach to supratentorial aneurysms: concept and technique. Surg Neurol, 1998,49:481 – 490.

[38] Park J. Clip-knotting technique for intracranial arterial suturing through deep and narrow surgical corridors-how I do it. Acta Neurochir, 2015,157:769 – 771.

[39] Lee KS. The pathogenesis and clinical signiicance of traumatic subdural hygroma. Brain Inj,1998,12:595 – 603.

[40] Yoshimoto Y, Wakai S, Hamano M. External hydrocephalus after aneurysm surgery: paradoxical response to ventricular shunting. J Neurosurg, 1998,88:485 – 489.

[41] Inamasu J, Watabe T, Ganaha T, et al. Clinical characteristics and risk factors of chronic subdural haematoma associated with clipping of unruptured cerebral aneurysms. J Clin Neurosci, 2013,20:1095 – 1098.

[42] Mori K, Maeda M. Risk factors for the occurrence of chronic subdural haematomas after neurosurgical procedures. Acta Neurochir (Wien), 2003,145:533 – 539.

[43] Ohno T, Iihara K, Takahashi JC, et al. Incidence and risk factors of chronic subdural he-

matoma after aneurysmal clipping. World Neu-rosurg. 2013,80:534 – 537.

[44] Park J, Cho JH, Goh DH, et al. Postoperative subdural hygroma and chronic subdural hema-toma after unruptured aneurysm surgery: age, sex, and aneurysm location as independent risk factors. J Neurosurg. 2016,124:310 – 317.

[45] Tanaka Y, Mizuno M, Kobayashi S, et al.

Subdural luid collection following craniotomy. Surg Neurol. 1987,27:353 – 356.

[46] Park J, Jung TD, Kang DH, et al. Preopera-tive percutaneous mapping of the frontal branch of the facial nerve to assess the risk of frontalis muscle palsy after a supraorbital keyhole ap-proach. J Neurosurg. 2013,118:1114 – 1119.

第 *14* 章 旁路手术

Jeong Eun Kim, *Jin Pyeong Jeon*, *Won-Sang Cho*

颅外 – 颅内动脉旁路手术（EC-IC 旁路）对预防复发性颈动脉阻塞或颈内动脉或大脑中动脉高度狭窄是相对失败的手术，很多研究都在试图寻找合适的 EC-IC 旁路手术备选方法，但手术对卒中的效果仍未得到很好的证明，目前人们对血流动力学虽然已经进行了深入的研究，但患者仍存在很高的卒中风险。相反，EC-IC 旁路手术显示出了对烟雾病（MMD）患者未来脑卒中风险的保护作用，特别是具有脑缺血症状的 MMD 成年患者。对于有出血症状的 MMD 患者，旁路手术的治疗效果仍然存在争议。在这一章，我们回顾了动脉粥样硬化性颈动脉狭窄或 MMD 患者的 EC-IC 旁路手术的作用。另外，我们提供了关于 EC-IC 手术技术的详细信息。

14.1 历史背景

在 Yasargil[1]第一次介绍为颈动脉闭塞患者进行颞浅动脉 – 大脑中动脉（STA-MCA）吻合术后，一些研究表明，外科手术可以有效降低复发性脑卒中的发病率和死亡率[2,3]。但是，EC-IC 手术的效果在随机对照研究中未被记录，尽管患者有很高的脑卒中风险[4-6]。相反，对于 MMD 患者，EC-IC 旁路手术对预防复发性脑卒中有良好的效果[7]。Lee 等[8]报道，在有缺血性表现的成年患者中，相较于保守治疗组（$n = 6$；66.7%），手术组（$n = 17$；16.5%）发生复发性脑卒中的事件显著减少。尽管如此，EC-IC 手术对于 MMD 患者的效果仍然存在争议。此外，所登记患者（小儿和成人）的异质性，血流动力学的融合（稳定或不稳定）和手术技术都有可能导致不一致的结果。本章节我们将分别回顾 EC-IC 旁路手术对动脉粥样硬化性颈动脉狭窄和 MMD 患者的作用；此外，我们还提供了关于 EC-IC 旁路手术技术的详细信息和一个案例。

J. E. Kim, MD, PhD (✉)
Department of Neurosurgery, Seoul National University College of Medicine, Seoul National University Hospital, 101 Daehak-ro, Jongno-gu, Seoul 110 – 744, South Korea
e-mail: eunkim@snu.ac.kr

J. P. Jeon, MD
Hallym University College of Medicine, Chuncheon, South Korea

W. -S. Cho, MD
Department of Neurosurgery, Seoul National University College of Medicine, Seoul, South Korea

© Springer Science + Business Media Singapore 2017
J. Park (ed.), *Acute Ischemic Stroke*, DOI 10.1007/978 – 981 – 10 – 0965 – 5_14

14.2　颈动脉闭塞性疾病

北美颅外 - 颅内动脉旁路（EC-IC 旁路）的研究[4]评估了手术治疗相较于内科治疗在有症状的颈动脉阻塞或高度狭窄的颈内动脉（ICA）或大脑中动脉（MCA）中预防脑卒中的效果。适应证如下：①短暂性脑缺血发作（TIA）或者 3 个月前出现短暂性单眼（TMB）失明；②急性脑缺血发作至少 8 周；③无症状的 ICA 或 MCA 阻塞；④难以发现的 ICA 动脉粥样硬化狭窄性阻塞；⑤动脉粥样硬化狭窄阻塞大脑中动脉主干。死亡率和卒中发病率分别为 0.6% 和 2.5%，旁路通畅率为 96%。接受心脏搭桥手术的患者比接受最好的内科治疗的患者经历更多的卒中事件。尽管这项研究没有证明预防复发性脑卒中的手术效果，但是存在以下的评论：第一，大量手术患者在手术试验之外[9]；第二，未评估血流动力学，有血流动力学减弱患者的手术效果相较于无血流动力学减弱的患者更可能出现损伤症状[10]；第三，手术时机的选择，在缺血性脑卒中至少发生 8 周后进行手术，可能是个错误的时机选择。原因是大多数严重的脑卒中都是发生在缺血性损伤 1 周内，而在 6 周后，其发生率就会下降；第四，在 MCA 狭窄处可能发生栓塞性脑卒中；第五，仅有一半的患者在参与研究时接受了抗血小板治疗[11]。

尽管 EC-IC 旁路手术在预防卒中复发方面令人失望，但是对一些有症状的颈动脉阻塞（carotid artery occlusive，CAO）病例，该手术表现出了良好的术后临床效果。这种差异表示血流动力学的减弱在未来卒中的研究发展中可能成为一个重要的决定因素。Grubb 等[12]的研究通过

PET（positron emission tomography）减少灌注、增加氧提取（oxygen extraction fraction，OEF）对有症状的颈动脉闭塞患者的作用，以及药物治疗对复发性缺血卒中患者的进展。通过平均 31.5 个月的随访，减少灌注的患者（39 例中 11 例，28.2%）比未减少灌注者（42 例中的 2 例，4.7%）的同侧卒中增加。减少与不减少灌注患者的同侧卒中风险比较如下：1 年内 10.6% *vs.* 2.4%，2 年内为 2.4% *vs.* 5.3%。因此，尽管已经使用了药物方法治疗，但是对有症状的颈动脉阻塞患者减少灌注仍是复发性卒中的高风险因素[12]。EC-IC 旁路可以逆转减少灌注和改善脑血流（CBF）[10]，还需要对有症状的 CAO 患者预防复发性脑卒中的手术效果进行进一步的研究。两项前瞻性随机对照研究[5,6]的目的是从特定的群体中找到旁路手术有效的群组。颈动脉阻塞手术研究（the carotid occlusion surgery study，COSS）[5]评估了 EC-IC 旁路手术联合最好的药物治疗和仅使用药物治疗对近期颈内动脉粥样硬化性阻塞（AICAO）患者的同侧缺血性卒中复发的预防效果。该研究入选标准如下：①血管造影证实 AICAO；②缺血性卒中症状发生在 120d 内；③PET 测量同侧到对侧平均颈动脉 OEF 范围比值 >1.130。结果显示，2 年内同侧卒中率，单纯药物组为 23%，联合手术组为 21%（*P* = 0.73）。30d 内同侧卒中率，手术组和药物组分别为 14.4% 和 2.0%。该试验最终因无效而提前终止。尽管改善了脑部的血流动力学，手术组的 OEF 值从 1.258 降至 1.109，但是整体来说，在预防 2 年内复发卒中方面，手术组的效果并不明显。

日本开展的 EC-IC 旁路试验（the Japanese EC-IC bypass trial，JET）通过定量测

量脑血流（CBF）[6]，确定了旁路手术的效果，以及在预防脑动脉闭塞性疾病和血流动力学方面的不足。该试验的手术指征如下：①TIA 或 3 个月内有轻微脑卒中者；② 通过[123] I – IMP（N-isopropyl-p-iodoamphetamine）SPECT 观察脑缺血的血流动力学情况，对照组的脑血管储备能力（cerebrovascular reserve capacity，CVRC） < 10%，则 CBF < 80%。相较于药物组，旁路手术组的同侧复发性脑卒中显著减少（P = 0.042）。然而，是否存在手术并发症仍然存在争论。日本 EC-IC 旁路试验研究[13]评估了保守方法治疗轻度血流动力学减弱患者的复发性缺血性卒中的 CBF 和 CVRC。包括在 JET 研究中，相较于药物组，JET – 2 研究中的所有不良事件[JET – 2（n = 9）的 7.0% vs. JET（n = 17）的 16.6%；P = 0.02]和同侧卒中复发[JET – 2（n = 5）的 3.9% vs. JET（n = 11）的 10.3%；P = 0.04]都显著减少。因此，对于有轻微血流动力学减弱症状的 CAO（CBF > 80% 或 CVRC > 10%），EC-IC 旁路手术在预防同侧卒中复发方面并未显示出更好的效果[13]。在我们机构，EC-IC 旁路手术是根据以下表现执行的：①有阻塞症状或者 ICA 或 MCA 严重狭窄；②无栓塞表现；③最佳药物治疗失败；④在 SPECT 或 PET 上观察到中度至重度血流动力学减弱。尽管如此，对于有症状的 CAO 患者应依据临床环境确定手术方法，直到有数据支撑手术效果。

总之，如果不接受手术或药物治疗，有症状的 CAO 患者伴随血流动力学减弱将是卒中复发的高危因素[14]。EC-IC 旁路手术的效果还未被证实，还需要开展进一步的研究以提供数据或达成共识。

14.3 烟雾病

烟雾病（MMD）在 ICA 或 MCA 近段和大脑前动脉（ACA）被称为慢性进行性狭窄性阻塞并伴有异常的侧支血管[15]。旁路手术可以减少卒中复发和增加脑血流[16]。参与研究的 MMD 患者中［成人（n = 233）；小儿（n = 96）], 5 年术后死亡或卒中风险为 5.5%[17]。随访期间观察了 8 例缺血性卒中和 7 例与神经缺损有关的出血性卒中病例。最近的一项 meta 分析显示，旁路手术比保守治疗显著减少了卒中复发［OR = 0.17；95% CI（0.12, 0.26）；P < 0.01][18]。但是在对 MMD 患者进行旁路手术的效果评估中受到 3 个变量的影响，分别是：年龄（成人 vs. 小儿）、临床表现（出血性 vs. 缺血性）和手术技术（直接 vs. 间接）。

MMD 具有双峰年龄模式，第一个高峰为 10 ~ 19 岁，第二个高峰为 50 ~ 59 岁[19]。小儿 MMD 主要表现为脑缺血，成人 MMD 更常见的是脑出血[19,20]。关于缺血性 MMD，旁路手术比保守治疗更能降低复发性卒中的发生率[8,21]。但是，旁路手术对预防出血性 MMD 患者复发性出血方面的作用仍在讨论中。Kawaguchi 等报道，直接旁路方法（0/6）与保守治疗（6/11）或者间接旁路方法（3/5）相比，明显可减少复发性卒中的发生。与之相比，Fujii 等[23]的研究结果并未显示出直接旁路手术（n = 29, 19.1%）相较于保守治疗（n = 39, 28.3%）可有效降低复发性出血。日本成人烟雾病（the Japan Adult Moyamoya, JAM）试验[7]评估了旁路手术在预防复发性出血方面的疗效。未进行旁路手术的 MMD 患者（n = 12, 31.6%）与进行旁路手术的 MMD 患者($n=5,11.9\%$)相比,出血事件发生率更高。Kaplan-Meier 的生存分析显示出了临界效应($P=0.042$)在旁路手术中的重要性,以及对成人 MMD 患者复发性出血的预防效果。

对于小儿 MMD 患者,行直接还是间接旁路手术的疗效差异不显著[24]。但是对于成人 MMD 患者来说,不同手术技术的效果仍存在争议[25]。EDAS(encephalo duro arterio synangiosis)的间接旁路手术通过多重孔钻,揭示出了缺血性和出血性患者的长期解决方案[26]。相比之下,成人 MMD 患者采用联合旁路手术,或直接和间接旁路联合,相比于单纯间接旁路手术,可以提供更好的血管造影结果[27]。在联合旁路手术患者中($n=12;48\%$),极佳的血管再生化区域(MCA 的分布 $>2/3$)比间接旁路手术患者更常见($n=9;27.3\%$)。成人 MMD 患者在联合旁路手术 6 个月后出现临床症状的改善和病情的稳定[28]。在短期内,MCA 区域的 CBF 也增加,并且变得平稳。每年有症状患者的出血率为 0.4%,梗死率为 0.2%。一项 meta 分析显示[18],复发性脑卒中在间接旁路手术组相比于直接旁路手术组(OR $=1.79;P=0.01$)更容易观察到。然而,不同的人群(成人和儿童 MMD 患者混杂在一起)[18]和潜在的混合因素(有症状和无症状混合的患者)[29]解释了这一现象。

由于技术方面的困难和手术时间较长,直接旁路手术被认为比间接旁路手术的并发症风险更高;但是,Quian 等[18]的研究分析了 11 项研究中的 1 071 例 MMD 患者,采用手术治疗并未出现明显的手术并发症(OR $=0.8;P=0.18$)。超灌注综合征(hyperperfusion syndrome,HPS)在旁路手术后患者中受到了重视,尤其是 MMD

患者。HPS 的主要临床特征为无原因的神经系统短暂失调[16]。大多数神经功能缺损在术后 15d 内缓解。慢性缺血区域[31]的改变或灌注增加可能与 HFS 有关。尽管目前对 HFS 的治疗还未达成最佳共识,但是建议严格控制血压[32]。

总之,在小儿 MMD 患者中,旁路手术的效果已得到了很好的证明。对于成人 MMD 患者的治疗目前尚未达成明确的共识,不过直接或联合旁路手术都被证明有效。旁路手术在预防缺血性 MMD 的复发性卒中方面有效,但在防止 MMD 患者复发性出血方面的效果仍需要更多的数据支持。

14.4　直接旁路手术的步骤

直接旁路手术被定义为 STA-MCA 吻合术,具体步骤如下(图 14.1A～H)[33]:

(1)将患者的头部朝向相反方向,用多普勒超声标记 STA 及其分支。

(2)STA 周围的帽状腱膜组织可以通过额部或顶部 STA 分支获得(白色箭头表示顶骨的 STA 分支;图 14.1A)。为了避免 STA 受到损伤,小的 STA 分支可以电凝和去掉 5mm。

(3)钻孔后,在额中部 - 颞侧骨处切开 4～5cm,然后打开硬脑膜,并通过 STA 下方(图 14.1B)。在解剖颞肌和开颅术中,可用橡胶将 STA 牵引到一侧以免损伤。稀释的罂粟碱溶液可以防止供体动脉血管痉挛。

(4)受体 MCA 分支成角或颞后分支可通过微血管多普勒超声显示(图 14.1C)。小的受体皮动脉分支可通过双极电凝烧灼。

(5)临时剪断近端 STA 后,将其远端

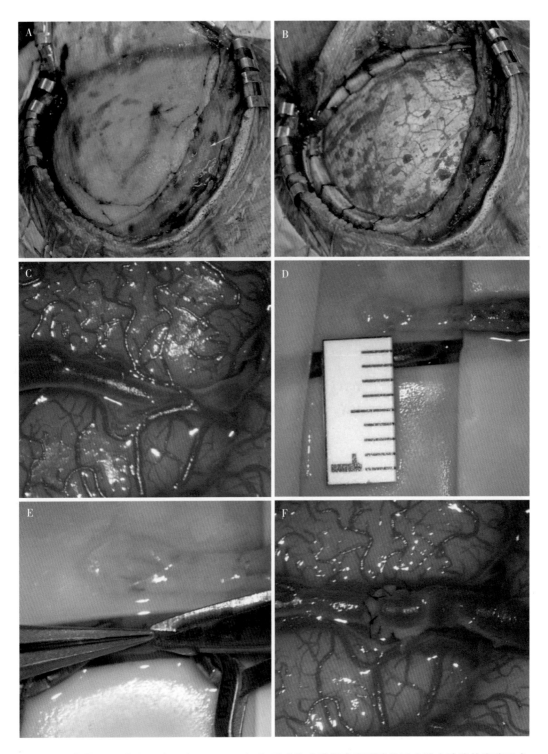

图 14.1 应用 encephalo-galeo-duro-synangiosis 手术技术进行表浅颞动脉至大脑中动脉的旁路手术

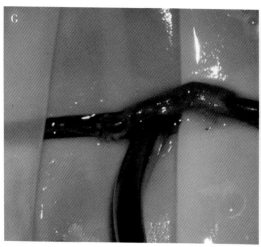
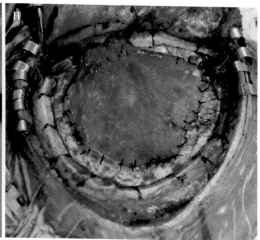

(续)图 14.1

结扎,并在适当的长度和角度处切断。用肝素－盐水冲洗后,进一步修剪动脉远端外膜 10～20mm(图 14.1D)。

(6)为了减少大脑新陈代谢活动,在受体动脉交叉夹闭前可以注射硫喷妥钠注射液。在使用 Aesculap 临时夹闭后,用刀片、小剪刀或小针刀切开受体动脉(图 14.1E)。考虑到供体动脉血管的尺寸,动脉切开尺寸应该是受体动脉直径的 2 倍。

(7)用 10－0 尼龙线从头到脚缝合,缝线之间有固定间距。需要注意的是,应缝合整个动脉层(图 14.1F)。

(8)移除临时夹子后,用微血管多普勒超声检查吻合情况(图 14.1G),然后在 STA 吻合四周无张力的情况下闭合硬脑膜、颞肌(图 14.1H)和骨质。

14.5 案 例

患者女性,23 岁,被诊断为运动性 TIA。血管造影显示右侧 ICA 远端几乎完全阻塞,且合并严重的 MCA 狭窄(图 14.2A)。SPECT 显示在休息状态下右侧基底灌注减少,乙酰唑胺负荷试验中血管储备能力下降(图 14.2B、C)。患者接受右侧使用 EGDS 的 STA-MCA 旁路手术。之后血管造影显示 STA-MCA 血管吻合再通(图 14.2D)。术后 6 个月,SPECT 显示基底灌注及血管储备能力改善(图 14.2E、F)。在接下来 6 个月的随访中,患者未出现其他症状。

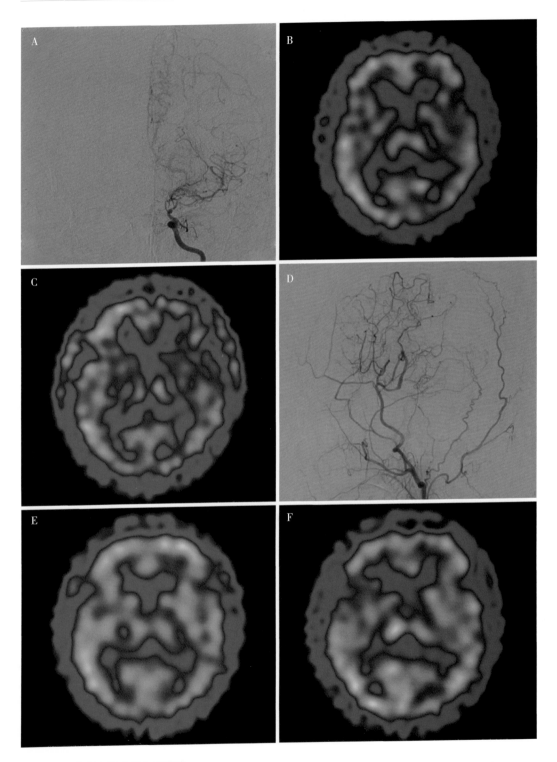

图 14.2 手术治疗成年人烟雾病

参考文献

[1] Yasargil MG, Krayenbuhl HA, Jacobson 2nd JH. Microneurosurgical arterial reconstruction. Surgery, 1970,67:221 – 233.

[2] Samson DS, Hodosh RM, Clark WK. Microsurgical treatment of transient cerebral ischemia. Preliminary results in 50 patients. JAMA, 1979,241:376 – 378.

[3] Whisnant JP, Sundt Jr TM, Fode NC. Long-term mortality and stroke morbidity after supericial temporal artery-middle cerebral artery bypass operation. Mayo Clin Proc, 1985, 60: 241 – 246.

[4] Failure of extracranial-intracranial arterial bypass to reduce the risk of ischemic stroke. Results of an inter-national randomized trial. The EC/IC Bypass Study Group (1985) N Engl J Med,313:1191 – 200

[5] Powers WJ, Clarke WR, Grubb RL, et al. Extracranial-intracranial bypass surgery for stroke prevention in hemodynamic cerebral ischemia: the Carotid Occlusion Surgery Study randomized trial. JAMA, 2011,306:1983 – 1992.

[6] Ogasawara K, Ogawa A. JET study (Japanese EC-IC bypass trial). Nihon Rinsho, 2006,64 (Suppl 7):524 – 527.

[7] Miyamoto S, Yoshimoto T, Hashimoto N, et al. Effects of extracranial-intracranial bypass for patients with hemorrhagic moyamoya disease: results of the Japan Adult Moyamoya Trial. Stroke. 2014,45:1415 – 1421.

[8] Lee SB, Kim DS, Huh PW, et al. Long-term follow-up results in 142 adult patients with moyamoya disease according to management modality. Acta Neurochir,2012,154:1179 – 1187.

[9] Ausman JI, Diaz FG. Critique of the extracranial-intracranial bypass study. Surg Neurol, 1986,26:218 – 221.

[10] Vilela MD, Newell DW. Supericial temporal artery to middle cerebral artery bypass: past, present, and future. Neurosurg Focus, 2008, 24:E2.

[11] Awad IA, Spetzler RF. Extracranial-intracranial bypass surgery: a critical analysis in light of the international cooperative study. Neurosurgery,1986,19:655 – 664.

[12] Grubb Jr RL, Derdeyn CP, Fritsch SM, et al. Importance of hemodynamic factors in the prognosis of symptomatic carotid occlusion. JAMA,1998,280:1055 – 1060.

[13] Kataoka H, Miyamoto S, Ogasawara K, et al. Results of prospective cohort study on symptomatic cerebrovascular occlusive disease showing mild hemodynamic compromise [Japanese extracranial-intracranial bypass trial (JET)-2 study]. Neurol Med Chir (Tokyo), 2015,55:460 – 468.

[14] Rodriguez-Hernandez A, Josephson SA, Langer D, et al. Bypass for the prevention of ischemic stroke. World Neurosurg,2011,76(6 Suppl):S72 – 79.

[15] Suzuki J, Takaku A. Cerebrovascular "moyamoya" disease. Disease showing abnormal net-like vessels in base of brain. Arch Neurol, 1969,20:288 – 299.

[16] Kim JE, Jeon JS. An update on the diagnosis and treatment of adult Moyamoya disease taking into consideration controversial issues. Neurol Res, 2014,36:407 – 416.

[17] Guzman R, Lee M, Achrol A, et al. Clinical out-come after 450 revascularization procedures for moyamoya disease. Clinical article. J Neurosurg, 2009,111:927 – 935.

[18] Qian C, Yu X, Li J, et al. The eficacy of surgical treatment for the secondary prevention of stroke in symptomatic moyamoya disease: a meta-analysis. Medicine, 2015,94:e2218.

[19] Scott RM, Smith ER. Moyamoya disease and moyamoya syndrome. N Engl J Med, 2009, 360:1226 – 1237.

[20] Kleinloog R, Regli L, Rinkel GJ, et al. Regional differences in incidence and patient characteristics of moyamoya disease: a systematic review. J Neurol Neurosurg Psychiatry, 2012,83:531 – 536.

[21] Kim T, Oh CW, Kwon OK, et al. Stroke prevention by direct revascularization for patients with adult-onset moyamoya disease presenting with ischemia. J Neurosurg, 2016, 124: 1788 – 1793.

[22] Kawaguchi S, Okuno S, Sakaki T. Effect of direct arterial bypass on the prevention of fu-

ture stroke in patients with the hemorrhagic variety of moyamoya disease. J Neurosurg, 2000,93:397-401.

[23]Fujii K, Ikezaki K, Irikura K, et al. The eficacy of bypass surgery for the patients with hemorrhagic moyamoya disease. Clin Neurol Neurosurg, 1997,99(Suppl 2):S194-195.

[24]Fung LW, Thompson D, Ganesan V. Revascularisation surgery for paediatric moyamoya: a review of the literature. Childs Nerv Syst, 2005,21:358-364.

[25]Lee SC, Jeon JS, Kim JE, et al. Contralateral progression and its risk factor in surgically treated unilateral adult moyamoya disease with a review of pertinent literature. Acta Neurochir, 2014,156:103-111.

[26]Dusick JR, Gonzalez NR, Martin NA. Clinical and angiographic outcomes from indirect revascularization surgery for Moyamoya disease in adults and children: a review of 63 procedures. Neurosurgery, 2011,68:34-43.

[27]Choi IJ, Cho SJ, Chang JC, et al. Angiographic results of indirect and combined bypass surgery for adult moyamoya disease. J Cerebrovasc Endovasc Neurosurg, 2012,14: 216-222.

[28]Cho WS, Kim JE, Kim CH, et al. Long-term outcomes after combined revascularization surgery in adult moyamoya disease. Stroke, 2014,45:3025-3031.

[29]Sun H, Wilson C, Ozpinar A, et al. Perioperative complications and longterm outcomes after bypasses in adults with moyamoya disease: a systematic review and meta-analysis. World Neurosurg, 2016,92:179.

[30]Heros RC, Scott RM, Kistler JP, et al. Temporary neurological deterioration after extracranial-intracranial bypass. Neurosurgery, 1984, 15:178-185.

[31]Kim JE, Oh CW, Kwon OK, et al. Transient hyper-perfusion after supericial temporal artery/middle cerebral artery bypass surgery as a possible cause of postoperative transient neurological deterioration. Cerebrovasc Dis, 2008, 25:580-586.

[32]Fujimura M, Kaneta T, Mugikura S, et al. Temporary neurologic deterioration due to cerebral hyperperfusion after supericial temporal artery-middle cerebral artery anastomosis in patients with adultonset moy-amoya disease. Surg Neurol,2007,67:273-282.

[33]Kim BT. Essentials of neurosurgical procedures and operations published by Korean Neurosurgical Society. J Korean Neurosurg Soc, 2016,59:121-125.

第 **15** 章 恶性大脑半球梗死的去骨瓣减压术

Jaechan Park

本章回顾了去骨瓣减压术在 ICA 和（或）MCA 急性闭塞后所形成的恶性大脑半球梗死中的应用。最近的前瞻性随机临床试验结果表明，患者的手术预后与年龄有关。此外，本章还讨论了恶性病程中的影像学预测因素、适当的手术时机、以及能最大限度地预防脑疝的手术技巧。这些信息将帮助外科医生做出合适的手术抉择，以及对患者进行最佳的手术治疗。

15.1 背 景

当颈内动脉（ICA）或近端大脑中动脉（MCA）急性闭塞，且治疗时间窗已经错过，危及生命的脑水肿和脑疝会在卒中发生后的 1 周内发生，并伴随意识障碍和瞳孔散大，致死率高达 59% ~ 78%，这与大脑半球梗死面积有关，大多数幸存者都留

J. Park, MD, PhD

Department of Neurosurgery, Research Center
for Neurosurgical Robotic Systems,
Kyungpook National University,
50, Samduk 2-Ga, Jung-Gu, Daegu 700 – 721,
Republic of Korea
e-mail: jparkmd@ hotmail.com;
jparkneurosurgery@ gmail.com

© Springer Science + Business Media Singapore 2017

J. Park (ed.), *Acute Ischemic Stroke*, DOI 10.1007/978 – 981 – 10 – 0965 – 5_15

有严重残疾[1-5]。

1968 年 Greenwood 在一份报告中指出，9 例 MCA 或 ICA 闭塞的急性脑梗死患者接受了去骨瓣减压术，切除了梗死、坏死的脑组织，其中 6 例患者存活[6]。1981 年 Rengachary 等报道了 3 例大脑半球梗死患者在不切除梗死脑组织的情况下进行了去骨瓣减压术，3 例患者全部存活，2 例患者出现了严重的永久性神经功能障碍[7]。最初，减压手术的出现是作为一种拯救生命的操作，这种手术可使肿胀的脑组织向外膨出，缓解对脑干的压迫。此外，通过降低颅内压，增加脑灌注压，改善半暗区的血供，可以限制梗死的区域[8]。

15.2 近期临床试验

虽然去骨瓣减压术最初是为恶性脑梗死患者开发的一种挽救生命的手术，但许多幸存者所面临的严重残疾仍然是一个棘手的问题。尽管如此，一些已发表的病例报告和回顾性研究表明，手术减压可以降低患者的死亡率，而且不会增加严重神经功能障碍的发生率[4,9-14]。

因此，为了评估早期减压手术对患者的神经功能预后的影响，欧洲进行了 4 项

前瞻性随机多中心临床试验（表15.1）[2,3,5,15]。4项临床试验均采用去骨瓣减压术，不切除梗死脑组织，卒中发作6～12个月后根据改良的Rankin量表（mRS）评估手术组和药物组患者的神经功能预后。

上述试验中有3项是在2001—2007年进行的，然而，DECIMAL（DEcompressive Craniectomy In MALignant middle cerebral artery infarcyion，去骨瓣减压术在恶性大脑中动脉梗死中的应用）试验和DESTINY（减压手术治疗恶性大脑中动脉梗死）试验都由于缺乏病例以及手术组和药物组之间死亡率的显著差异而停止[2,5,15]。

尽管如此，HAMLET（Hemicraniectomy After Middle cerebral artery infarction with Life-threatening Edema Trial，大脑中动脉梗死伴恶性脑水肿经去骨瓣减压手术治疗）研究已经完成，其结果发表于2009年[2]。在超过5年的时间中，32例患者被随机分配到手术减压组，另外32例患者接受药物治疗。结果显示，对于卒中发生48h内接受治疗的大脑半球梗死患者，去骨瓣减压术既可以降低病死率，也可以降低不良预后发生率（mRS=5）。

同时，通过对3项欧洲随机对照试验（DECIMAL、DESTINY和HAMLET）进行综合分析发现，对年龄<60岁且在卒中发病后48h内接受减压手术的患者来说，具有功能独立性（mRS≤3）的存活患者概率较高（43%）[4]。

2014年发表了一项前瞻性随机临床试验结果，该试验采用减压手术治疗大脑中动脉闭塞恶性脑梗死（DESTINY Ⅱ试验），对老年患者（>60岁）卒中发作后48h内行去骨瓣减压术的效果进行了研究[3]。在该试验中，虽然患者的生存率提高，但大多数幸存者在手术后出现严重的残疾（mRS=4），只有6%的患者具有功能独立性（mRS=3）。

15.3 手术时机及适应证

15.3.1 及时手术

虽然手术的最初目的是作为预防致命性脑疝的最后手段，但最近的欧洲临床试验已经提出，早期应用去骨瓣减压术可以获得更好的神经功能预后。值得注意的是，卒中发作后48h内进行减压手术的患者被纳入3项欧洲随机对照试验和

表15.1 去骨瓣减压术治疗急性脑梗死的重要前瞻性、多中心、随机临床试验

试验	国家	患者年龄（岁）	手术时间	病例数（手术组,药物组）	出版物
DESTINY	德国	18～60	<36h	17,15	Stroke,2007
DECIMAL	法国	18～55	<24h	20,18	Stroke,2007
HAMLET	新西兰	18～60	<4d	32,32	Lancet Neurol,2007
DESTINY Ⅱ	德国	>60	<48h	49,63	N Engl J Med,2007

DECIMAL:去骨瓣减压术在恶性大脑中动脉梗死中的应用试验;DESTINY:减压手术治疗恶性大脑中动脉梗死试验;DESTINY Ⅱ:减压手术治疗恶性大脑中动脉梗死Ⅱ期试验;HAMLET:大脑中动脉梗死伴恶心、脑水肿经去骨瓣减压手术的治疗研究

DESTINY Ⅱ试验的综合分析[2-5,9]。

但是,由于脑肿胀导致的神经功能恶化的时间在大于6h至小于24h之间,并且不同患者之间的差异显著,这影响了早期手术的时机判断。Qureshi等[16]探讨了大面积MCA闭塞后脑水肿相关神经功能恶化的时机,36%和32%的患者分别在卒中发生后的<24h和24~48h出现了神经功能恶化;其余33%的患者分别在第3天(19%)、第4天(4%)、第5天(4%)以及第6天或之后(6%)出现病情恶化。因此,不应严格限定适当的手术时机,而应在脑水肿相关神经功能恶化开始之前或之后立即进行,可以是卒中发生后第1天、第2天,甚至第7天[17-21]。

15.3.2 恶性大脑半球梗死的早期预测因素

根据临床和影像学资料,各种恶性大脑半球梗死的早期预测因素已经有报道[17,22-30]。然而,这些预测因子都没有足够的预测价值,不能准确地在神经功能恶化之前指导医生行早期去骨瓣减压术。因此,总是基于放射学资料和伴随的临床症状演变过程决定是否行减压手术。

梗死脑组织的体积往往可以用来预测急性梗死后致命性脑水肿和脑疝的发展,但是梗死小于界值也可以引起致命性脑水肿,由于各种其他不可预知的因素,包括初始梗死范围的扩大、闭塞血管延迟性自发再通、梗死脑组织出血、患者的水合状况等。因此,所有急性大脑半球梗死患者都需要在重症监护病房(ICU)或脑卒中专科病房进行监测,以便必要时及时行减压手术。

在先前的研究中,卒中发生后早期使用CT扫描评估梗死体积未能提供满意的

预测价值:①在症状出现后5h内低密度覆盖>50%的MCA区域,可预测恶性病程,其灵敏度为61%,特异度为94%[30];②12h内低密度覆盖>50%的MCA区域,预测灵敏度为64%,特异度为66%[31];③18h内低密度覆盖>50%和67%的MCA区域,其预测灵敏度分别为58%和45%,特异度分别为94%和100%[23]。

相比之下,使用弥散加权成像(DWI)评估初始脑梗死体积似乎是一个更有前景的预测指标。Oppenheim等[28]的研究发现,急性MCA闭塞后14h内初始梗死体积>145cm³预测恶性病程的灵敏度为100%,特异度94%。

恶性脑梗死的另一个有用的预测指标是中线脑移位。Gerriets等[32]报道,经颅彩色多普勒超声显示在16h、24h、32h和40h,中线移位分别≥2.5mm、3.5mm、4.0mm和5.0mm,预测脑卒中恶性预后的特异度为100%,阳性预测值为100%。

患者在ICU可以方便医生使用界值高的预测因子,在临床症状恶化之前为早期减压手术的判定提供高特异度和高阳性预测值,从而避免减压手术适应证的过度宽泛[17]。然而,根据脑卒中发作后脑成像的时机和患者的脑萎缩严重程度的不同,关于恶性临床病程的梗死体积和相关中线移位的界值也不同[17,32]。在对61例大脑半球梗死患者的放射学预测因素的回顾性研究中,Park等[17]根据成像时间提出了严格的标准,具有较高的特异度。对没有严重脑萎缩的患者(双尾状核指数<0.16),发病14h内DWI显示初始梗死体积>160mL预测恶性预后的特异度为97%,灵敏度为76%;而发病后24h的后续CT扫描显示,梗死体积>220mL和中线移位>3.7mm,其特异度和灵敏度分别

为 100% 和 98%。

最终的梗死体积也可以在入院时使用灌注 CT 或灌注 MR 成像进行评估[29,33]。在 Thomalla 等[29] 的 MR 灌注研究中显示,在时间 - 峰值(TTP)延迟阈值为 >4s 的成像上,灌注病灶体积 >162mL 预测恶性预后的灵敏度为 83%,特异度为 75%。

15.4　手术技术

脑梗死的手术减压可以采用外减压和(或)内减压。恶性大脑半球梗死病例均可采用外减压。

外减压包括去骨瓣减压术和硬脑膜减张成形术,可以使肿胀的梗死脑组织向外膨出。在 DECIMAL、DESTINY、HAMLET、DESTINY Ⅱ 等临床试验中,标准的手术是外减压而不是内减压[2,3,5,15]。单纯 MCA 闭塞脑梗死不常用梗死脑组织和(或)颞叶切除的内减压术,因为术中难以区分可抢救的缺血性脑组织和不可逆转的梗死脑组织。但当外减压不能有效降低颅内压,无法缓解脑干受压时(如全脑半球梗死),应考虑联合行内减压术[34]。

图 15.1 显示了采用外减压术进行的去骨瓣减压术,去除覆盖在梗死半球上的额骨、颞骨、顶骨,使肿胀的梗死脑组织向外膨出。对患者进行全身麻醉后,在耳屏前 0.5cm 左右的颧弓上方行皮肤切口,然后在耳上方和耳后继续沿顶骨上方至对侧额部瞳孔中线。大骨瓣减压术需要去除额颞顶骨的骨瓣,其已被广泛接受的最小直径为 12cm[35,36],但笔者推荐的行有效减压术的直径 >14cm[37]。

去骨瓣手术的边限:①骨瓣尽量靠前,但须避免侵犯额窦,除非额窦非常大。

②为减少矢状窦出血,硬脑膜内侧须距中线 2cm。③骨瓣后缘距外耳道 5～6cm,后缘覆盖 MCA 区域后方,患者可在床上保持头部正中,避免压迫肿胀的大脑。④下限为移除颞鳞状部至颧弓水平[38]。

在硬脑膜星芒状切开后,由于存在可抢救的半暗区或活组织,通常不能辨别和切除梗死脑组织[2,5,15]。硬脑膜减张成形术是使用大的颅骨膜组织或人工硬脑膜替代物。硬膜减张成形术应延长脑膜尺寸,以适应随后加重的脑肿胀。

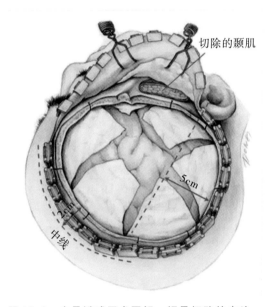

图 15.1　去骨瓣减压术图解。颅骨切除的内边界为距离中线(虚线)2cm,后限在外耳道后 5～6cm

小心止血是预防术后硬膜外或硬膜下血肿的关键,包括使用多重硬膜悬吊缝合,对硬膜表面的出血点行双极电凝,或应用商业止血材料,以及在硬膜外或硬膜下空间放置 1～2 个闭式引流管。硬脑膜悬吊缝合需要沿颅骨切除边缘开小洞。此外,还可以在蝶骨嵴周围使用自攻螺钉以便于硬膜悬吊缝合的固定(图 15.2)[39]。

最后对颞肌和皮瓣进行逐层对皮缝合。但是颞肌和筋膜可以切除,以最大限度地容纳肿胀脑组织的外疝[38]。去除颞肌对最大咬合力的影响最小,咀嚼时不会产生问题,食物研磨阶段只需要最大咬合力的 1/3[40,41]。平均而言,颞肌和筋膜的切除可以创造相对于常规技术的两倍空间以容纳术后第 3 天形成的脑膨出(图 15.3)[38]。阻碍有效外减压的因素包括颅骨切除面积不够,术后硬膜外或帽状腱膜下血肿,颞肌厚而肿胀压迫颞叶,颞筋膜硬而无弹性,头皮紧[36,38,42]。因此,要最大限度地容纳梗死脑组织的膨出,需要尽可能大的骨瓣,细致地止血,切除颞肌和筋膜。将骨瓣存储在 - 70℃ 组织箱内,然后在去骨瓣术后 2 ~ 3 个月后使用自体骨瓣行颅骨成形术。

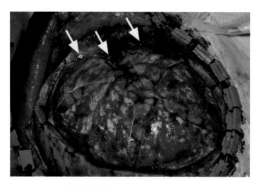

图 15.2　去骨瓣减压术中照片,显示自攻螺钉(箭头所示)用于锚定蝶骨嵴周围的硬脑膜悬吊缝合

15.5　手术效果与患者的年龄相关

年龄已经被确定为影响恶性大脑半球梗死手术减压后神经功能预后的关键因素[5,43-46],其中老年患者出现不良预后的风险较高,包括死亡率(mRS = 6)或功能性依赖生存(mRS = 4 或 5)[3,37,47-51]。

最近进行的几项临床试验根据患者的年龄报道了卒中发生后 48h 内行减压手术后的治疗结果(图 15.4),汇集了 3 个临床试验(DECIMAL、DESTINY 和 HAMLET)调查的患者(年龄 ≤ 60 岁)[4],DESTINY II 研究纳入的老年患者的年龄 > 60 岁[3]。

对于年龄 ≤ 60 岁的患者(汇集分析了 DECIMAL、DESTINY 和 HAMLET),与保守治疗结果相比,手术干预使得死亡率从 71% 降至 22%[4]。至于神经功能预后,功能性独立(mRS ≤ 3)的患者数量从 21% 增加至 43%,尽管中度残疾(mRS = 4)的患者数量从 2% 增加至 31%,但重度残疾(mRS = 5)的患者数量并未增加(4% vs. 5%)。

同时,对于年龄 > 60 岁的老年患者(DESTINY II),与保守治疗相比,手术治疗可使死亡率从 76% 下降至 42%[3]。在神经功能预后方面,功能性独立(mRS ≤ 3)的患者数量未发生变化(6% vs. 5%);然而,中度残疾(mRS = 4)及重度残疾(mRS = 5)的人数分别由 11% 上升至 32%、8% 上升至 19%。

在另一项回顾性研究中,Park 等[37]根据患者的年龄,分析了恶性脑梗死去骨瓣减压后的功能预后,69% 的患者(年龄 ≤ 58 岁)预后较好(mRS ≤ 3),然而,仅有 25% 的患者(年龄为 58 ~ 67 岁)的预后较好(mRS ≤ 3),年龄 > 67 岁的患者预后较好(mRS ≤ 3)的患者(> 67 岁)数量为 0,其中 33.3% 患者最终结果为中度残疾(mRS = 4)。

去骨瓣减压手术后功能性依赖(mRS = 4 和 5)患者的数量增加是影响手术决定的一个主要难题,现在还未就残疾可接受程度达成普遍共识。Neugebauer 等[52]报道,79% 的医生认为 mRS ≤ 3 是可以接受的,而 38% 的医生认为 mRS ≤ 4 是可以接受的。

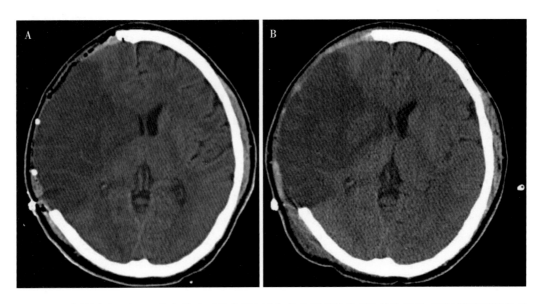

图 15.3 去骨瓣减压术＋颞肌切除术后第 1 天（A）和第 3 天（B）的 CT 轴位扫描,可以看到渐进性的大面积梗死脑组织向外膨出

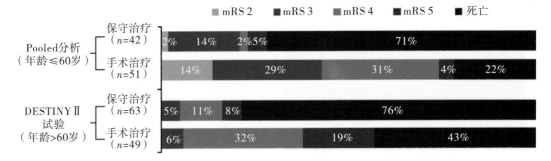

图 15.4 根据患者的年龄,早期(脑卒中发作后 48h 内)去骨瓣减压术后的治疗结果

参考文献

[1] Geurts M, van der Worp HB, Kappelle LJ, et al. Surgical decompression for space-occupying cerebral infarction: outcomes at 3 years in the randomized HAMLET trial. Stroke, 2013, 44: 2506 - 2508.

[2] Hofmeijer J, Kappelle LJ, Algra A, et al. Surgical decompression for space-occupying cerebral infarction (the Hemicraniectomy After Middle Cerebral Artery infarction with Life-threatening Edema Trial [HAMLET]): a mul-ticentre, open, randomised trial. Lancet Neurol, 2009, 8:326 - 333.

[3] Jüttler E, Unterberg A, Woitzik J, et al. Hemicraniectomy in older patients with extensive middle-cerebral-artery stroke. N Engl J Med, 2014, 370:1091 - 1100.

[4] Vahedi K, Hofmeijer J, Juettler E, et al. Early decompressive surgery in malignant infarction of the middle cerebral artery: a pooled analysis of three randomised controlled trials. Lancet Neurol, 2007, 6:215 - 222.

[5] Vahedi K, Vicaut E, Mateo J, et al. Sequential-design, multicenter, randomized, controlled trial of early decompressive craniectomy in malignant middle cerebral artery infarction (DECIMAL Trial). Stroke, 2007, 38:2506 - 2517.

［6］Greenwood Jr J. Acute brain infarctions with high intracranial pressure：surgical indications. Johns Hopkins Med J, 1968,122:254 – 260.

［7］Rengachary SS, Batnitzky S, Morantz RA, et al. Hemicraniectomy for acute massive cerebral infarction. Neurosurgery, 1981,8:321 – 328.

［8］Jourdan C, Convert J, Mottolese C, et al. Evaluation of the clinical beneit of decompression hemicraniectomy in intracranial hypertension not controlled by medical treatment. Neurochirurgie,1993,39:304 – 310.

［9］Harscher S, Reichart R, Terborg C, et al. Outcome after decompressive craniectomy in patients with severe ischemic stroke. Acta Neurochir. 2006,148:31 – 37.

［10］Kalia KK, Yonas H. An aggressive approach to massive middle cerebral artery infarction. Arch Neurol, 1993,50:1293 – 1297.

［11］Kilincer C, Asil T, Utku U, et al. Factors affecting the outcome of decompressive craniectomy for large hemispheric infarctions：a prospective cohort study. Acta Neurochir, 2005, 147:587 – 594.

［12］Pillai A, Menon SK, Kumar S, et al. Decompressive hemicraniectomy in malignant middle cerebral artery infarction：an analysis of long-term outcome and factors in patient selection. J Neurosurg, 2007,106:59 – 65.

［13］Robertson SC, Lennarson P, Hasan DM, et al. Clinical course and surgical management of massive cerebral infarction. Neurosurgery, 2004,55:55 – 61.

［14］Stolz E, Gerriets T, Babacan SS, et al. Intracranial venous hemodynamics in patients with midline dislocation due to postischemic brain edema. Stroke, 2002,33:479 – 485.

［15］Jüttler E, Schwab S, Schmiedek P, et al. Decompressive surgery for the treatment of malignant infarction of the middle cerebral artery (DESTINY)：a randomized, controlled trial. Stroke, 2007,38:2518 – 2525.

［16］Qureshi AI, Suarez JI, Yahia AM, et al. Timing of neurologic deterioration in massive middle cerebral artery infarction：a multicenter review. Crit Care Med, 2003,31:272 – 277.

［17］Park J, Goh DH, Sung JK, et al. Timely assessment of infarct volume and brain atrophy in acute hemispheric infarction for early surgical decompression：strict cutoff criteria with high speciicity. Acta Neurochir, 2012,154:79 – 85.

［18］Rieke K, Schwab S, Krieger D, et al. Decompressive surgery in space-occupying hemispheric infarction：results of an open, prospective trial. Crit Care Med, 1995, 23:1576 – 1587.

［19］Schwab S, Steiner T, Aschoff A, et al. Early hemicra-niectomy in patients with complete middle cerebral artery infarction. Stroke, 1998,29:1888 – 1893.

［20］Vibbert M, Mayer SA. Early decompressive hemicraniectomy following malignant ischemic stroke：the crucial role of timing. Curr Neurol Neurosci Rep, 2010,10:1 – 3.

［21］Walz B, Zimmermann C, Bottger S, et al. Prognosis of patients after hemicraniectomy in malignant middle cerebral artery infarction. J Neurol, 2002,249:1183 – 1190.

［22］Hacke W, Schwab S, Horn M, et al. ‘Malignant’ middle cerebral artery territory infarction：clinical course and prognostic signs. Arch Neurol, 1996,53:309 – 315.

［23］Haring HP, Dilitz E, Pallua A, et al. Attenuated corticomedullary contrast：an early cerebral computed tomography sign indicating malignant middle cerebral artery infarction：a case-control study. Stroke, 1999,30:1076 – 1082.

［24］Hofmeijer J, Algra A, Kappelle LJ, et al. Predictors of life-threatening brain edema in middle cerebral artery infarction. Cerebrovasc Dis, 2008,25:176 – 184.

［25］Kasner SE, Demchuk AM, Berrouschot J, et al. Predictors of fatal brain edema in massive hemispheric ischemic stroke. Stroke, 2001, 32:2117 – 2123.

［26］Krieger DW, Demchuk AM, Kasner SE, et al. Early clinical and radiological predictors of fatal brain swelling in ischemic stroke. Stroke, 1999,30:287 – 292.

［27］Mori K, Aoki A, Yamamoto T, et al. Aggressive decompressive surgery in patients with massive hemispheric embolic cerebral infarction associated with severe brain swelling. Acta Neurochir, 2001,143:483 – 491.

［28］Oppenheim C, Samson Y, Mana? R, et al.

Prediction of malignant middle cerebral artery infarction by diffusion-weighted imaging. Stroke, 2000,31:2175 – 2181.

[29]Thomalla GJ, Kucinski T, Schoder V, et al. Prediction of malignant middle cerebral artery infarction by early perfusion-and diffusion weighted magnetic resonance imaging. Stroke, 2003,34:1892 – 1899.

[30]von Kummer R, Meyding-Lamade U, Forsting M, et al. Sensitivity and pognostic value of early CT in occlusion of the middle cerebral artery trunk. AJNR Am J Neuroradiol,1994,15: 9 – 15.

[31]Manno EM, Nichols DA, Fulgham JR, et al. Computed tomographic determinants of neurologic deterioration in patients with large middle cerebral artery infarctions. Mayo Clin Proc, 2003,78:156 – 160.

[32]Gerriets T, Stolz E, Konig S, et al. Sonographic monitoring of midline shift in space-occupying stroke: an early outcome predictor. Stroke, 2001,32:442 – 447.

[33]Dittrich R, Kloska SP, Fischer T, et al. Accuracy of perfusion-CT in predicting malignant middle cerebral artery brain infarction. J Neurol, 2008,255:896 – 902.

[34]Nussbaum ES, Wolf AL, Sebring L, et al. Complete temporal lobectomy for surgical resuscitation of patients with transtentorial herniation secondary to unilateral hemispheric swelling. Neurosurgery, 1991,29:62 – 66.

[35]Tanrikulu L, Oez-Tanrikulu A, Weiss C, et al. The bigger, the better About the size of decompressive hemicraniectomies. Clin Neurol Neurosurg, 2015,135:15 – 21.

[36]Wagner S, Schnippering H, Aschoff A, et al. Suboptimum hemicraniectomy as a cause of addi – tional cerebral lesions in patients with malignant infarction of the middle cerebral artery. J Neurosurg, 2001,94:693 – 696.

[37]Park J, Son W, Lee J. Critical age affecting functional outcome after decompressive hemicraniectomy for malignant hemispheric infarction. World Neurosurg, 2016,93:104 – 110.

[38]Park J, Kim E, Kim GJ, et al. External decompressive craniectomy including resection of temporal muscle and fascia in malignant hemispheric infarction. J Neurosurg, 2009,110: 101 – 105.

[39]Park J. Self-drilling anchor screws for dural tenting sutures: technical note. Surg Neurol, 2009,72:175 – 176.

[40]Anderson DJ. Measurement of stress in mastication. II. J Dent Res, 1956,35:671 – 673.

[41]Gibbs CH, Mahan PE, Lundeen HC, et al. Occlusal forces during chewing: inluences of biting strength and food consistency. J Prosthet Dent, 1981,46:561 – 567.

[42]Andre C, Py Mde O, Niemeyer-Filho P. Temporal muscle haematoma as a cause of suboptimal haemi-craniectomy, case report. Arq Neuropsiquiatr, 2003,61:682 – 686.

[43]Huh JS, Shin HS, Shin JJ, et al. Surgical management of massive cerebral infarction. J Korean Neurosurg Soc, 2007,42:331 – 336.

[44]Huttner HB, Schwab S. Malignant middle cerebral artery infarction: clinical characteristics, treatment strategies, and future perspectives. Lancet Neurol, 2009,8:949 – 958.

[45]Jüttler E, Hacke W. Early decompressive hemicraniectomy in older patients with nondominant hemispheric infarction improves outcome. Stroke, 2011,42:843 – 844.

[46]Ropper AH, Shafran B. Brain edema after stroke. Clinical syndrome and intracranial pressure. Arch Neurol, 1984,41:26 – 29.

[47]Arac A, Blanchard V, Lee M, et al. Assessment of outcome following decompressive craniectomy for malignant middle cerebral artery infarction in patients older than 60 years of age. Neurosurg Focus, 2009,26:E3.

[48]Gupta R, Connolly ES, Mayer S, et al. Hemicraniectomy for massive middle cerebral artery territory infarction: a systematic review. Stroke,2004,35:539 – 543.

[49]Starke RM, Ahmad FU, Komotar RJ, et al. A randomized clinical trial to assess the beneit of decompressive craniectomy in older patients with a large middle cerebral artery infarction. Neurosurgery, 2014,75:N20 – 21.

[50]van der Worp HB, Kappelle LJ. Early decompressive hemicraniectomy in older patients with nondominant hemispheric infarction does not improve outcome. Stroke, 2011, 42: 845 – 846.

[51]Yu JW, Choi JH, Kim DH, et al. Outcome

following decompressive craniectomy for malignant middle cerebral artery infarction in patients older than 70 years old. J Cerebrovasc Endovasc Neurosurg, 2012,14:65 – 74.

[52] Neugebauer H, Creutzfeldt CJ, Hemphill 3rd JC, et al. DESTINY-S: attitudes of physicians toward disability and treatment in malignant MCA infarction. Neurocrit Care, 2014, 21: 27 – 34.